GOLDMANN
Lesen erleben

Buch

Dr. Susan Peirce Thompson hat Tausenden von Menschen geholfen, ihr Übergewicht abzubauen und schlank zu bleiben. Wollen Sie dazugehören? In diesem Buch beschreibt sie ihr bahnbrechendes Konzept und erklärt anhand neuester Erkenntnisse der Neurowissenschaften, Psychologie und Biologie, warum Menschen, die unbedingt abnehmen wollen, immer wieder scheitern: Weil das Gehirn das Abnehmen blockiert. Dr. Susan Peirce Thompson hat eine einfache Methode entwickelt, um diesen Prozess umzukehren. Anhand von vier »klaren Regeln«, das heißt unmissverständlichen Grenzen, zeigt sie, wie Sie Ihr Gehirn heilen können, damit es bereitwillig zulässt, dass der Körper überschüssiges Fett abbaut, sich von Heißhunger löst und Ihren Weg zum Wunschgewicht nicht länger sabotiert. Vor allem aber macht sie klar, dass man sich auf die eigene Willenskraft nicht verlassen kann, und weist einen besseren Weg zum Abnehmerfolg.

Autorin

Dr. Susan Peirce Thompson lehrt als Honorarprofessorin für Hirn- und Kognitionsforschung an der Universität Rochester. Ihr Spezialgebiet ist die Psychologie des Essens. Außerdem ist sie Präsidentin des Institute for Sustainable Weight Loss (Institut für nachhaltigen Gewichtsabbau) und Gründerin von Bright Line Eating Solutions, das zu dauerhaftem Abnehmen verhelfen will. Susan Peirce Thompson ist verheiratet, hat drei Töchter und lebt in Pittsford, New York.
http://SusanPeirceThompson.com

Dr. Susan Peirce Thompson

Abnehmen mit Köpfchen

Programmieren Sie Ihr Gehirn auf schlank

Aus dem Amerikanischen
von Imke Brodersen

GOLDMANN

Die amerikanische Originalausgabe erschien 2017 unter dem Titel
»Bright Line Eating« bei Hay House, Carlsbad, Kalifornien.

1. Auflage
Deutsche Erstausgabe August 2018

Umschlag: Uno Werbeagentur, München
Umschlagmotiv: FinePic®, München
Redaktion: Andrea Kalbe
Satz: Buch-Werkstatt GmbH, Bad Aibling
Druck und Bindung: GGP Media GmbH, Pößneck
Printed in Germany
KW · Herstellung: CB
ISBN 978-3-442-17741-7
www.goldmann-verlag.de

Für David

Und für Dich

Inhalt

VORWORT

von John Robbins

Seit über 30 Jahren werbe ich für gesunde Ernährung. Als Bestsellerautor und Präsident des Food Revolution Network hatte ich das Privileg, Millionen von Menschen zu einer besseren Ernährungsweise verhelfen zu dürfen, die für ihr Leben und ihre Gesundheit vielfach eine echte Kehrtwende darstellte.

Im Laufe der Zeit habe ich immer wieder erlebt, wie Menschen sich begeistert umstellten. Manche hatten damit Erfolg und wurden gesünder, als sie je zu träumen gewagt hätten. Viele andere hingegen konnten Ernährungsformen, die ihnen wirklich guttaten, nur schwer durchhalten. Obwohl sie so viel wussten und viel Willenskraft hatten, erlagen sie doch wieder dem Sog der Sucht. Allen guten Vorsätzen zum Trotz mussten sie erleben, wie es mit ihrer Gesundheit und auch ihrem Selbstwertgefühl bergab ging.

Deshalb kam in mir eine Frage auf. Wie kommt es, dass ausgerechnet beim Essen so viele Leute ständig gegen ihre ureigenen Interessen handeln? Wieso essen sich so viele gestandene, liebevolle, intelligente Menschen krank, bis hin zu einem vorzeitigen Tod?

Mit diesem Problem befasst sich die Neurowissenschaftlerin Susan Peirce Thompson seit Jahrzehnten. Und ich stelle verblüfft fest, dass es ihr offenbar tatsächlich gelungen ist, dieses Rätsel zu lösen.

Susan ist der lebende Beweis für ihre These. Sie gehört zu den unter 0,1 Prozent der Bevölkerung, die nach starkem Übergewicht schlank wurden und länger als zehn Jahre schlank blieben.

Dr. Susan Peirce Thompson lehrt als Honorarprofessorin für Hirn- und Kognitionsforschung an der Universität Rochester. Ihr Spezialgebiet ist die Psychologie des Essens, und sie ist Präsidentin des Institute for Sustainable Weight Loss (Institut für nachhaltigen Gewichtsabbau) sowie Gründerin und Chefin des Unternehmens Bright Line Eating Solutions. Ihr Ziel ist es, anderen zu blühender Gesundheit und Lebenslust zu verhelfen, die vielfach mit dauerhaftem Abnehmen einhergehen. Der wichtigste Begriff dabei ist »dauerhaft«. Denn bisher gibt es erschreckenderweise keine einzige Peer geprüfte wissenschaftliche Studie zum Gewichtsabbau, bei der eine zufällig ausgewählte Teilnehmerstichprobe mit einem beliebigen Konzept ein gesundes Gewicht erreicht und *gehalten* hätte.

Betrachtet man hingegen die Daten von Bright Line Eating, so zeigt sich eine geradezu spektakuläre Erfolgsquote.

2015 und 2016 veranstaltete mein 350 000 Mitglieder starkes Netzwerk gemeinsam mit Susan zwei achtwöchige Kurse. Insgesamt hatten wir dabei 5600 Teilnehmer, von denen die breite Mehrheit mitmachte, weil sie gern abnehmen wollte. Zusammen konnten sie in diesen acht Wochen über 40 000 Kilogramm Gewicht abbauen.

Wenn ich solche Ergebnisse sehe – 40 000 Kilo in acht

Wochen –, bin ich schwer beeindruckt. Zumal ich weiß, dass solche Zahlen nicht die erhebliche zusätzliche Menge an Gewicht widerspiegeln, die von den Teilnehmern nach dem Ende dieser acht Wochen noch abgebaut wurde.

Für mich sind das mehr als Zahlen, denn ich denke voller Dankbarkeit an die vielen Diabetesfälle, die dadurch verhindert wurden. Ebenso freue ich mich über diverse abgewendete Herzinfarkte und Krebserkrankungen. Und ich stelle mir beglückt die vielen Menschen vor, die jetzt ein erfüllteres Leben führen, weil sie mit ihrem Körper wieder zufriedener sind und dies ihren Angehörigen und Freunden auch zeigen.

Natürlich versprechen die meisten Diätprogramme die Sterne vom Himmel. Doch das einzige, das dieses Versprechen auch nur annähernd einlöst, ist das von Susan. Im Gegensatz zu anderen Diätprogrammen ist es nicht nur beeindruckend, sondern schlicht umwerfend.

Die erste Auswertung der Daten zeigt, dass die Teilnehmer an Susans Programmen zweieinhalbmal mehr Gewicht abgebaut haben als Teilnehmer des beliebtesten Diätprogramms der Vereinigten Staaten. Und das siebenmal so schnell.

Außerdem basiert das Geschäftsmodell von Bright Line Eating nicht auf dem Jojo-Effekt, sondern darauf, dass die Teilnehmer ihr Zielgewicht erreichen und halten – einfach ein unbeschwertes, freies Leben führen.

Vor Kurzem leitete ich in Oregon einen Retreat in einem Zentrum mit Zugang zu heißen Quellen. Unter den Teilnehmern waren acht, die auch Susans Kurs besucht hatten. Ich bat sie, den anderen zu erzählen, ob sie während dieses Programms abgenommen hätten und, wenn ja, wie viel. Ich wusste nicht, ob sie überhaupt antworten würden, geschweige denn, was sie gegebenenfalls sagen würden.

Alle acht gaben bereitwillig Auskunft. Und das waren ihre Antworten:

»20 Kilo.«

»27 Kilo.«

»34 Kilo.«

»16 Kilo.«

»22 Kilo.«

»36 Kilo.«

»29 Kilo.«

»18 Kilo.«

Und dabei lächelten sie von einem Ohr zum anderen. Jeder Einzelne strahlte Gesundheit und Lebensfreude aus.

Ich hatte in den letzten Jahren das große Glück, Susan Peirce Thompson als Kollegin und Freundin näher kennenzulernen. Mit diesem Buch können nun auch Sie Susan und ihren erstaunlichen Erkenntnissen ein Stück näherkommen.

Herzlichen Glückwunsch! Denn mit Susan begegnet Ihnen eine wahre Ausnahmepersönlichkeit auf unserem Planeten. Und wenn Sie bisher mit Ihrem Gewicht zu kämpfen hatten, könnte sie die Antwort auf Ihre Gebete sein.

John Robbins ist Gründer der EarthSave Foundation, die sich für eine gesunde, nachhaltige Ernährungsweise einsetzt. Er gilt als einer der profiliertesten Vertreter einer ganzheitlich orientierten Ökologie und Ernährungswissenschaft in den USA.

Die Fettleibigkeitsepidemie: Kein Problem, sondern ein Rätsel, das es zu lösen gilt

Etwas läuft schief.

Seit etwa 50 Jahren reagieren Körper und Gehirn des Menschen auf Nahrung anders als zuvor. Die gesamte Spezies wird immer dicker, und weder mehr Aufklärung noch persönliche Mühe scheinen dagegen etwas ausrichten zu können.

Die Statistik untermauert diesen Eindruck. Inzwischen sind fast *zwei Milliarden* Menschen auf der Erde übergewichtig, 600 Millionen davon stark übergewichtig (adipös).[1] Allein in den USA halten 108 Millionen Menschen Diät – eine Zahl des U.S. Weight Loss and Diet Control Market[2], der lediglich erhebt, wie viel Geld aktiv für Diätprodukte und entsprechende Dienstleistungen aufgewendet wird. Nicht einbezogen sind dabei all die Menschen, die sich aus eigenem Antrieb bemühen, weniger zu essen oder gesünder zu leben.

Dieses Thema betrifft keineswegs nur Amerika. In den Schwellenländern ist Übergewicht bereits ein größeres Problem als Mangelernährung.[3] Der Anteil der Typ-2-Diabetiker an der Bevölkerung im Nahen Osten nimmt mit 20 Prozent der erwachsenen Bevölkerung weltweit einen Spitzenplatz ein.[4] Die Faktoren heißes Klima, Alkoholverbot und hohes verfügbares

Einkommen führen in der Kombination dazu, dass sehr viele Softdrinks konsumiert werden, teilweise vier bis fünf Flaschen Limonade am Tag. Daher explodiert der Typ-2-Diabetes.[5]

Die Folgen dieses Problems sind verheerend: 63 Prozent der Bevölkerung sterben vorzeitig an Erkrankungen wie Herzproblemen, Krebs, Diabetes und Schlaganfall, die auch mit der Ernährung zusammenhängen.[6] Das Weltwirtschaftsforum schätzt, dass die Industrienationen in den nächsten 20 Jahren für die Behandlung von Erkrankungen aufgrund der globalen Industrieernährung 47 Billionen US-Dollar aufbringen müssen.[7] Wir essen uns krank. Und arm.

Aber die Statistik, auf die ich mich konzentrieren möchte, besagt: 99 Prozent aller stark übergewichtigen Personen, die Gewicht abbauen möchten, scheitern. Buchstäblich. 99 Prozent werden nicht schlank.[8] Und für das auserwählte eine Prozent, dem es gelingt, ist der Triumph nicht von Dauer. Die breite Mehrheit von ihnen nimmt in den folgenden Jahren das komplette Gewicht wieder zu. Wer abnehmen will, gibt in der Regel viel Geld aus und nimmt durchschnittlich vier bis fünf Anläufe pro Jahr, und das trotz äußerst geringer Erfolgsaussichten.[9] Das alles ist wahrlich absurd. Vielleicht nehmen wir es nicht mehr wahr, weil wir uns an die Hoffnungslosigkeit dieses Ringens längst gewöhnt haben. Aber stellen Sie sich einmal vor, so etwas geschähe in einem anderen Bereich: Wenn nur ein Prozent aller Studenten einer Hochschule ihren Abschluss schaffen und Wissenschaftler nachweisen würden, dass die übrigen 99 Prozent abspringen, nur um sich vier- oder fünfmal im Jahr neu einzuschreiben, und dafür jedes Jahr Milliarden verpulvern, dann würde das für Schlagzeilen und öffentliche Empörung sorgen. Wir würden sagen, dass dies zum Himmel stinke, und verlangen, dass sich etwas ändert. Zumindest würden wir nicht glauben, dass diese 99 Prozent nur faul oder willensschwach sind.

Nein, hier liegt wirklich etwas im Argen, und offenbar übersehen wir einige wichtige Puzzlesteinchen. Ich glaube, wir sind uns alle einig (und die Daten bestätigen dies), dass viele Menschen wirklich weniger auf die Waage bringen möchten.[10] Immerhin bringen sie erhebliche Summen dafür auf. Ein schlanker Körper gilt in der westlichen Kultur als ausgesprochen erstrebenswert. Warum also bleibt der Erfolg aus?

Als ich übergewichtig war, wollte ich mit jeder Faser meines Wesens schlank sein. Ich wollte dieses Gewicht unbedingt loswerden. Ich erinnere mich gut daran, wie konzentriert und entschlossen ich jeden neuen Versuch anging – ich war jedes Mal fest davon überzeugt, dass es nun endlich klappen würde. Also habe ich mich gewogen und gemessen, meine Ziele niedergeschrieben, mir bis spät in die Nacht eingeprägt, was ich ab jetzt essen sollte, und dann mit jeder Menge Begeisterung losgelegt. Und es funktionierte! Ich nahm wirklich ab. Dann … folgte eine Art *Twilight-Zone*-Zeitschleife, und wenige Monate später war ich dicker als zuvor und wappnete mich entschlossen für den nächsten Versuch.

Doch was geschah zwischen Punkt A und Punkt B? Warum registrierte ich nicht rechtzeitig, wie meine Absichten scheiterten?

Befassen wir uns noch einmal damit, dass 99 Prozent aller

Diätwilligen nicht ihr gesamtes Übergewicht abbauen. Erstens ist es erstaunlich, dass Menschen in diesem Ausmaß scheitern. Zweitens ist es *merkwürdig, dass wir dies nicht als merkwürdig empfinden.* Dieses Phänomen spielt sich direkt vor unseren Augen ab, und niemand nimmt davon Notiz. Das ist doch absurd! Wieso fragt sich niemand, warum all diese klugen, gebildeten, zielstrebigen, erfolgreichen und motivierten Menschen, die wirklich gerne schlank wären, dies einfach nicht schaffen?

Mir geht es darum, dass wir als Gesellschaft begreifen, dass wir keineswegs ein Übergewichts*problem* haben. Wir haben ein Übergewichts*rätsel*. Das Problem an sich wäre unlogisch. Mir ist kein anderer Bereich bekannt, wo Intelligenz, Entschlossenheit, Talent und Wissen so wenig Einfluss auf das Ergebnis der eigenen Bemühungen haben.

Als ich mich damals bemühte abzunehmen, war mir völlig schleierhaft, wieso ich nicht dazu in der Lage war. Schließlich war ich auf so vielen anderen Gebieten erfolgreich. Ich hatte einen Doktor in Hirn- und Kognitionsforschung vorzuweisen. Ich hatte gute Freunde und war glücklich verheiratet. Ich lief einen Marathon. Zwar war ich dick, aber ich schaffte trotzdem diesen Marathon! Zu Beginn meines Trainings konnte ich nicht einmal zum Briefkasten joggen, aber nachdem ich meinen Entschluss gefasst hatte und intensiv mit einigen Studienfreunden trainierte, gelang es mir. Wir liefen den gesamten Marathon, ohne ein einziges Mal zwischendurch zu gehen, und ich nahm dabei fünf Kilo ab. Ich wollte 30 Kilo abbauen, doch mir gelangen nur fünf. Sport ist nicht die Antwort.

Was dann?

Dieser Frage bin ich nachgegangen. In diesem Buch erkläre ich Ihnen, wie das Gehirn uns am Abnehmen hindern will und was genau Sie dagegen unternehmen können.

Denn es *gibt* eine Lösung. In meinen Bright Line Eating Boot Camps haben Tausende diese Methode angewendet und dabei insgesamt bisher über 135 000 Kilo abgebaut. Die Zahl derjenigen, die *dauerhaft* ihr *gesamtes* Übergewicht loswurden, steigt nach wie vor an. Und dabei spreche ich von Menschen, die ihr gesamtes Erwachsenenleben hindurch stark übergewichtig waren und heute schlank sind – etwas, das sie für sich selbst nicht mehr für möglich gehalten hätten.

Bright Line Eating, was so viel heißt wie »Essen nach klaren Regeln«, gab ihnen wieder Hoffnung. Und löste sein Versprechen auch ein.

Das Rätsel war gelöst.

Ich habe dieses Buch geschrieben, weil ich diese Lösung jedem zugänglich machen möchte. Die Informationen auf diesen Seiten können in unserer Kultur ein echtes Umdenken zum Thema Übergewicht einleiten. Denn Übergewicht hat weder etwas mit mangelnder Willenskraft noch moralischem Versagen zu tun, sondern ist vielmehr das Nebenprodukt eines Gehirns, das vom modernen Nahrungsangebot gekapert wurde. Noch wichtiger ist mir, dass Sie erfahren, wie eine tatsächlich funktionierende Lösung aussieht. Die besteht nämlich nicht aus sechs kleinen Mahlzeiten am Tag, diätfreien Tagen oder jeder Menge Sport. Von mir lernen Sie etwas über klare Regeln (»bright lines«), Automatismen und Unterstützung. Klare Regeln sind eindeutig. Man überschreitet sie nicht. So wie ein Nichtraucher eben nicht raucht. Sie funktionieren, weil sie unseren Gehirnstrukturen entsprechen.

Niemand sollte sich mit einem Körper abfinden müssen, der ihm oder ihr keine Freude macht. Niemand sollte sich auch nur eine Minute länger als Versager fühlen, weil die üblichen Diäten, die unserer Gehirnchemie nicht entsprechen, einfach nicht funktionieren.

Sie möchten die Hoffnung auf ein normales Gewicht am liebsten aufgeben? Sie sind erschöpft, weil Sie sich ständig erfolglos abstrampeln? Ihrer Gesundheit zuliebe müssen Sie etwas verändern? Oder Sie wollen einfach nur dauerhaft ein paar Pfund abbauen? Dann habe ich eine gute Nachricht: Wir können lernen, warum das Gehirn uns das Abnehmen bisher verwehrt, und mit Hilfe eines einfachen Systems den Spieß nachhaltig umkehren. Sie müssen sich nicht mehr unzählige verwirrende und widersprüchliche Informationen über Ihr Essverhalten einprägen. Oder in dem Wissen, dass die monatlichen Raten Sie umbringen, auf der Couch abschlaffen und sich den ganzen Abend den Bauch vollschlagen. Oder das Gefühl haben, dass Ihr Gewicht Sie davon abhält, sich endlich Ihre Träume zu erfüllen und der Mensch zu sein, der Sie eigentlich sein möchten.

Übernehmen Sie jetzt die Oberhoheit über Ihr Gehirn und leben Sie so intensiv wie nie zuvor: *Glücklich, schlank und frei!*

Meine Geschichte

Lassen Sie mich mit einer Geschichte beginnen. Sie ist zwar streckenweise recht extrem, doch im Grunde entspricht sie dem Leid von Millionen übergewichtiger Menschen, die am Haken des Essens zappeln und verzweifelt auf eine Lösung hoffen.

Nach allem, was ich durchgemacht habe, kann ich eines sagen: Ich habe ein sehr suchtbereites Gehirn. Im Laufe der Zeit habe ich so ziemlich alle Suchtmittel dieser Welt ausprobiert, und nichts, wirklich gar nichts, ist härter zu überwinden als Essen.

Der Einstieg

Zu meinen frühesten Kindheitserinnerungen gehören zwei Marshmallows. Ich war damals vielleicht vier Jahre alt. Meine Eltern, Hippies durch und durch, waren frisch geschieden und verdienten in San Francisco gerade das Nötigste zum Leben, er als Taxifahrer, sie in einem kleinen Laden in Fisherman's Wharf, wo sie importierte Alpakapullover und Teppiche verkaufte, die sie auf ihren Motorradtouren durch Südamerika entdeckt hatten. Beide arbeiteten hart, um für mich zu sorgen, und so blieb der Laden im Sommer abends bis neun geöffnet. In diesen langen, heißen Monaten brachten sie mich oft zu engen Freunden in Sunshine Mesa in Colorado. Ich liebte die Pferde dort, die Teiche und das Fort am Berg. Ich genoss, wie aufmerksam die Freunde meiner Eltern mich behandelten, die damals selbst noch keine Kinder hatten. Am besten aber gefielen mir die Marshmallows. Bis heute erinnere ich mich, wie sie sich in meinen kleinen Händen anfühlten, an den pudrigen Geruch und wie sie im Sonnenlicht auf meinen eifrig ausgestreckten Handflächen glitzerten.

Bald schon fand ich heraus, dass sie aus dem Schrank kamen. Wenn die Erwachsenen draußen die Tiere fütterten, konnte ich einen Stuhl an die Arbeitsplatte schieben, hinaufklettern und mich heimlich bedienen. Das ist meine erste Erinnerung daran, wie ich den Zwang verspürte, mehr zu essen, als die Erwachsenen um mich herum mir eigentlich zugestehen wollten, und der Beginn eines langen Weges voller Heimlichkeiten und Diebstähle rund ums Essen. Gleichzeitig nutzte ich jede Gelegenheit, um mir alles zu verschaffen, was sie mir von sich aus anboten: Wenn es um Besorgungen ging, kam ich freiwillig mit und ließ den ganzen Tag trotz der Hitze über mich ergehen, weil ich wusste, dass wir irgendwann einen Laden besuchen würden, in dem es Süßigkeiten zu kaufen gab. Eines Tages sah ich in der Stadt einen warnenden Finger vor meinem Gesicht, und ein Erwachsener sagte: »Pass bloß auf, kleines Fräulein. Du bist zuckersüchtig.« Was das bedeutete, war mir damals nicht wirklich klar, aber irgendwie fand ich es zutreffend.

Ein paar Jahre später wurde ich zum Schlüsselkind. Einem Schlüsselkind, das kochen konnte. Mit acht Jahren hätte ich problemlos ein Thanksgiving Dinner auftischen können, alles auf den Punkt gegart. In der mütterlichen Linie gab es bei uns echte Gourmets: Meine Großmutter Polly war mit Julia Child befreundet und diskutierte bei festlichen Abendessen gern mit meinem Onkel Hafe (und einem guten Wein) über den *Larousse Gastronomique* oder über die Frage, ob man statt einer weißen Zwiebel notfalls auch eine Schalotte nehmen könnte. Ich war stolz darauf, nichts aus der Tüte oder aus der Packung zu essen, sondern »richtig« zu kochen. Nachdem ich jedoch anfangs einfach gern mit meiner Mutter in der Küche werkelte und buk, wurde ich mit neun Jahren geradezu süchtig nach frischem Keksteig. Wenn ich aus der Schule kam, machte ich eine ganze Portion Teig, obwohl ich überhaupt nicht vorhatte zu backen. Stattdessen hockte ich mich vor den Fernseher auf den Boden, aß den Teig aus der Schüssel, bis mir schlecht war, und räumte dann hastig alles auf, bevor meine Mutter nach Hause kam.

Meiner Mutter ging es weniger um Spezialitäten und mehr um gesundes Essen. Sie interessierte sich für Astrologie, Yoga und I-Ging-Orakel und ernährte mich gemäß den Vorgaben von Adelle Davis und Nathan Pritikin. Als wir uns das erste Mal gemeinsam zur Pritikin-Diät entschlossen, war ich ungefähr zehn. Damals hatten weder sie noch ich Übergewicht – wir wollten nur absolut gesund sein. Ich weiß noch, wie begeistert und stark ich mich fühlte, aber das hat vermutlich nicht lange gehalten.

Um diesen Zeitpunkt herum bekam ich meine erste schlimme Depression. Ich verbrachte den Sommer wieder in Sunshine Mesa, doch im Gegensatz zu früher machte es mir keinen Spaß mehr. Ich wollte keine Kirschen pflücken, keine Heuschrecken fangen, nichts von alldem, was ich eigentlich mochte. Ich wollte nur noch schlafen. Alle dachten, ich hätte Heimweh, doch auch lange, zähe Telefonate mit meiner Mutter halfen mir nicht weiter. Als der Sommer vorbei war und ich wieder nach San Francisco flog, atmeten wir alle auf.

Als ich zwölf war, beschloss ich, auf Zucker zu verzichten. Ich weiß noch, wie spannend ich das fand und wie gründlich ich überlegte, was alles unter »Zucker« fiele. Wollte ich Honig essen? Ahornsirup? Joghurt mit Früchten unten drin? Ich entschied mich für eine saubere Grenze und befand, dass ich nichts essen würde, was auch nur süß *schmeckte.* Rückblickend war dies meine erste klare Regel. Ich hielt mehr als zwei Monate durch, und in meiner Erinnerung fühlte ich mich damals absolut großartig. In jeder Hinsicht leistungsfähig. Doch eines Tages lockte ein schillernder, zuckerhaltiger Leckerbissen ... Ich rang mit mir, und schließlich fand ich, ich wäre nun wirklich lange genug standhaft geblieben. Und ich aß. Womit das zuckerfreie Experiment endete.

Ein Jahr später kam ein neuer Faktor hinzu, die Pubertät und mit ihr die Unzufriedenheit mit dem eigenen Körper. Irgendwie hatte ich mir dreizehn Jahre lang um mein Gewicht und meine Figur keine größeren Gedanken gemacht, doch nach der Pubertät war alles anders. Ich hatte nur sieben Kilo Übergewicht, aber die klebten alle in der Körpermitte, und im Vergleich zu meiner zierlichen Mutter kam ich mir kolossal vor. Von da an machten Depressionen und Isolation alle weiteren Diätversuche zunichte. In der Schule kam ich nicht mehr mit meinen Altersgenossen klar, denn ich hatte einen IQ wie Menschen, die doppelt so alt waren wie ich, doch meine sozialen Fähigkeiten hielten damit nicht Schritt. Ich fühlte mich anders und abgelehnt. So war das Essen mein Begleiter, mein Glück und häufig mein einziger Freund. Doch selbst ohne all diese Dinge wäre mein Gehirn wohl dennoch auf Sucht gepolt gewesen: Jetzt. Mehr. Noch mal.

Die Abwärtsspirale

Meine Dopaminrezeptoren gierten nach mehr, als ich ihnen über Essen liefern konnte. Als Jugendliche probierte ich vieles aus und entdeckte schließlich das Einzige, was je wirklich zu funktionieren schien: Drogen. Mit 14 Jahren erhielt ich bei einem UB40-Konzert von Freunden aus dem Sommercamp Pilze. Obwohl ich es hätte besser wissen müssen, probierte ich sie. Wir erkundeten Tilden Park und fuhren dort herum, bis die Sonne aufging. Noch nie hatte ich mich so frei gefühlt, so mit dem Universum verbunden, so mühelos im Umgang mit anderen. Am Ende fiel ich nur noch ins Bett, und als ich 20 Stunden später aufwachte, tappte ich ins Bad. Dort stieg ich auf die Waage. *Ich hatte drei Kilo abgenommen.* Meine Welt geriet aus den Fugen.

Ich zappelte am Haken.

In den folgenden sechs Jahren geriet mein Leben langsam, aber sicher außer Kontrolle. Meine Spitzennoten kamen mir nun zugute: Trotz minimalem Einsatz und sporadischer

Anwesenheit hielt ich einen guten Schnitt. Wenn meine Eltern mich wegen der langen Nächte oder dem Geld zur Rede stellten, das aus dem Geldbeutel meiner Großmutter verschwand, gab ich nur zurück, dass ich tolle Noten bekäme und mein Leben im Griff hätte. Es ginge mir gut.

Dabei ging es mir kein bisschen gut.

Von allem Neuen, mit dem ich in Berührung kam, wollte ich mehr: Acid, Ecstasy, Zigaretten, Alkohol, Sex. Ein »Genug« gab es nicht. Und wenn mein Dealer nicht reagierte, wenn kein Geld mehr für Nikotin da war und keine Pseudoidentität für den Alkoholkauf, gab es zur Not immer noch eine große Schüssel Nudeln oder Keksteig, um das Schlimmste zu überstehen. Mein Gewicht machte mir weiterhin zu schaffen.

Zu Beginn meines letzten Jahres an der Highschool hätte ich im Leistungskurs Chemie sitzen sollen. Stattdessen lernte ich mitten am Tag beim Poolbillard einen Jungen kennen. Wir wurden bald unzertrennlich, und schon in der ersten Woche bot er mir mein erstes Crystal Meth an.

Das war's. Ich hatte meine Lösung gefunden.

Auf einmal wurde ich *tagelang* nicht mehr hungrig. Nicht nur der Hunger war wie weggeblasen, sondern auch jegliches Interesse an Essen. Endlich war ich schlank.

Es war Magie!

Zugegeben, ich war zwar schlank, aber es ging mir definitiv nicht gut. Mein Vertrauenslehrer bemerkte, wie ich immer mehr ins Straucheln geriet und dabei meine Zukunft aufs Spiel setzte. Eines Tages holte er mich aus dem Unterricht und bestand darauf, dass ich Anträge für ein Angebot der UC Berkeley ausfüllte, eine angesehene Universität, die aber immerhin zu meinem Staat gehörte. Wegen meiner guten Prüfungsergebnisse würde man mich automatisch zulassen, sofern ich meinen Highschool-Abschluss schaffte und im letzten Jahr einen Kurs auf dem Campus von Berkeley absolvierte. Als dieser Lehrer mir damals die Papiere hinschob, rümpfte ich noch die Nase. All das würde ich keinesfalls brauchen, denn ich sah mich immer noch in Harvard und hatte keine Vorstellung, wie sehr die Drogen mich noch von meinem Weg abbringen sollten. Rückblickend kann ich nur sagen: Gott sei Dank.

Bald begann die Fassade zu bröckeln. Ich kam kaum noch aus dem Bett, um morgens zur Schule zu gehen. Doch ohne Schulabschluss würde ich nicht nach Berkeley gehen können. Also fand ich ein Schlupfloch: Ich konnte eine Ersatzprüfung ablegen. Das tat ich auch – auf Acid – und bestand. Irgendwie gelang mir tatsächlich der Schritt nach Berkeley, wo ich diesen einen Pflichtkurs absolvierte: Einführung in die Soziologie. Damit hatte ich einen Fuß in der Tür zur Zukunft, ehe ich in die andere Richtung rannte.

Ich beschloss, dass an all meinen Problemen nur Amerika schuld sei, und zog nach Kanada. Heute würde ich zu meinem damals 18-jährigen Ich nur sagen: *O-kay.* Das Positive daran war, dass ich durch den Bruch mit meinem damaligen »Freundeskreis« vom Crystal Meth loskam. Doch freuen Sie sich nicht zu früh, denn ich war noch keineswegs geheilt. In den kalten, dunklen Monaten blieb ich drinnen und nahm fast 20 Kilo zu. Ich rauchte wie ein Schlot und aß – ausgerechnet! – Knuspermüsli. Ich rauchte eine Packung Zigaretten nach der anderen und futterte dazu jede Menge verzuckertes Müsli.

Irgendwann sah ich meinen Fehler ein und kehrte nach Kalifornien zurück. Zu dieser Zeit hatte meine Mutter ihren schlecht laufenden Laden verkauft und war nach San José gezogen. Ich zog mit und versuchte, die Bruchstücke meines Lebens zu etwas zusammenzufügen, das irgendeinen Sinn und Zweck ergab.

Also schrieb ich mich am San José City College ein und verdingte mich im Kino als Popcornverkäuferin. Nach der Schicht bot der Kinobetreiber uns Kokain an. Das wollte ich versuchen. Ich kannte die Gefahren, doch nachdem ich erfolgreich vom Crystal Meth losgekommen war, bildete ich mir ein, mich im Griff zu haben. Innerhalb weniger Wochen rauchte ich Crack, und mit dem Übergewicht ging es rasant bergab. Ich hatte das Gefühl, wieder ich selbst zu sein, ließ meine Mutter in San Jose zurück und freute mich auf einen unbeschwerten Sommer oben in San Francisco.

Von da an wurde es schlimmer. Während ich tiefer und tiefer im Abgrund versank, finanzierte ich meine Sucht genauso, wie man es von einer unbesonnenen 19-Jährigen erwarten dürfte. Immerhin musste ich nie auf der Straße schlafen, doch nachdem ich mich mit allen überworfen hatte, war ich obdachlos. Alle, die ich kannte, waren entweder süchtig oder benutzten mich, und die Menschen, die mich am meisten liebten, ließ ich nicht mehr an mich heran.

Kurz nach meinem 20. Geburtstag war ich schließlich ganz unten angekommen. Es war ein Dienstagmorgen im August. Seit Tagen wohnte ich in einem schäbigen Hotel in einem Slum an der South Van Ness Avenue, wo ich Crack rauchte. In einem aufrüttelnden, klaren Moment sah ich, was aus mir geworden war. Es stand in scharfem Kontrast zu meinen Kindheitsträumen, in denen ich mir eine erstklassige Ausbildung ausgemalt hatte, mit der ich etwas Wichtiges für die Welt leisten konnte. Plötzlich wusste ich: Wenn ich nicht *jetzt sofort* aufstünde und ginge, würde ich nie mehr eine andere sein als in diesem Moment. Da nahm ich meine Jacke und ging.

Ich lief zu einem Freund, der mich netterweise einließ. Dort durfte ich schlafen und duschen. Mit neuem Mut steckte ich meinen Pager an, um wieder zur Arbeit zu gehen. Doch wie es das Schicksal wollte, war ich an diesem Abend mit einem sehr netten Mann verabredet, der mich einige Tage zuvor um drei Uhr früh an einer Tankstelle angesprochen hatte. Obwohl in meinem Leben ein derartiges Chaos herrschte, ging ich wundersamerweise zu diesem Date. Und wunderbarerweise ging dieser Mann mit mir bei diesem »ersten Date« statt ins Kino oder zum Essen zu einem Zwölf-Schritte-Treffen für Alkoholiker und Drogensüchtige. Doch das eigentliche Wunder ist, dass ich seit jenem segensreichen Tag nie mehr Drogen oder Alkohol angerührt habe. Diesen 9. August 1994 werde ich niemals vergessen.

Meine Genesung ging ich ebenso vehement an, wie ich mich in die Sucht gestürzt hatte. Jeden Tag ging ich zu den Treffen, brachte das Jahr am San José City College zu Ende, schrieb mich wieder an der UC Berkeley ein und schloss dort zwei Jahre später mit Bestnote samt summa cum laude und dem Hauptfach Kognitionsforschung ab. Nach den Jahren meiner Suchtmittelabhängigkeit hätte es für mich kein faszinierenderes Studiengebiet geben können. Ich wollte wissen, wie das Gehirn funktioniert und warum ein Gehirn wie meines so außer Rand und Band geraten kann. Meine eigentlichen Studien zu Hirnreaktionen auf Nahrung sollten später kommen, doch der Grundstein für meine Neugier war schon damals gelegt.

Akademisch hatte ich mein Leben damit wieder im Griff. Auch das Vertrauen meiner Familie hatte ich wiedererlangt. Doch wenn Sie nun glauben, wir kämen endlich zum Happy End, haben Sie vermutlich keine Ahnung, welches Suchtpotenzial vom Essen ausgeht.

Nicht annähernd frei

Unter Tausenden von Studenten in Berkeley wurde ausgerechnet ich ausgewählt, um für meinen Jahrgang die Abschlussrede zu halten. Das war eine gewaltige Ehre, für die ich mich buchstäblich aus der Gosse wieder hochgearbeitet hatte. Meine Eltern platzten vor Stolz. Doch anstatt diesem Tag entgegenzufiebern, kniete ich heulend neben meinem Bett.

Warum?

Weil ich fett war.

Als ich die Drogen aufgab, war mir bewusst, dass ich danach jede Menge zunehmen würde. Ich hatte jedoch vergessen, welche Qual es war, mit einem Körper herumzulaufen, den ich viel lieber versteckt hätte. Abnehmen ist rein theoretisch eine feine Sache, doch wann immer ich etwas schriftlich ausarbeiten musste, brauchte ich zur Unterstützung Nervennahrung. Und mitunter bestand diese »Nervennahrung« lediglich aus einer Packung braunem Zucker mit einem Löffel.

Eines Abends betrachtete ich im Dämmerlicht von einem Berg aus den Campus und die glitzernde Golden Gate Bridge dahinter und fühlte mich unglaublich ausgelaugt und erschöpft – als hätte ich zentnerschwere Gewichte an den Füßen. Ich dachte: *So fühlt es sich an, wenn man vergiftet wird.* Dann griff ich in die Tasche meines übergroßen Mantels, zog einen Marshmallow heraus und aß ihn. Eine halbe Minute später wiederholte ich diesen Handgriff und wieder eine halbe Minute später noch einmal. Ich konnte nicht aufhören. Ich konnte nicht einmal langsamer werden. Wann immer ich versuchte, mein Essverhalten zu kontrollieren, kam es zu einem Fressanfall. Ja, meine Drogenabhängigkeit hatte mich an schlimmere Orte geführt, aber meine Esssucht erwies sich als noch schmerzhafter und erheblich heimtückischer. Niemand nahm davon Notiz! Wenn ich mitten auf dem Campus eine Linie Meth geschnupft hätte, hätte man den Sicherheitsdienst gerufen. Wenn ich Marshmallows aß, geschah nichts dergleichen.

Nach meinem Abschluss gelang mir der Sprung auf die andere Seite des Kontinents: Die Universität Rochester im Staat New York hatte in der Hirn- und Kognitionsforschung einen Spitzenplatz inne. Für die Arbeit und mein Umfeld an der Universität konnte ich mich sofort begeistern, aber ich entwickelte massive Probleme mit meiner Selbstkontrolle. Angesichts des langen, düsteren Winters schlief ich bis in den späten Nachmittag, ohne mich an Wäschebergen oder schmutzigem

Geschirr zu stören. Meine Essattacken eskalierten ebenso wie meine Versuche, Gewicht abzubauen. Im Laufe der Zeit habe ich alles probiert: Fit for Life, Body-for-LIFE, die Pritikin-Diät (immer wieder), Susan Powter's Stop the Insanity, das USANA Lean Program, Weight Watchers (unzählige Male), das Schönheits- und Fitnessprogramm von Raquel Welch, die Atkins-Diät, Dexatrim, achtsam essen und Ellyn Satter's Competent Eating. Ich las die Bücher von Geneen Roth und bemühte mich, auf meinen Körper zu hören. Ich stemmte Gewichte, lief einen Marathon, probierte Einzeltherapie, Gruppentherapie und Hypnose. Ich bemühte mich, nicht mehr ans Abnehmen zu denken und lieber mich selbst mehr zu lieben. Und ich ging zu absolut endlosen Zwölf-Schritte-Treffen zum Thema Essen. Manchmal trug ich meine Suchtauslöser zur Mülltonne und warf sie entschlossen hinein, ja, ich kippte noch Essig darüber, damit ich sie auf keinen Fall noch einmal retten würde. Aber irgendwie war diese Entschlossenheit nie von Dauer.

Einmal aß ich im November derart viel, dass sich in meinen Knien ein entzündlicher Erguss bildete und ich am anderen Tag nicht mehr aufstehen konnte. Ich rief meinen Vater an, der mir einen Flug nach Kalifornien buchte – und einen Termin bei einer renommierten Spezialistin für Essstörungen.

Diese Frau erläuterte mir sehr einfühlsam, dass die üblichen Signale, mit denen das Gehirn signalisiert, dass man genug gegessen hat, bei mir nicht funktionierten – mein Gehirn sei anders verdrahtet. Dabei legte sie mir zwei Diagramme aus einer kürzlich veröffentlichten Studie vor. Das eine war eine gerade Linie, und sie sagte: »Wenn ein Mensch sich zum Essen setzt, ist er oder sie normalerweise anfangs hungrig und wird langsam satt.« Dann zeigte sie auf das andere, eine u-förmige Kurve, und erklärte: »Wenn Sie sich zum Essen setzen, haben Sie anfangs Hunger und werden allmählich satter. Aber mittendrin werden Sie wieder hungriger, und so sind Sie nach dem Essen genauso hungrig wie zu Beginn.«

Für mich klang das absolut verständlich! Ich schien nie satt zu werden. Am Ende des Termins verordnete sie mir ein hochdosiertes Antidepressivum, das auch gegen meinen Esszwang helfen sollte.

Tat es aber nicht.

Also verordnete ich mir meine eigene Behandlung, die definitiv helfen sollte: Bulimie.

Ein Jahr später lernte ich David kennen. Er akzeptierte und unterstützte mich bedingungslos und vertraute oft mehr darauf als ich selbst, dass ich es schaffen würde. Wir heirateten, kauften ein kleines Haus direkt am Campus und schweißten seinen Hund und meine drei Katzen zu einer großen Familie zusammen. Bald jedoch stellten wir fest, dass die vielen Restaurantbesuche der ersten Ehemonate unserem (und besonders meinem) Bauchumfang gar nicht guttaten. Damals wusste ich es noch nicht, doch ich hatte offiziell eine unsichtbare, aber signifikante Linie überschritten. Ich war stark übergewichtig, also adipös.

Also ließen wir uns auf eine Bikini-Wette ein. Wir sahen uns tief in die Augen und schworen uns, dass wir 100 Prozent geben und diese zwölf Wochen zusammen durchhalten würden. Dazu musste man an sechs Tagen in der Woche genau vorgegebene Mahlzeiten essen und ein Sportprogramm einhalten. Der Sonntag war »frei«; da durften wir alles essen, was wir wollten. Wir blieben wirklich dran, und David war innerhalb weniger Wochen wieder der schlanke, fitte Mann, als den ich ihn kennengelernt hatte. Ich hingegen drehte völlig durch. Am freien Tag gönnte sich David seinen Burger, eine Portion Pommes und ein kleines Eis – Hauptsache, er konnte ankreuzen, dass es etwas »Besonderes« gegeben hatte, ehe er ab Montag wieder nach Plan aß. Ich hingegen aß alles, was ich in die Finger bekam. Den Rest der Woche wurde der Zwang zur Besessenheit. *Mittwoch kommen Freunde zum Essen, und ich will etwas besonders Gutes kochen. Ich glaube, ich verschiebe den halben freien Tag auf Mittwoch. Aber wenn ich dann Sonntag nicht nach dem halben Tag aufhören kann zu essen, habe ich alles vermasselt. Allerdings kann ich mehr Sport machen und die Extrakalorien verbrauchen, dann ist alles wieder gut. Bloß habe ich keine Zeit, um Sport zu machen und zu den ganzen Geschäften und Restaurants zu fahren, wo ich das ganze Essen bekomme, das ich haben will, bevor mein freier Tag um Mitternacht vorbei ist. Und wenn der freie Tag dann vorbei ist und ich womöglich vergessen habe, etwas zu essen, was ich unbedingt essen wollte, dann muss ich wieder eine ganze Woche warten, also sollte ich lieber …* Und so weiter und so fort. Anstatt mich auf meine Dissertation zu konzentrieren, ließ ich in meinem Kopf nur einen einzigen Sender mit dem Dauersong »Jederzeit alles essen« laufen. Das Umschalten zwischen sechs Tagen Selbstbeherrschung und dem, was ich meinem Körper sonntags antat, funktionierte bei mir nicht. Ich musste aufgeben.

Damit war ich nicht nur schwer enttäuscht von mir selbst, sondern hatte auch das Gefühl, David im Stich zu lassen. Ich hatte mein Wort gebrochen. Uns beiden war klar, dass ich in Bezug auf Essen machtlos war.

Andererseits hatte ich endlich meinen ersten Anhaltspunkt. Die Forscherin in mir hatte angebissen. Warum funktionierte der »freie« Tag bei David, warf mich hingegen völlig aus der Bahn? Worin bestand der genaue – quantifizierbare – Unterschied zwischen uns?

Die Antwort hatte ich noch nicht, aber ich stellte endlich die richtige Frage.

Klare Regeln

Seit Herbst 1995 besuchte ich die Zwölf-Schritte-Treffen für zwanghafte Esser. Einerseits war diese stützende Gemeinschaft eine große Hilfe, weil ich mich weniger allein fühlte. Andererseits bewältigte ich damit das Problem nicht. Inzwischen schrieben wir das Jahr 2003, und es ging mir weiterhin genauso schlecht. Zum Beispiel konnte ich essen, was immer ich wollte, womit ich automatisch bei Mehl und Zucker blieb. Vor lauter Enttäuschung über mein Versagen – nicht nur in Bezug auf die Bikinifigur, sondern in meinen Augen auch in Bezug auf meine Ehe – begann ich mit einem anderen Zwölf-Schritte-Programm, das konkrete Ernährungsvorgaben lieferte.

Das erste Treffen war an einem Mittwochabend Ende Mai. Ich wollte es wenigstens ausprobieren, und siehe da: *Es half.* Innerhalb weniger Monate war ich schlank, hatte neuen Schwung und war überglücklich. Endlich war ich frei!

Nun war ich überzeugt, die Lösung für das Übergewichtsproblem der Welt entdeckt zu haben, und ich bemühte mich intensiv um die Verbreitung. Mit der Zeit jedoch bezweifelte ich die Massentauglichkeit. Zunächst einmal hieß es, das Programm stünde über der Familie. Außerdem beanspruchten die Treffen, die Telefonate und die Verpflichtungen im Rahmen des Programms mehr als 20 Stunden pro Woche. Und obendrein erschienen viele Anforderungen und Essensregeln völlig willkürlich und wissenschaftlich nicht belegbar. Zum Beispiel hörte ich zu unterschiedlichen Zeitpunkten von unterschiedlichen Sponsoren (die in diesen Programmen quasi eine Patenschaft für einen Neuling übernehmen), ich dürfte keine Suppe, Nüsse, Samen, Mais, Erbsen, Kirschen, Mangos, Trauben, Bohnen, Linsen, Gemüsebratlinge oder auch nur gemischtes Gemüse essen – das wäre nicht »einfach« genug. Irgendwann hatte mein Mann die Nase voll und fragte sich plötzlich, ob er wirklich mit mir verheiratet bleiben wollte. Buchstäblich. Ich suchte mir einen neuen Sponsor, was die Lage entspannte, doch er blieb in mehrfacher Hinsicht besorgt. Mein Mann war nicht der Einzige, den diese intensive Arbeit irritierte. Nur ein winziger Bruchteil der Menschen aus meinem Bekanntenkreis war bereit, auch nur einen Versuch zu starten. Damals wollte ich es nicht glauben, doch heute ist mir klar, dass dieses Zwölf-Schritte-Programm nur zu einem sehr kleinen Teil der Bevölkerung passt. Dennoch werde ich ihm ewig dankbar sein, denn es schrieb exakt das vor, was ich damals brauchte: Zucker und Mehl waren verboten. *Für immer.*

Nachdem ich den »Entzug« von Zucker und Mehl endlich geschafft hatte, brauchte mein Gehirn Monate für die Heilung. Meine Dopaminrezeptoren waren derart geschädigt, dass sie nicht einfach wieder ansprangen. Daher wurde meine Welt nicht schlagartig wieder bunter, sondern ganz allmählich. Die Depressionen, die mich seit meiner Kindheit immer wieder geplagt hatten, verschwanden, und ich konnte tatsächlich die Antidepressiva absetzen. Ich war schlank. Ich war suchtfrei. Ich konnte denken. Ich war handlungsfähig.

So brachte ich meine Dissertation zum Abschluss, und wir zogen nach Australien, wo ich an der Universität von New South Wales eine zweijährige Postdoktorandenstelle mit Lehrtätigkeit in Psychologie ergattert hatte. Anschließend ging es zurück nach Amerika, und ich wurde ordentliche Psychologieprofessorin. Als ich ein Seminar zur Psychologie des Essens anbot, kam die Frage wieder auf, die ich mir damals gestellt hatte, als ich die Bikiniwette aufgegeben hatte: Wieso reagierte mein Gehirn auf unstrukturiertes Essen anders als das von David? Diesmal setzte ich mich gründlich mit dem Stand der Forschung in Neurowissenschaft und Psychologie zum Thema dauerhafter Gewichtsabbau auseinander.

Parallel dazu verhalf ich vielen Menschen in Einzelgesprächen dazu, ihr Übergewicht abzubauen und das neue Gewicht zu halten. Ich selbst überstand Kinderwunschbehandlungen, extrem früh geborene Zwillinge, eine überraschende zweite Schwangerschaft und die sonstigen Höhepunkte und Tiefschläge des Lebens ohne Essensexzesse.

Viele Jahre später meditierte ich an einem kalten Januarmorgen um fünf Uhr früh wie jeden Morgen. Als ich still auf meiner Meditationsbank saß, tauchte in meinem Inneren ein klares, eindeutiges Vorhaben auf: Ich schreibe ein Buch zu meinem *Bright-Line-Eating-Konzept*. Das, was ich wusste, konnte so vielen helfen. Ich musste mein Wissen teilen. Es konnte dazu beitragen, unsere kulturelle Diätgeschichte von »Mäßigung« und »Selbstkontrolle« hin zu »Klare Regeln« und »Freiheit« zu verschieben. Ich hatte so viel durchgemacht, all die Jahre voller Schmerz, 20 Jahre, in denen ich beobachtet hatte, wie Tausende mit allen möglichen Diätplänen Erfolg hatten oder scheiterten. Ich wusste, was *nicht* half (und warum), und ich wusste, was *wirklich* half (und warum), und dank meiner wissenschaftlichen Ausbildung war ich in der glücklichen Lage, die Elemente zusammenfügen zu können. Ich konnte die wahren Hintergründe erklären. Es gibt Millionen übergewichtige, unglückliche Menschen auf der Welt, die sich inständig nach einer Lösung sehnen. An diesem stillen Morgen spürte ich ihre Gebete und ihre Not. Sie mussten die Lösung erfahren.

Dummerweise war mein Leben bereits ausgesprochen voll. Nach meiner täglichen Morgenmeditation telefonierte ich immer anderthalb Stunden lang jeweils 15 Minuten mit all den Menschen, denen ich beim Abnehmen beistand, und besprach ihre Essenspläne. Danach mussten David und ich unsere drei kleinen Mädchen zur Kinderbetreuung und zur Schule bringen, und dann eilte ich zu meinen Vorlesungen, Seminaren und Sprechstunden am College.

Andererseits wollte dieses Buch nun einmal geschrieben sein.

Also stand ich am nächsten Morgen um 4:25 auf, um das Exposé zu schreiben. *Vor* der Morgenmeditation. Ich blieb dran und kam voran, doch während die Wochen verstrichen, wurde mir bewusst, dass mein Buch nur dann den erhofften Bekanntheitsgrad erzielen würde, wenn ich vorher eine passende »Plattform« schuf. Die Zeit für einen regelmäßigen Podcast oder Vortragsreisen hatte ich nicht. Das Einzige, was in mein Leben passte, war ein klassischer Newsletter per E-Mail. Also nahm ich mir vor, ein- bis zweimal pro Woche eine Mail zu schreiben, mit deren Hilfe andere die psychologischen und neurowissenschaftlichen Hintergründe von nachhaltigem Gewichtsabbau verstehen konnten. Und genau das tat ich.

Am fünften August ging es los. Bis Jahresende hatte ich 800 Abonnenten. Sechs Monate später waren es 10 000, noch einmal sechs Monate später 100 000 und nach weiteren sechs Monaten 200 000. Das heißt, die Liste wuchs in nicht einmal zwei Jahren von Null auf über 200 000 Abonnenten an, was äußerst ungewöhnlich ist. Mit wachsender Bekanntschaft stiegen die Ansprüche meiner Leser. Ich begann, Intensivtrainings anzubieten, die wir in Amerika gern als Boot Camps bezeichnen. Das erste Boot Camp hatte 40 Teilnehmer. Sobald ich abends meine drei Töchter im Bett hatte und die Arbeiten meiner Studenten korrigiert waren, vermittelte ich mein Wissen über Live-Konferenzschaltungen. Bald schon registrierten sich Tausende für die Online-Boot-Camps, und ich entwickelte einen vollständigen Onlinekurs mit Videotutorials. Mir wurde klar, dass ich nicht auf Dauer Professorin bleiben *und* die Bedürfnisse dieser aufkeimenden Bewegung erfüllen konnte. Was sollte ich tun? Eigentlich hatte ich mich bis zur Pensionierung als College-Professorin gesehen. Aber Bright Line Eating half so vielen Menschen und linderte so viel Leid. Der Auftrag, dies auszubauen, ließ sich nicht ignorieren. Also gab ich meinen Lehrauftrag zurück und setzte alles auf eine Karte.

Ich stellte ein Team zusammen, um die Ergebnisse aus den Boot Camps wissenschaftlich auszuwerten. Die Antworten der Teilnehmer ergaben, dass diese innerhalb von acht Wochen durchschnittlich 8,6 Kilogramm abnahmen. Viele verloren weit mehr und blieben dabei, bis sie ihr Zielgewicht erreicht hatten. Zum Zeitpunkt der Schlussredaktion dieses Buches hatten wir Menschen aus 75 Ländern dazu verholfen, mehr als 130 000 Kilogramm abzunehmen. Wir halten Bright Line Eating für das erfolgreichste Diätprogramm der Welt und sammeln unermüdlich Daten, die diese These stützen.

Dank dieser harten Zahlen und des Erfolgs von Bright Line Eating ergab sich eine neue Chance: Die Universität Rochester, meine alte Alma Mater, bot mir eine Honorarprofessur für Hirn- und Kognitionsforschung an. Wir entwarfen ein ehrgeiziges Forschungsprojekt, das am Ende dieses Buches in Kapitel 15 skizziert ist.

Vor Kurzem setzten mein Bright-Line-Eating-Team und ich uns unser persönliches »Everest-Ziel«. Es ist so hoch, dass es uns selbst fast den Atem verschlägt, doch ich glaube, wir schaffen es. Bis spätestens 2040 wollen wir *einer Million Menschen* dazu verhelfen, tatsächlich ihr Zielgewicht zu erreichen und es dauerhaft zu halten. Eine Million Menschen, die endlich ein unbeschwertes, freies Leben führen.

Es war eine Achterbahnfahrt, doch im Grunde ist es ganz einfach. Moderne Diätansätze programmieren unser Gehirn *gegen* uns, aber wir können es so umprogrammieren, dass es *für* uns arbeitet. Wir sind nicht schwach. Wir sind nicht dumm. Wir sind lediglich im chemischen Hamsterrad gefangen und haben nicht das nötige Handwerkszeug, um ihm zu entrinnen. Bis jetzt.

In Teil 1 dieses Buches vermittele ich die nötigen Grundlagen. Sie sollten verstehen, was in einem Gehirn abläuft, das jeden Gewichtsabbau blockiert, und wie die übliche Ernährung unsere Hormone und Neurotransmitter derart kapert, dass wir ständig hungrig sind, überwältigende Gelüste empfinden und dem erliegen, was ich als Willensloch bezeichne.

In Teil 2 wird erklärt, wie Bright Line Eating diese Probleme löst, indem das Konzept das Gehirn buchstäblich so umprogrammiert, dass es unsere Ziele unterstützt, anstatt sie zu boykottieren. Sie lernen die vier klaren Regeln kennen, die Ihr Leben verändern und den Jojo-Effekt dauerhaft ausschalten können: Mehl, Zucker, Mahlzeiten und Mengen. Und Sie erfahren, wie Sie diese Regeln so in Ihr Leben integrieren, dass Sie endgültig nicht mehr auf Selbstbeherrschung angewiesen sind.

In Teil 3 bekommen Sie den Ernährungsplan. Er ist ausgesprochen variabel, denn ich möchte, dass Sie so schmerzfrei wie möglich abnehmen. Außerdem lässt er sich leicht an jegliche persönlichen Bedürfnisse anpassen. Bright Line Eating eignet sich für Vegetarier, Veganer oder Paleo-Anhänger ebenso wie bei Glutenunverträglichkeit, individuellen Gesundheitsproblemen oder anderen Gründen, bestimmte Lebensmittel zu meiden.

In Teil 4 und 5 erhalten Sie das nötige Werkzeug, mit dem nachhaltiger Gewichtsverlust tatsächlich gelingt. Das ist das Besondere an Bright Line Eating. Wir sagen Ihnen nicht, was Sie zu tun haben, und lassen Sie hinterher im Regen stehen. Wir bleiben bei jedem Schritt an Ihrer Seite, so lange Sie uns brauchen. Ich bin seit über zehn Jahren schlank und freue mich nach wie vor täglich, dass ich diese Gemeinschaft hinter mir weiß.

Bright Line Eating läutet ein Ende des Heißhungers ein, ein Ende der Diäten, ein Ende jener nagenden, erschöpfenden Dauerschleife im Kopf, die ständig mit Essen, Kalorien und Gewicht beschäftigt ist. Ich habe kein Interesse daran, dass Sie schlank werden, wenn Sie dabei nicht auch unbeschwert und frei sind. Sie haben das Recht auf ein unbeschwertes, freies Leben in einem schlanken Körper. Ich habe das geschafft. Meine Boot-Camp-Teilnehmer schaffen es. Und Sie können das auch.

Also schließen Sie sich uns an, mir und den zahllosen anderen, die Arm in Arm diesen neuen Weg beschreiten. Egal, wie Ihre Geschichte aussieht, ob Sie stark oder weniger unter Ihrem Essverhalten leiden, ob Sie 100 Kilo Übergewicht mit sich herumschleppen oder nur ein paar oder ob Sie zwar normalgewichtig, aber völlig besessen vom Essen sind – wir bieten Ihnen eine optimale Zukunft, in der Sie sich glücklich und gesund selbst verwirklichen können. Wir möchten, dass Sie unbeschwert und frei alles angehen können, was Sie in dieser Welt erreichen wollen, ohne sich durch das eigene Körpergewicht oder die Beziehung zum Essen abschrecken zu lassen.

Sie haben besondere Gaben, Ihre persönliche Aufgabe, und wir wollen, dass Sie dies leben.

Wenn ich mich befreien konnte, kann es jeder. Kein Zweifel. Sie haben das Zeug dazu!

Danke, dass ich Ihnen meine Geschichte erzählen durfte.

Und nun schnallen Sie sich an, denn Bright Line Eating wird Ihr Leben verändern.

Alles Gute
Susan

Teil 1

Wie das Gehirn das Abnehmen blockiert

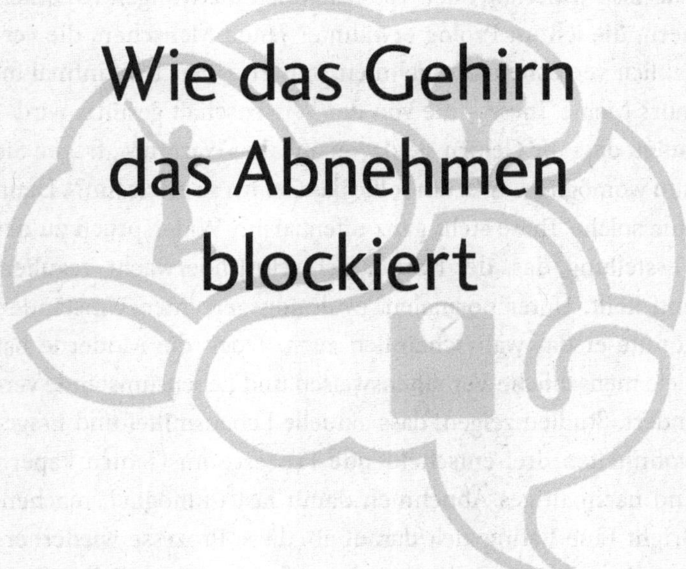

KAPITEL 1

Das »Willensloch«

Was also widerfährt den 108 Millionen diätwilligen Amerikanern, die ich im Prolog erwähnte? Jenen Menschen, die vergeblich versuchen abzunehmen, teilweise vier- bis fünfmal im Jahr? Meine These – die von der Wissenschaft gestützt wird – lautet, dass ihr Gehirn sie davon abhält. »Warum?«, fragen Sie nun womöglich. »Warum sollte das Gehirn so etwas tun?« Denn eine solche These steht ganz offenbar im Widerspruch zu der Vorstellung, dass der Körper sich selbst überwacht, reguliert und heilt. Unter normalen, evolutionsgerechten Umständen könnte er das wahrscheinlich auch. Doch die Moderne hat viele menschliche Verhaltensweisen und Lebensumstände verändert. Studien zeigen, dass aktuelle Lebensmittel und Essgewohnheiten drei entscheidende Prozesse im Gehirn kapern und nachhaltiges Abnehmen damit fast unmöglich machen. Bright Line Eating zielt darauf ab, diese Prozesse wiederherzustellen und das Gehirn wieder auf unsere eigentlichen Ziele umzuprogrammieren. Wer sich auf Bright Line Eating einlässt und dabeibleibt, nimmt nur deshalb auf Dauer ab, weil Gehirn und Körper bei diesem Konzept auf ein gemeinsames Ziel hinarbeiten: ein unbeschwertes, freies Leben.

In den folgenden drei Kapiteln werden diese entscheidenden

Prozesse einzeln dargestellt. Im Rest des Buches geht es darum, die Lösung zu erklären. Es ist wichtig, dass Sie diesen Teil nicht einfach überspringen und gleich zum Ernährungskonzept übergehen, nur weil Ihre Nachbarin schon 50 Kilo leichter ist und Ihnen dieses Buch in die Hand gedrückt hat und Sie nun unbedingt loslegen wollen. Erst müssen Sie vollständig begreifen, was in Ihrem Gehirn abläuft. Nur so verstehen Sie, warum Bright Line Eating funktionieren wird, wo so viele andere Versuche gescheitert sind.

In diesem Kapitel befassen wir uns zuerst mit etwas, das die meisten Menschen längst zu kennen glauben: der Willenskraft.

Was ist Willenskraft?

Willenskraft wird meist als moralische Charaktereigenschaft angesehen oder gilt als Werkzeug, das mit wachsender Entschlossenheit stärker wird. Wie nutzen wir sie? Indem wir sie mobilisieren. Diese Ausdrucksweise zeigt, wovon wir automatisch ausgehen: Dass die nötige Willenskraft bereits auf uns wartet. Wir müssen sie nur gezielt einsetzen. Wenn uns dies nicht gelingt, haben wir persönlich versagt.

Aber die Willenskraft ist etwas anderes und folgt anderen Gesetzen, als wir glauben.

Pünktlich zum Jahresbeginn fangen Millionen Menschen eine Diät an. Im Posteingang stapeln sich die E-Mails, das Internet wirbt an jeder Ecke, alle Zeitungen und Zeitschriften berichten von der neuesten Wunderdiät und dem aktuellsten

Sportprogramm, und die Menschen glauben wie hypnotisiert daran, dass es *diesmal* endlich klappt. Nur dass der Erfolg dieser Diäten auf Willenskraft beruht, macht sich niemand bewusst. Die Programme schreiben vor, was wir essen dürfen und was nicht, wie wir Sport treiben sollen (und warum), und dann überlassen sie die langfristige Umsetzung dem Einzelnen.

Deshalb herrscht in den Fitnessstudios im Januar Hochbetrieb, bis die Anwesenheit im Februar wieder auf ein normales Maß zurückgeht. Und deshalb beginnt der Durchschnittsamerikaner schon im Frühling mit der *zweiten* Diät des Jahres.

In meinen Kursen zur Einführung in die Psychologie und zur Ernährungspsychologie frage ich College-Studenten regelmäßig, wie sie »Willenskraft« definieren würden. Die Mehrheit geht irrtümlicherweise davon aus, dass es sich dabei entweder um ein angeborenes Persönlichkeitsmerkmal handelt oder um ein inneres moralisches Barometer.

Das stimmt allerdings beides nicht.

Willenskraft ist schlicht eine Hirnfunktion. Studien konnten zwar eine genetische Komponente nachweisen, die an der Stärke der Willenskraft beteiligt ist,[1] doch das ist keineswegs der einzige Aspekt. Wir sollten uns bewusst machen, dass Willenskraft nicht nur die mentale Fähigkeit umfasst, Versuchungen zu widerstehen – sie regelt auch andere Bereiche des Lebens wie unsere Konzentrationsfähigkeit, die Leistungsfähigkeit, die Regulierung der Emotionen und insbesondere die Entscheidungsfähigkeit. Vielleicht kennen Sie das abendliche Gefühl: »Ich kann keine Entscheidung mehr treffen!« Dann bitten Sie den Partner oder Ihren Mitbewohner, das Essen oder den Film auszuwählen, weil Sie es einfach nicht *können*. Wissenschaftler sprechen dann von *Entscheidungsmüdigkeit*.[2] Und die gibt es tatsächlich.

Roy Baumeister ist Psychologieprofessor an der Florida State University und vermutlich der führende Experte für Willenskraft. In diesem Zusammenhang hat er den Begriff *Ego-Depletion* oder *Ego-Erschöpfung* geprägt. 1998 erschien im *Journal of Personality and Social Psychology* ein Artikel von Baumeister und anderen, der die Willenskraft zum wissenschaftlichen Forschungsthema erhob.[3]

In diesem Artikel wird das inzwischen berühmte Radieschen-Experiment beschrieben. Die Teilnehmer sollten über Nacht fasten und am anderen Morgen ohne Frühstück zu dem Experiment erscheinen. Dort führte man sie in ein Zimmer, in dem es nach frisch gebackenen Keksen duftete, und ließ sie an einem Tisch Platz nehmen, auf dem zweierlei bereitstand: Eine Schale mit rohen Radieschen und ein Teller mit Schokolade und Schokoladenkeksen. Die eine Gruppe erhielt die Anweisung, einen Fragebogen auszufüllen und auf Wunsch Radieschen zu essen. Die Kekse oder die Schokolade sollten sie nicht anrühren, die würden für eine andere Studie benötigt. Einer zweiten Gruppe wurde mitgeteilt, dass sie die Kekse und die Schokolade haben dürfte, aber bitte die Radieschen nicht anrühren sollte. Eine dritte Gruppe fand keinerlei Nahrung im Zimmer vor. Alle Teilnehmer bekamen 15 Minuten Zeit für den Fragebogen. Dann wurden sie in den Nachbarraum geführt, wo »die eigentliche Studie« stattfände, angeblich ein Intelligenztest. In Wahrheit handelte es sich um verschiedene unlösbare Geometrieaufgaben. Dann wurde ermittelt, wie viele Versuche die Teilnehmer starteten und wie lange sie jeweils an der Lösung tüftelten.

Die Teilnehmer, die gerade 15 Minuten lang den Keksen widerstanden hatten, hatten nur noch wenig Willenskraft übrig, um an den unlösbaren Geometrieaufgaben zu arbeiten. Nach acht Minuten gaben sie auf. Diejenigen hingegen, die Kekse essen durften, sowie diejenigen, die gar nichts erhalten hatten, konzentrierten sich fast 19 Minuten auf die geometrischen Rätsel, obwohl es dafür keine Lösung gab. Sie probierten es einfach immer wieder. Sie hatten die nötige Willenskraft.

Das war das erste Experiment, bei dem man erkannte: »Hey, die Willenskraft existiert *tatsächlich.*« Bis 1998 hatte man nicht gewusst, dass Willenskraft messbar ist. Zudem konnte Baumeister belegen, dass eiserne Selbstkontrolle in einem Lebensbereich diese kostbare, begrenzte Ressource verbraucht und danach die Regulierung weiterer Funktionen beeinträchtigt.[4]

Diese Erkenntnis sollten Sie sich gut einprägen, denn die Selbstbeherrschungsspanne der meisten Menschen liegt im Durchschnitt bei lediglich 15 Minuten.* Eine Viertelstunde. (Können Sie sich vorstellen, Ihr Smartphone hätte nur 15 Minuten Ladekapazität?) Und sie wird von diversen Aktivitäten und Stressfaktoren beansprucht, zum Beispiel dem E-Mail-Checken. Sie nehmen es möglicherweise nicht bewusst wahr, aber

* Für einen Großteil der Probanden konnte in zahlreichen Studien schon eine 15-minütige Versuchung die Leistungsfähigkeit bei einer nachfolgenden Aufgabe stark beeinträchtigen.

jede erhaltene Mail verlangt dem Gehirn eine Fülle von Entscheidungen ab: Löschen? Lesen? Speichern? Antworten? Alles? Jetzt? Später? Wie?

Auch die Affektregulierung nagt unablässig an der Willenskraft, zum Beispiel die Kinder vom Kindergarten abholen, sie nach Hause bringen, sie beschäftigen, dann Abendessen, ins Badezimmer und schließlich ins Bett bringen, samt Auseinandersetzungen und Quengeleien, ohne die Geduld zu verlieren. Das erfordert jede Menge Willenskraft. Wie oft möchten wir am liebsten direkt in die Küche marschieren, sobald im Kinderzimmer endlich das Licht aus ist? Der Zusammenhang ist Ihnen unklar, doch es ist der Zuckerstand im Gehirn. Einer Studie zufolge haben Häftlinge, die um vorzeitige Entlassung ersuchen, nur eine Chance von 15 Prozent, wenn der zuständige Richter eine Pause (und vermutlich etwas zu essen) brauchte. Nach der Pause hingegen standen ihre Chancen bei 65 Prozent.[5] Wie kann das sein?

Willenskraft im Gehirn

Im Gehirn ist die Willenskraft im **vorderen Teil des cingulären Cortex** verankert, der auch als **ACC (anteriorer cingulärer Cortex)** bezeichnet wird.
Dieser ACC sitzt unmittelbar hinter der **vorderen Hirnrinde (präfrontaler Cortex)**, wo die rationalen Entscheidungen getroffen werden.

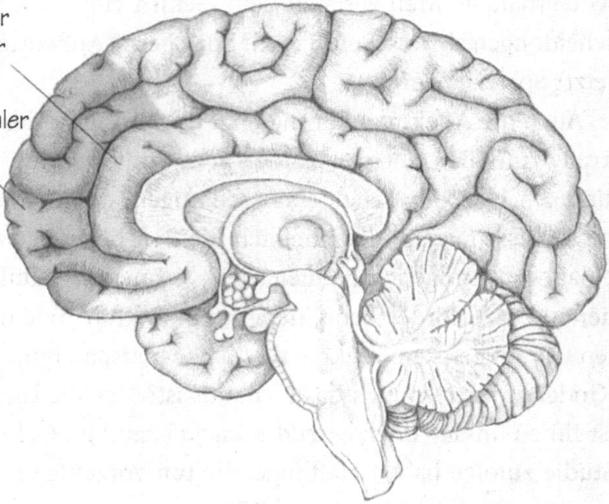

Das gesamte Gehirn benötigt Glukose, aber der ACC reagiert ausgesprochen empfindlich auf Zuckerschwankungen.[6] Sobald der Zuckergehalt im Gehirn zurückgeht, wird die Aktivität in diesem Areal immer langsamer. Es erscheint wie eine grausame Laune der Natur: Wenn wir ein paar Stunden gearbeitet haben oder der Blutzuckerspiegel nach einem langen Tag auf dem Tiefpunkt ist, lässt das Gehirn uns im Stich, sodass wir in Bezug auf unser Essen keine kluge Entscheidung mehr treffen können.

Was uns wieder zu unseren Diätkandidaten zum Jahresauftakt zurückführt. Jeden Morgen stehen sie mit guten Vorsätzen auf. Sie treiben Sport. Das zehrt an ihrer Willenskraft. Sie bewältigen ihren Tag, das heißt, sie müssen sich zu Hause, bei der Arbeit oder gegenüber den Kindern emotional im Griff behalten. Auch das zehrt an ihrer Willenskraft. Sie prüfen ihren Mail-Eingang, und sie widerstehen der praktisch unablässigen Versuchung, etwas zu essen. Abends sehen viele dann den Partner an und sagen: »Komm, wir bestellen uns eine Pizza.« Und sie wissen nicht einmal, warum.

Sie sind gerade ins »Willensloch« gerutscht.

Wie oft beginnt man den Tag mit festen Vorsätzen und bringt am Ende auf dem Heimweg ein Hähnchen oder einen Döner mit, weil man einfach erschöpft ist. Wir sagen uns: *Egal, ich fange morgen wieder an.* Oder Sie arbeiten ein paar Stunden konzentriert an einem Bericht, kommen in den Pausenraum und finden dort Kuchen vor. Wenn Sie jetzt zuschlagen, sind Sie nicht schwach. Sie sind normal!

Die Willenskraft erschöpft sich besonders rasch, wenn wir Versuchungen widerstehen. Zusammen mit einem Doktoranden ging Roy Baumeister der Frage nach, wie viel Zeit Menschen damit verbringen, genau dies zu tun. Sie bezogen einen deutschen Kollegen, Wilhelm Hofmann,[7] mit ein, verteilten Beeper an ihre Probanden und funkten diese in unregelmäßigen Abständen siebenmal am Tag an, um zu fragen: »Was tun Sie gerade? Widerstehen Sie einem bestimmten Wunsch oder Verlangen? Wenn ja, wonach?« Die 205 männlichen und weiblichen Teilnehmer lieferten mehr als 7827 Rückmeldungen. Die Ergebnisse waren frappierend.

Menschen verbringen durchschnittlich *vier Stunden am Tag*[8] damit, irgendeinem Impuls zu widerstehen: Schlafen, Freizeit, Sex, Facebook besuchen. In einer klaren Reihenfolge. Impuls

Nummer Eins jedoch, dem wir uns bewusst widersetzen, ist mit Abstand – Essen. Das ist das Wichtigste, was wir wollen. Wir denken Tag für Tag mehr Stunden an Essen, als unser Gehirn in der Lage ist, diesem Gedanken zu widerstehen. Essen ist überall und gilt als sozial akzeptabel (anstatt aus dem Büro zu marschieren und ins Kino zu gehen oder mit dem Nachbarn im Großraumbüro zu schlafen, was andere verbreitete Impulse sind). Womit Ihnen allmählich klar sein dürfte, warum die Vorstellung, jemand könne allein durch Willenskraft abnehmen, ziemlich absurd ist.

Es gibt Dinge, mit denen wir unsere Willenskraftspeicher wieder auffüllen können. Glukose hilft.[9] Beten,[10] Meditieren,[11] soziale Bindungen,[12] Schlaf[13]und Dankbarkeit[14] helfen ebenfalls. Und dennoch treffen wir laut Berechnungen von Brian Wansink tagtäglich durchschnittlich 221 Entscheidungen in Bezug auf Essen.[15] Ja, 221! Schon ein oder zwei kleine Willenslöcher dürften ausreichen, um beim Abnehmen auf einer Plateauphase zu verharren. Doch die meisten von uns stolpern nicht in kleine Löcher, sondern in tiefe Schluchten, die all unsere Bemühungen zunichtemachen und uns wieder auf Start zurückschicken. Wieder und wieder und wieder.

Diätprogramme, die sich ganz auf Bewegung und richtiges – oder falsches – Essen konzentrieren, ohne neue Verhaltensweisen zur Überbrückung von Willenslöchern einzubeziehen, sind zum Scheitern verurteilt.

Was Sie brauchen, ist ein Ansatz, der davon ausgeht, dass Sie keinerlei Willenskraft haben (denn genau das trifft im Zweifelsfall gerade zu) und trotzdem funktioniert. Bright

Line Eating entlastet Ihre Willenskraft. Sie können noch so viel über Ernährung wissen – wenn Sie Ihre Entscheidungen auf die Schnelle treffen, werden Sie nie Erfolg haben. Entscheidend ist die Überbrückung des Willenslochs, und damit beschäftigen wir uns ausführlich im Kapitel »Vier klare Regeln« (ab Seite 139). Dort lernen Sie die Vorgehensweisen, auf denen Bright Line Eating basiert, das Fundament, mit dessen Hilfe eine meiner besten Freundinnen, Pat Reynolds, innerhalb von 14 Monaten 86 Kilogramm abnahm und ihr neues Gewicht bis heute hält.

Vor allem aber werden Sie sich nicht mehr für willensschwach halten. Bisher haben Sie sich auf einen Teil Ihres Gehirns verlassen, der dieser Verantwortung nicht gewachsen ist. Punkt. Doch keine Sorge. Auch das werden wir ändern.

Fallstudie: Lynn Coulston

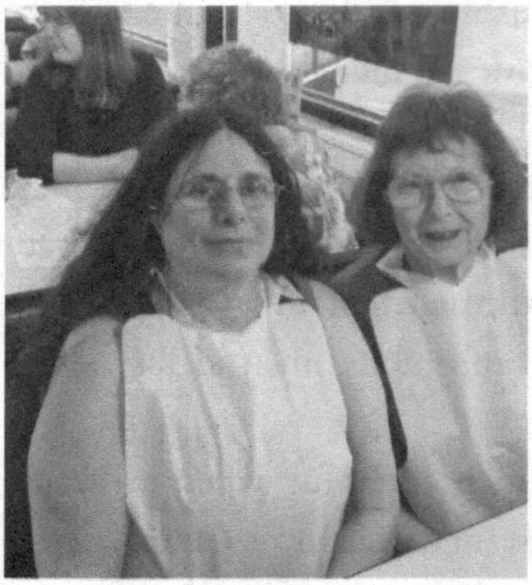

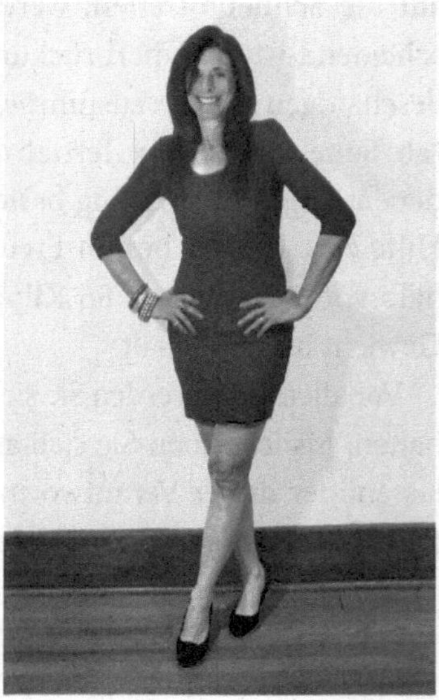

Höchstgewicht: Über 110 kg
Aktuelles Gewicht: 47 kg
Körpergröße: 1,55 m

Es ist schwer vorstellbar, doch als Kind war ich richtig mager. Dann habe ich 35 Jahre zugenommen und abgenommen und zugenommen und abgenommen. Ich habe jede Diät probiert und war hinterher immer wieder dick. Ich habe mich makrobiotisch ernährt, von Grapefruits, hCG und SlimFast probiert, literweise Wasser getrunken, mich Weight Watchers angeschlossen und von veganer Rohkost gelebt – zu viele Diäten und viel zu viel Sport, um alles aufzuzählen. Manchmal wurde ich schlank. Am schlanksten war ich an meinem Hochzeitstag, wo ich mich unter anderem durch Abführmittel auf Größe 5 heruntergehungert hatte. Ich habe gelitten, aber ich war schlank. Mit dieser Methode habe ich es später noch mehrfach probiert, ohne je wieder dasselbe Ergebnis zu erzielen. Das Schlimmste jedoch war, dass ich schon drei Wochen nach Erreichen meines Zielgewichts wieder losgefuttert habe und irgendwann mein Ausgangsgewicht und mehr wieder erreichte.

In den Jahren danach war Essen eine Reaktion auf emotionalen Stress: wenn ich bei der Arbeit verunsichert war, als ich trauerte, nachdem mein Arzt mir erklärt hatte, dass ich keine Kinder bekommen könne, bei Stress in der Schule und als ich um das Leben meiner Mutter kämpfte. Nach ihrem Tod achtete ich gar nicht mehr auf mich. In meinen dicksten Zeiten wog ich über 110 Kilogramm. Damals stieg ich nicht mehr auf die Waage. Abends weinte ich mich in den Schlaf, und jeden Morgen staunte ich, dass ich beim Aufwachen immer noch dick war. Es war, als ob ich gedacht hätte, etwas würde über Nacht wie durch Magie die Pfunde entfernen. Dieser Enttäuschung begegnete ich durch noch mehr Essen. Ich füllte meine größte Schüssel mit Popcorn, ertränkte es in einer Flasche Agavensirup und gab jede Menge Salz dazu. Und das bezeichnete ich dann ernsthaft als »gesunden Karamellmais«.

Meine schlimmste Ernährungssünde war der regelmäßige Gang zu Taco Bell, wo ich drei Portionen der Taco-Zwölfer-Packung bestellte. Eine aß ich im Auto ganz alleine, die anderen beiden brachte ich meinem Mann und mir mit. Er ist 1,82 Meter groß. Ich vertilgte meine Portion, während er immer nur die halbe Packung schaffte.

Irgendwann hatte ich solche Knieschmerzen, dass ich nicht mehr die Treppe herunterkam. Mein Mann musste mir das Essen nach oben bringen. Das war peinlich und schmerzhaft. Ich hatte Nervenschmerzen in den Zehen. Ganz sicher war ich an der Grenze zum Diabetes, aber ich ging nicht zum Arzt. Einmal musste ich zu einer Beerdigung und bekam den Reißverschluss am Rock nicht zu. Ich hoffte nur, dass mein Fett den Rock halten würde.

Dann wurde ich Veganerin und speckte mit der Zeit auf 67 Kilo ab. Darüber war ich froh, aber die »Fettschürze«, am Bauch, die bis zu meinen Oberschenkeln herabhing, war mir nach wie vor peinlich. Ich war ständig auf mein Gewicht fixiert, und vor lauter Elend aß ich Dinge, von denen ich wieder dicker wurde. Irgendwie bestand meine ganze Welt nur aus Essen.

Da erwähnte jemand auf einer Veganerseite Bright Line Eating. Ich sah die Einführungsvideos und blickte ab da nie mehr zurück. Mit Bright Line Eating verlor ich auch diese letzten 22 Kilo. Jetzt fühle ich mich in Größe Null wohl und passe problemlos in mein Hochzeitskleid. Ich halte das neue Gewicht schon eine ganze Weile und habe allmählich das Vertrauen, dass es mir wirklich dauerhaft gelingen wird. Vor allem aber habe ich ein sehr entspanntes Verhältnis zum Essen, seit ich genau weiß, was ich essen kann und dass ich damit bei meinem Zielgewicht bleibe.

Die Neuropathie ist verschwunden, mein Körperfettanteil liegt bei 17 Prozent, mein Ruhepuls bei 50 und mein Blutdruck bei 90 zu 60 mmHg. Ich brauche keine Medikamente, und im Januar bin ich einen Marathon gelaufen. Langsam, aber bis zum Ende. Früher war ich zudem voller Selbsthass und Selbstzweifel. Ich hatte chronische Depressionen. Heute habe ich ein ganz anderes, selbstbewusstes Bild von mir und keinerlei Depressionen mehr.

Der größte Vorteil von Bright Line Eating ist jedoch, dass ich endlich nicht mehr ständig ans Essen denke. Es ist ein tolles Gefühl, dass ich immer in der Lage sein werde, mein Wunschgewicht zu halten. Es gibt ein Rezept, und das hilft. Immer. Ich bin so dankbar für meine neue Lebensweise!

KAPITEL 2

Die Unersättlichkeit

Nach dem Lesen von Kapitel 1 wissen Sie schon einmal, dass Sie nicht »willensschwach« sind. Sie sind ein menschliches Wesen mit einem menschlichen Gehirn. Das hat nichts mit Schwäche zu tun, und mit Programmen, die auf der Willenskraft basieren, sind Sie langfristig zum Scheitern verurteilt. Wissenschaftlich betrachtet führt die Art und Weise, wie die Willenskraft in unserem Gehirn verankert ist, zu Beschränkungen, die in Kombination mit den Stressfaktoren und dem Tempo der modernen Welt unsere Empfänglichkeit für wenig hilfreiche Ernährungsentscheidungen erhöhen. Und diese wenig hilfreichen Entscheidungen setzen im Gehirn eine Aktivitätskaskade in Gang, die zwei Dinge erzeugt: unersättlichen Hunger und überwältigende Gelüste.

Über diese beiden historisch neuen Phänomene sprechen wir in diesem und dem nächsten Kapitel. Hunger ist natürlich nichts Neues, sondern ein lebenswichtiger Antrieb, der unser Überleben sichert. Neu ist, dass ständig Nahrung bereitsteht und dass diese Nahrung stark verarbeitet ist. Das hat interessante (und ziemlich bittere) Folgen, denn es stellt unsere natürliche Motivation zu essen auf den Kopf und verwandelt sie in ein völlig neues Ungetüm.

Im Verlauf der Menschheitsentwicklung war Nahrung zumeist knapp bemessen. Wir mussten essen, was es gab, sobald es etwas gab – wenn die Früchte reif waren oder wenn wir schnell genug gerannt waren, um ein Tier zu erwischen. Der Mensch ist dazu geschaffen, längere Zeit ohne Nahrung auszukommen, weil es häufig erforderlich war. Darum regelt der Körper bei eingeschränkter Nahrungszufuhr rasch den Grundstoffwechsel herunter und verlangsamt die Körperfunktionen, damit wir mit weniger auskommen.[1] Wenn die Nahrung vollständig ausbleibt, leert der Körper bis zu drei Tage seine Glukosespeicher. Danach geht die Leber daran, Fettspeicher und Muskelgewebe abzubauen, um uns in Gang zu halten.[2] Nach einigen Wochen Hungern werden selbst die Organe zersetzt und verbrannt. Selbst bei normalem Gewichtsverlust drosselt jeder Versuch, durch intensiven Sport mehr Kalorien zu verbrennen, den Ruhestoffwechsel,[3] sprich, der Körper passt sich bereitwillig an die Situation an, damit wir überleben, bis es endlich wieder etwas zu essen gibt.

Woran er sich allerdings ganz schlecht gewöhnt, ist ein unablässiges Dauerangebot an Kalorien. Und zwar nicht nur Kalorien, sondern stark verarbeitete und verfeinerte Kalorien. In seiner ganzen Evolution musste der Mensch mit so etwas nicht fertigwerden, doch genau das stellen unsere modernen Ernährungssysteme und Essgewohnheiten bereit: ein allgegenwärtiges Überangebot an vorverarbeiteten, verfeinerten Kalorien. Die steigenden Adipositaszahlen veranschaulichen den kollektiven Schock des menschlichen Körpers über das, was in ihn hineingekippt wird.

Und die Folge davon?
Das Gehirn kapituliert.

Unersättlichkeit

Was meine ich mit *Unersättlichkeit?* Evolutionstechnisch handelt es sich um eine neue Form von Hunger. Anstelle von »Gib mir Treibstoff für den Tag« heißt es: »Ich hatte gerade Abendessen und eine Packung Chips, und jetzt hole ich mir eine Portion Eis.« *Unersättlichkeit.*

Wenn ich darüber nachdenke, fallen mir viele Situationen ein, wo ich nach einer ausgiebigen Mahlzeit noch einen Nachtisch bestellt oder mir in der Küche mehrfach einen Nachschlag geholt habe, obwohl ich zuvor meinen Körper befragt hatte, ob er noch *Hunger* habe. Die klare Antwort lautete: »Nein.« Aber diesen Gedanken schob mein Gehirn rasch beiseite, denn er war irrelevant oder geradezu bedrohlich. Ich *brauchte* mehr Nahrung. Ich reagierte unersättlich und konnte nichts dagegen tun.

Aus wissenschaftlicher Sicht unterscheidet sich dieses Verlangen, an das ich mich so lebhaft erinnere, auf zwei entscheidende Arten von echtem Hunger. Das erste ungewöhnliche Merkmal ist, dass es mit einem starken Drang zum Sitzen einhergeht. Was machen wir den ganzen Tag? Wir essen beim Fernsehen oder beim Lesen, beim Blick in die Mails oder beim Surfen im Internet, beim Stadionbesuch, im Kino oder im Auto. Allerdings essen wir keine Mahlzeiten, sondern die typischen kleinen Snacks zwischendurch, die als ganz normal gelten. Das

Leben hat sich in ein Dauerbüfett verwandelt, und die ganze Zeit sitzen wir dabei. Das betone ich an dieser Stelle, weil wir später auf eine Maus zu sprechen kommen werden, die uns den Spiegel vorhält. Unsere Evolutionsgeschichte verlief jedoch völlig anders.

Ausreichend Energie war einst ein biologischer Auslöser, uns in Bewegung zu setzen. Wenn die Büsche voller Beeren hingen oder jemand aus unserem Stamm erfolgreich gejagt hatte, konnten wir uns einige Tage den Bauch vollschlagen. Danach verlangte das Gehirn mehr Aktivität, und das war genau richtig. Wir mussten diese Kalorien dazu verwenden, das künftige Überleben zu sichern: Wir mussten Nahrung anbauen und für schlechte Zeiten einlagern, ein Zelt oder Haus bauen oder einen Partner suchen. Energie war ein Antrieb für Aktivität. Heute ist das anders. Heute macht sie uns träge.

Das zweite Merkmal von modernem Hunger ist, dass Essen ihn nicht mehr richtig stillen kann. In der Einleitung habe ich geschildert, wie mir eine Spezialistin für Essstörungen einst erklärte, dass übergewichtige Menschen beim Essen mittendrin *hungriger* werden und nach dem Essen vielfach *genauso hungrig* sind wie vorher.[4] Das deutet auf einen defekten Rückkopplungsmechanismus hin. Diese Erkenntnis kann ich bis heute bestätigen. Ich weiß, wie ich mich fühlte, als ich adipös war. Ich wurde einfach nicht satt. Und selbst wenn ich es war, wollte ich *trotzdem essen*. Ich war unangenehm voll, bis oben hin, aber wenn der Schmerz nach einer halben Stunde nachließ, aß ich weiter.

Eigentlich entspricht das nicht unserem Wesen. Es gibt einen natürlichen Kompensationsmechanismus, der unsere Kalorienaufnahme regulieren sollte. Diesen Ausgleich kennen alle Eltern, die manchmal das Gefühl haben, ihre Kinder würden alles essen, was nicht hinter Schloss und Riegel ist, während sie zu anderen Zeiten von Luft und Liebe zu leben scheinen. Dann kompensieren sie. Untersuchungen zufolge essen Kinder nach einer sehr ausgiebigen Mahlzeit später instinktiv weniger, und zwar ziemlich genau die entsprechende Kalorienmenge.[5] Doch diese Fähigkeit geht uns verloren.

Professor Brian Wansink leitet das Food and Brand Lab (Forschungsstelle für Nahrung und Marken) an der Universität Cornell. Er fragte sich, welche Hinweise uns eigentlich verraten, dass wir satt sind. Das müsste doch einfach sein. »Satt« müsste ein Gefühl sein. Wansink kam auf die geniale Idee, dies über selbst nachfüllende Suppenteller zu testen. Im Boden dieser Teller waren Schläuche angebracht, die nach jedem Löffel, den die Testpersonen aßen, ein wenig Suppe nachfüllten.[6] Was geschieht, wenn der leere Teller nicht mehr darauf hinweist, dass man »satt« ist? Die Teilnehmer aßen *73 Prozent mehr Suppe* als die Kontrollgruppe, die aus einem normalen Teller aß. Nach dem Essen behaupteten allerdings beide Gruppen, sie wären gleich satt, und stuften auch ihre Essensmenge gleich ein. Während des Experiments fragte Brian Wansink die Teilnehmer aus der manipulierten Gruppe an der Stelle, wo der Teller hätte leer sein müssen, ob sie satt wären. Sie warfen einen Blick auf den noch halb vollen Teller und sahen ihn fragend an: »Nein … Wie denn? Ich bin ja noch gar nicht fertig.«

Was heißt das? Was widerfährt uns hier? Nun, es könnte vieles sein, sogar ein ganzer Strauß an Faktoren. Dr. Alan Goldhamer ist der Gründer des Gesundheitszentrums TrueNorth und ein Verfechter einer pflanzlich basierten Ernährung. Seiner Meinung nach geht es um die erhöhte Kaloriendichte unserer Nahrung.[7] Früher enthielt die gleiche Nahrungsmenge weniger Kalorien. Wir hatten in erster Linie Zugang zu Pflanzen, Vollkorngetreide und kleinen Mengen tierischer Proteine. Wenn wir viel Gemüse aßen, hatten wir trotzdem noch nicht viele Kalorien aufgenommen. Die Rezeptoren im Magen mussten also lediglich registrieren, wie gedehnt sie waren, und dem Gehirn diese Empfindung melden. Das hieß: »Ich bin satt.« Heute hingegen können wir mit einem Donut und einem Spezialitätenkaffee auf die Schnelle die Hälfte unseres Kalorienbedarfs decken, ohne dass der Magen damit wirklich voll ist. Nahrungsvolumen und Kaloriengehalt stehen nicht mehr in der gleichen Beziehung zueinander wie einst.

Auch künstliche Süßungsmittel könnten eine Rolle spielen. Darauf gehen wir im Kapitel »Vier klare Regeln« (ab Seite 139) näher ein, doch die Grundlagen kann ich bereits an dieser Stelle nennen: Künstliche Süßungsmittel enthalten keine Kalorien, liefern also keine Energie. Allerdings aktivieren sie das Insulinsystem ganz ähnlich wie Zucker. Der süße Geschmack auf der Zunge lässt die Rezeptoren im Gehirn anspringen, woraufhin die Bauchspeicheldrüse kräftig Insulin ausschüttet, damit wir für den Zuckerschub bereit sind – der ausbleibt.[8] Schon dies kann die Rückkopplungsschleife boykottieren.

Hinzu kommt, dass künstliche Süßungsmittel uns ein Ersatzprodukt schmackhaft machen, das gar keinen echten Zucker enthält. Das kann dazu führen, dass wir beim nächsten Mal zu viel vom Originalprodukt essen. 2010 führten Dr. Terry Davidson und seine Kollegen an der psychologischen Fakultät der Universität Purdue zwei Experimente durch, bei denen Ratten, die mit Saccharin gesüßten Joghurt fraßen, 29 Prozent mehr an Gewicht zulegten als Ratten, deren Joghurt mit Glukose gesüßt war. Wenn der Zucker durch einen kalorienfreien Süßstoff ersetzt war, hatten die Tiere später *mehr* Appetit auf Süßes und nahmen zu.[9]

Ein anderer Faktor sind regelmäßige Mahlzeiten. Früher wurden Mahlzeiten nicht durch den persönlichen Tagesablauf diktiert, sondern durch den der Gemeinschaft. Ein Stamm aß zusammen, um sicherzustellen, dass knappe Ressourcen gerecht verteilt wurden. Vor der industriellen Revolution aßen bäuerliche Familien morgens deftig, schoben später ein gutes Mittagessen ein und aßen am Abend noch einmal, ehe es ins Bett ging. Als mehr Menschen in Fabriken und Minen arbeiteten, diktierten die Schichtpläne, wann die Arbeitnehmer – und mitunter ganze Städte – zu Mittag aßen. Inzwischen kann man zu jeder Tages- und Nachtzeit essen. Bei der morgendlichen Besprechung stehen süße Stückchen bereit, nachmittags ein Teller mit Keksen. Im Pausenraum warten kleine Snacks, und beim Elternsprechtag wird Kuchen verkauft. Kaffee gibt es ohnehin die ganze Zeit, in der Regel mit Zucker und reichlich Kaffeesahne. So ist ständig Essenszeit. Besonders kritisch ist diese veränderte Mentalität für unsere Kinder. Als meine Kinder noch sehr klein waren, fiel mir auf, dass es sogar in der Musikschule oder beim Turnen alle halbe Stunde ein wenig Salzgebäck oder Rosinen gab. In jedem College und jeder Universität, wo ich gelehrt habe, kamen immer wieder Studenten mit einem Snack zum Unterricht. Und in meinen Kursen zur Psychologie des Essens stellte ich regelmäßig die Frage: »Wer von Ihnen isst grundsätzlich jeden Tag Frühstück, Mittag- und Abendessen?« Was mir verständnislose Blicke eintrug. Wir essen keine Mahlzeiten mehr. Wir grasen.

All dies spielt tatsächlich eine Rolle. Gleichzeitig geht jedoch noch etwas viel Tiefgreifenderes vor sich, das wir nur verstehen, wenn wir überlegen, wie das Gehirn das Hungergefühl steuert.

Leptin und der Hypothalamus

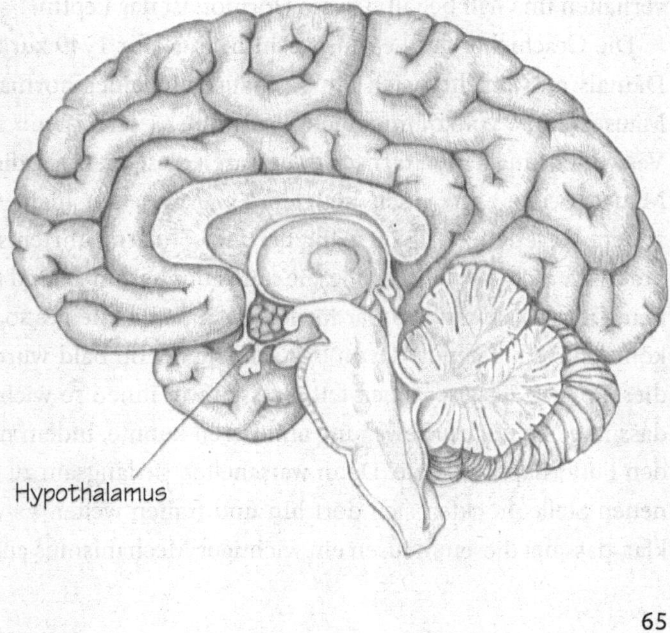

Der Hypothalamus ist eine mandelgroße Struktur tief im Gehirn. Er enthält verschiedene kleine Kerne (Nuklei) mit zahlreichen Funktionen und ist so etwas wie ein innerer Thermostat. Über die Abgabe von Hormonen, die wiederum die Hypophyse stimulieren, steuert er sowohl das Hungergefühl als auch Körpertemperatur, elterliche Bindungen, Sexualtrieb, Durst, Müdigkeit, Hunger und den circadianen Rhythmus. Er stellt also eine wichtige Kommandozentrale dar, wo diverse lebenswichtige Funktionen im Gleichgewicht gehalten werden. Sein Sitz ist unmittelbar über dem Hirnstamm, auf den wir gleich noch zu sprechen kommen.

An dieser Stelle möchte ich mich besonders auf ein Hormon konzentrieren, mit dessen Hilfe der Hypothalamus unser Essverhalten im Griff behält. Dieses Hormon ist das Leptin.

Die Geschichte des Leptins reicht bis ins Jahr 1949 zurück. Damals entwickelten sich einige Mäuse aus einer normalen Mäusekolonie vollkommen anders als ihre Geschwister.[10] Zur Verwunderung der Wissenschaftler waren diese merkwürdigen Mäuse weder aktiv noch neugierig. Sie wuselten nicht wie andere Nagetiere eifrig im Käfig herum, sondern rührten sich praktisch nicht vom Fleck. Nie. Sie saßen nur herum … und fraßen. Obwohl sie nur Standardpellets bekamen, schien es so, als könnten sie nie genug davon bekommen. Schon bald wurden diese Mäuse ausgesprochen fett. Fressen war ihnen so wichtig, dass man sie nur zu Bewegung animieren konnte, indem man den Futternapf versetzte. Dann watschelten sie langsam zu der neuen Stelle, hockten sich dort hin und fraßen weiter. Es war klar, dass bei diesen Mäusen ein wichtiger Mechanismus außer

Kraft gesetzt war, aber da niemand den Grund dafür fand, züchtete man diese Mäuse weiter, bis die Ursache entdeckt wurde. Nachdem Jeffrey M. Friedman aus dem Labor für Molekulargenetik an der Universität Rockefeller bereits acht Jahre mit diesen ungewöhnlichen, fettleibigen Mäusen gearbeitet hatte, wurde er 1994 fündig. 1949 war bei diesen Mäusen eine spontane Mutation auf einem bestimmten rezessiven Mäusegen aufgetreten, das wegen seines Bezugs zu Adipositas (englisch: *obesity)* nun als ob-Gen bezeichnet wurde.[11] Friedman und sein Team blieben dem Gen auf der Spur und ermittelten seine Aufgabe: Es synthetisiert ein bestimmtes Hormon, das dem Gehirn signalisiert, dass die Maus *nicht weiterfressen* und *aktiv* werden soll. Das neu entdeckte Hormon nannte die Gruppe *Leptin* (nach dem griechischen Wort *leptos* für »dünn«).

Waren diese Mäuse moralisch unterlegen? Waren sie dumm? Oder faul? Musste man ihnen beibringen, nur mäßig zu fressen und sich jeden Tag zu bewegen? Nein. Sie brauchten nur Leptin. Ohne Leptin glaubt das Gehirn, dass es ständig Hunger hat. Es ist nie der Meinung, dass man jetzt ruhig aufhören könnte zu essen oder dass es Zeit wäre, sich zu bewegen. Das Leptin vermittelt die Botschaft: »Alles klar! Genug Energie. Jetzt kannst du bauen, den Acker bestellen, dich fortpflanzen.«

Und tatsächlich: Nach ein paar Leptinspritzen verloren die Mäuse ihr Interesse am Fressen, stiegen freiwillig ins Laufrad und wurden wieder schlank.

Heureka!

Natürlich investierte die Pharmaindustrie augenblicklich Millionen in die Herstellung und Patentierung von Leptin-

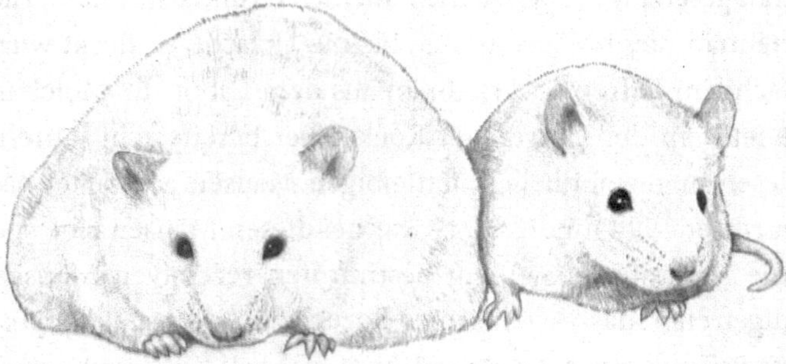

Der linken Maus fehlt das Gen, das Leptin erzeugt.

pillen.[12] Eine kleine Pille, und schon könnten wir Menschen uns allesamt vom Büfett losreißen und in die Fitnesscenter sprinten! Doch wie das Schicksal (oder die Biologie) so spielt – von Leptinpillen nehmen übergewichtige Menschen nicht ab. Auch nicht von Leptinspritzen. Warum nicht? Nun, wir haben nicht dasselbe Problem wie jene Mäuse. Ihnen fehlte das Gen, das Leptin erzeugt. Sie hatten also überhaupt kein Leptin. Wir schon. Übergewichtige Menschen haben sogar *mehr* Leptin im Blut als schlanke Menschen.

Das klingt nachvollziehbar, denn Leptin wird von Fettzellen produziert. Es ist der fehlende Faktor der menschlichen Rückkopplungsmechanismen für die Sättigung. Wenn wir viel essen, wandert die überschüssige Energie, die wir nicht sofort verbrennen, in die Fettzellen. Wenn diese Fettzellen sich füllen, erzeugen sie mehr Leptin. Das Leptin gelangt mit dem Blut ins Gehirn und meldet dort: »Nicht weiteressen! Zieh los und setze diese viele Energie sinnvoll ein.«

Aber warum schwimmt nun so viel Leptin in unserem Blut, ohne dass das Gehirn merkt, dass wir satt sind? Was lässt dieses fein abgestimmte System zerbrechen? Die Antwort, die unter Wissenschaftlern seit Jahren bekannt ist, ist die zunehmende *Leptinresistenz.*[13] Das Gehirn der Betroffenen nimmt das Leptin im Blut nicht mehr wahr.

Ich weiß genau, wie sich das anfühlt. Abend für Abend sitzt man auf der Couch und futtert, ohne es wirklich zu genießen, meist auch, ohne es richtig zu schmecken. Und nur selten fühlt man sich dabei satt und zufrieden – nur getröstet, taub und angewidert, alles gleichermaßen.

Daher stellt sich die Frage nach dem Grund für die Leptinresistenz. Dies, meine Freunde, war der heilige Gral der Adipositasforschung: Löse das Rätsel der Leptinresistenz und knacke den Code für das weltweite Übergewicht! Und genau das ist inzwischen gelungen. Kalifornische Mediziner der Universität Kalifornien in San Francisco (UCSF) entdeckten unter der Leitung von Dr. Robert Lustig die Ursache der weitverbreiteten Leptinresistenz.

Diese Ursache ist *Insulin.* Insulin blockiert im Gehirn das Leptin.[14]

Insulin

Heutzutage wissen die meisten Leute ein wenig über Insulin: Es hat etwas mit Diabetes zu tun. Und mit dem Zuckerspiegel.

Das ist schon mal ein guter Anfang.

Tatsache ist: Der Körper versorgt die Zellen über den Blutzucker mit Energie. In die meisten Zellen kann der Zucker jedoch nicht direkt übertreten. Nach dem Essen steigt der Blutzuckerspiegel zunächst an. Dann gibt der Hypothalamus der Bauchspeicheldrüse ein Zeichen, Insulin ins Blut auszuschütten. Das Insulin bindet sich an Zellen und teilt ihnen mit, dass sie sich öffnen und Zucker aufnehmen sollen, weshalb es gern als »Schlüsselhormon« bezeichnet wird. Es kann dem Körper vermitteln, den Zucker gleich zu verbrauchen oder für später zu speichern. Es sorgt dafür, dass der Zuckerspiegel weder zu hoch wird (Hyperglykämie), noch zu tief abfällt (Hypoglykämie).

Jeder, der über den Anstieg von Typ-2-Diabetes-Diagnosen in den Industrieländern Bescheid weiß, kennt die Zusammenhänge zwischen den global veränderten Ernährungsgewohnheiten und einem Insulinspiegel, der weit höher ist als alles, wofür der menschliche Körper ausgelegt ist. Untersuchungen an übergewichtigen Kindern und Jugendlichen zeigen, dass der Basisinsulinspiegel etwa ab Beginn der Pubertät um 45 Prozent ansteigt.[15] Und dabei sprechen wir vom *Durchschnittswert,* nicht von den Spitzen nach dem schnellen Pausensnack. Aufgrund der veränderten Ernährungsweise ist der Basisinsulinwert schlichtweg zu hoch – bei praktisch allen!

Dass Adipositas mit zu viel Insulin zusammenhängt, war bereits bekannt, doch bis das kalifornische UCSF-Team den Zusammenhang zwischen Insulin und Leptin herstellte, verstand niemand, warum genau das überschüssige Insulin eigentlich so schädlich war.

Inzwischen wissen wir es: Es blockiert das Leptin. Und zwar – aus neurologischer Sicht – am schlimmstmöglichen Ort.

Der Hirnstamm

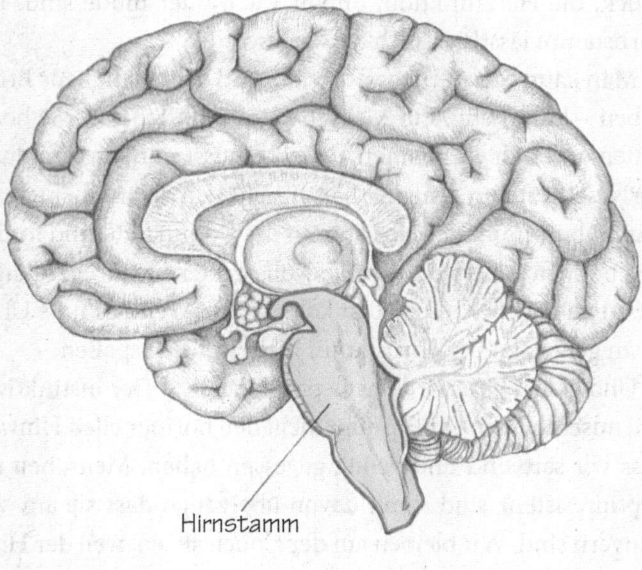

Früher glaubten wir, das Leptin würde im Hypothalamus blockiert (was stimmt und bereits schlimm genug wäre), doch inzwischen ist klar, dass Leptin auch an einem anderen Ort blockiert wird: dem Hirnstamm.[16] Der Hirnstamm wird mitunter auch als unser »Eidechsengehirn« bezeichnet. Er sitzt im Zentrum des Gehirns und grenzt strukturell unmittelbar an das Rückenmark. Doch warum spielt es eine Rolle, dass Leptin im

Hirnstamm blockiert wird? Weil dieser Bereich nicht zu den Teilen des Gehirns zählt, mit denen wir logisch denken, debattieren oder verschiedene Szenarien durchspielen. Der Hirnstamm ist für die Dinge zuständig, die sich unserer Kontrolle *entziehen* – Grundfunktionen wie Atmen, Schlucken, Blutdruck, die Herzfunktion, ob wir wach oder müde sind. Der Hirnstamm lässt sich nicht austricksen.

Man kann es natürlich versuchen und dabei durchaus Erfolg haben – kurzfristig. Ein Mensch kann zehn Stockwerke hochlaufen und sich vornehmen, dabei bewusst nur langsam durch die Nase zu atmen. Anfangs hält er sich auch daran, aber irgendwann übernimmt der Hirnstamm das Kommando und fordert den nötigen Sauerstoff. Ob Sie wollen oder nicht: Jetzt fangen Sie an zu keuchen. Sie haben keine Wahl. Wenn es ums Überleben geht, lässt der Hirnstamm nicht mit sich spaßen.

Und genau *dort* wird das Leptin blockiert! Der instinktivste Teil unseres Gehirns bekommt nicht den hormonellen Hinweis, dass wir satt sind und genug gegessen haben. Menschen mit Leptinresistenz sind somit davon überzeugt, dass sie am Verhungern sind. Wir bleiben auf der Couch sitzen, weil der Hirnstamm uns weiteressen lässt. Und wir essen und essen.

Und was essen wir? Wonach greift die Weltbevölkerung?

Nach genau den Nahrungsmitteln, die den Insulinspiegel ansteigen lassen.

Fallstudie: Linden Morris Delrio

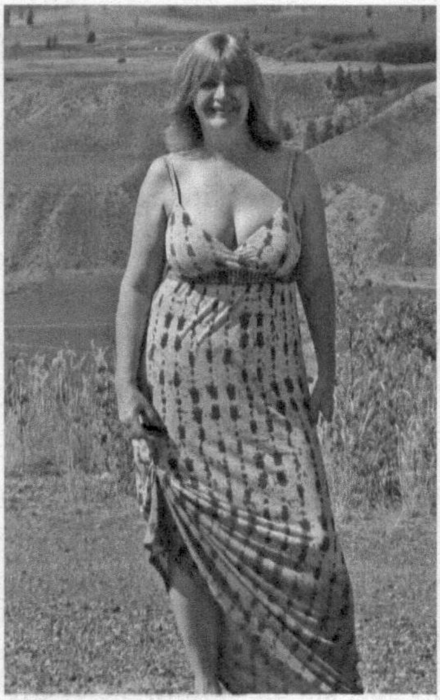

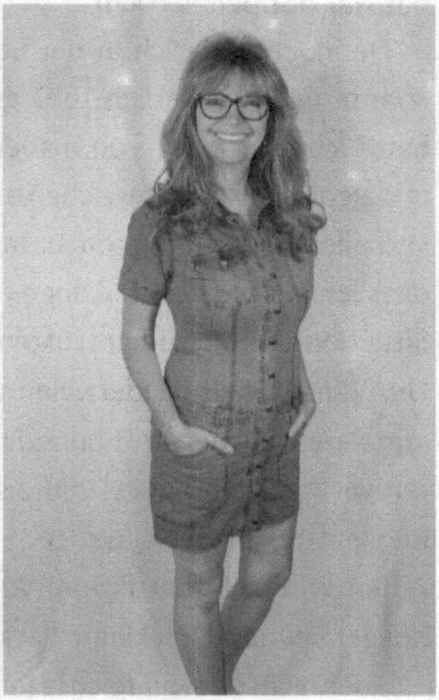

Höchstgewicht: 86 kg
Aktuelles Gewicht: 57 kg
Körpergröße: 1,77 m

Ich bin 1956 in Edmonton, Atlanta, geboren, als Jüngste von fünf Kindern. Meine Familie war ziemlich arm, und ich hatte kein glückliches Zuhause. Es wurde viel getrunken, vieles war nicht, wie es hätte sein sollen, und meistens fühlte ich mich körperlich und seelisch nicht geborgen. Auf der Suche nach Normalität musste ich zudem mit einem kleineren Geburtsfehler klarkommen: An der linken Hand fehlten mir von Anfang an alle Finger bis auf den Daumen. Leider war ich von Natur aus ausgerechnet Linkshänderin … das war doppeltes Pech!

Dennoch hatte ich in der Schule schon früh gute Noten und konnte mich körperlich sehr gut anpassen. Psychisch hingegen hatte ich es schwer. Von manchen Kindern wurde ich gehänselt und gepiesackt, und zwischen acht und elf kamen unangemessene sexuelle Berührungen dazu. Im Nachhinein ist es kein Wunder, dass ich auf bestimmte Dinge zurückgriff, um mit mir und meiner Situation besser zurechtzukommen. Essen half mir, Gefühle wie Unzulänglichkeit, Widerwillen und Scham zu dämpfen. Weil wir arm waren, gab es nicht unbedingt das Gesündeste. Mittags tunkten wir Kekse in Sauce und aßen große Schüsseln gedämpften Reis mit reichlich Sojasauce. So überstanden wir die endlosen, kalten Winter in der Prärie. Von dem Geld für die sonntägliche Kollekte erstand ich kleine Packungen Kartoffelchips.

Aber nichts davon reichte jemals aus, um die Armut, die Suchtneigung oder den dunklen, schmutzigen Fleck loszuwerden, den das Leben mir meiner Meinung nach aufgedrückt hatte.

An der Junior Highschool fand ich heraus, dass Drogen mir bei der Gewichtskontrolle helfen konnten. So begann ein jahrzehntelanger Kampf ums Abnehmen – was mir auch gelang, aber das Gewicht kehrte zuverlässig zurück. Und mit jedem Mal stieg der Setpoint ein Stück an.

Trotzdem habe ich nie aufgegeben. Ich ging regelmäßig zum Sport und machte zusätzlich Weight Watchers, die Blutgruppendiät, Paleo, Atkins, ernährte mich kohlenhydratarm, fettarm oder fettfrei, nach Dr. McDougall, Dr. Fuhrman oder mit pflanzenbasierter Vollwertkost … die Liste ist endlos. 2014 verließ mich der Mut. Ich war völlig desillusioniert, was mich und mein Leben anging, das mir scheinbar so wenig zu bieten hatte. In meinen Augen hatte ich auf ganzer Linie versagt. Natürlich hatte ich andere Erfolge vorzuweisen, aber weil ich so viel futterte und dementsprechend träge war, war ich schlichtweg nicht voll leistungsfähig. Damals betete ich um Bulimie, um endlich wieder schlanker zu werden. Tag für Tag überlegte ich mir schon beim Aufwachen, womit ich mir den Bauch vollschlagen wollte, und jeden Abend gelobte ich mir, dass es morgen besser werden würde. Wurde es aber nicht.

Als ich Bright Line Eating entdeckte, war ich zunächst sehr skeptisch. Aber schon nach 24 Stunden hatte ich den Ernährungsplan verinnerlicht. Es lief! Ich war motiviert, konzentriert und begeistert und blieb eisern dabei, bis ich mein Zielgewicht erreicht hatte.

In sechs Monaten habe ich rund 30 Kilo abgenommen und halte seither ein Gewicht zwischen 56 und 59 Kilogramm. Mit 59 Jahren habe ich mich im Hinblick auf mein Idealgewicht noch selbst belogen. Heute habe ich ein Gewicht, von dem ich nie zu träumen gewagt hätte!

An den meisten Tagen kreisen meine Gedanken nicht mehr ums Essen. Ich kann anziehen, was ich will, und sehe ziemlich gut aus. Außerdem habe ich eine schwere Herzerkrankung, RVOT, hinter mir, bei der ich regelmäßig lebensgefährliche Herzprobleme hatte. Die treten jetzt nahezu gar nicht mehr auf.

In meiner Bright-Line-Eating-Community habe ich zudem enge Freundschaften geknüpft, die ich nie für möglich gehalten hätte. Mit so viel Fürsorge und Freundlichkeit hätte ich nie gerechnet, geschweige denn damit, dass ich dies nun meinerseits anderen anbieten kann. So kam ich zu meiner gegenwärtigen Position als Leiterin der Online Support Community Services, also genau jenes Ortes, wo ich endlich die Tyrannei meiner Esssucht abschütteln konnte und meine Freiheit fand.

Während ich abnahm, begann ich langsam wieder damit, meine Karriere als Malerin voranzutreiben, und ich liebe meinen Jazzunterricht – Gitarre, Cello, Klavier und Gesang. Irgendwann möchte ich darin Profiniveau erreichen. Was auch kommen mag, ich bin für meine Lebensreise bereit und gespannt auf jeden neuen Tag!

Alles hat sich verändert. Ich fühle mich wahrhaft frei! An den meisten Tagen bin ich nicht aufzuhalten. Ich bin wirklich unbeschwert und frei, und ich weiß, wenn ich das schaffe … dann können Sie es auch. Sind Sie dabei?

Ein Hoch auf klare Regeln!

KAPITEL 3

Der Heißhunger

Wir wissen also, dass wir zu viel vom Falschen essen, nämlich Nahrung, die den Insulinspiegel in die Höhe treibt. Der erhöhte Insulinspiegel blockiert das Leptin, und prompt glaubt das Gehirn, wir wären am Verhungern. Also greifen wir nach *mehr* Essen – von Willenskraft keine Spur, denn die haben wir in der Viertelstunde verbraucht, als wir die Mails durchgegangen sind. Hervorragend!

Nachdem Sie das Willensloch und die Unersättlichkeit kennen, die auf einer Fehlsteuerung im Gehirn beruht, wenden wir uns der dritten Methode zu, mit der das Gehirn das Abnehmen boykottiert: dem Heißhunger.

Der überwältigende Heißhunger, den wir mitunter empfinden, erscheint nahezu deckungsgleich mit der Unersättlichkeit. Beides führt letztlich dazu, dass wir mehr essen, als der Körper braucht. Aber sie sind *nicht* dasselbe.

Das liegt daran, dass sie auf unterschiedliche Signalwege im Gehirn zurückgehen. Unersättlichkeit entspringt der Leptinblockade im Hirnstamm. Sie führt dazu, dass wir uns den ganzen Tag Essen in den Mund schieben, ohne darüber nachzudenken, weil uns die Rückmeldung des Körpers fehlt, dass wir keine Nahrung mehr benötigen. Das ist das sogenannte

»Überessen« oder »Grasen«. Heißhunger hingegen provoziert Essattacken. Er lässt Menschen (auch mich) kilometerweit fahren, um eine bestimmte Speise zu ergattern, die sie unbedingt »brauchen«. Diese Menschen streifen noch am späten Abend durch den Supermarkt und suchen dort »genau das«, was ihr Bedürfnis stillen kann. Bis sie *das* haben, bis sie die Tüte aufreißen dürfen und etwas davon im Mund haben, bis sie vor dem Supermarkt wieder im Auto sitzen und schnell etwas in sich hineinstopfen, weil sie nicht warten können, bis sie zu Hause sind, bis die Erlösung endlich eintritt, ist ihr ganzer Körper nur auf diese eine Aufgabe fixiert: jene juckende Stelle im Gehirn zu kratzen.

Doch woher stammt dieses Jucken?

Der Nucleus accumbens

Der Nucleus accumbens ist im Gehirn der Ort, wo Genuss, Belohnung und Motivation verankert sind. In seinem Außenbereich sitzt ein Nervenbündel, das durch Dopamin aktiviert wird und uns zu bestimmten Verhaltensweisen motivieren soll. Deshalb bewirken so viele lebenserhaltende Aktivitäten wie Sex, Sport und, ja, auch Essen im Gehirn eine Dopaminausschüttung.

Bei der Frage, was tagtäglich in unserem Nucleus accumbens abläuft, möchte ich insbesondere zwei Punkte ansprechen: Essen und Sex. Der Zusammenhang liegt vielleicht nicht auf der Hand, doch beides sind elementare Bedürfnisse, mit denen wir zum Überleben der Menschheit beitragen. Deshalb sind wir darauf gepolt, auf bestimmte sexuelle oder essbare Reize, die wir sehen oder riechen, zu reagieren: »Davon will ich etwas für mich.« Diese Reize haben sich interessanterweise parallel zueinander verändert. Uns stehen heute nicht die gleichen Reize für Sexualität und Essen zur Verfügung wie vor 100 000 (oder 1000 oder 50) Jahren.

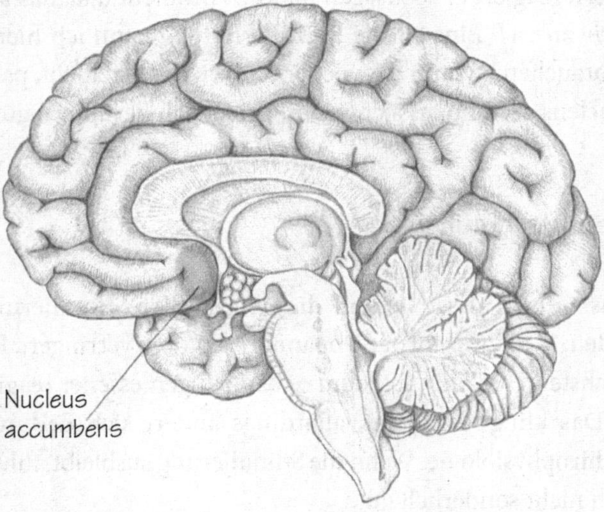

Bleiben wir zunächst bei der Sexualität. Früher waren sexuelle Reize rar gesät. Man erhaschte vielleicht einmal einen Blick darauf. Mit etwas Glück stieß man auf einen Fluss, in dem Menschen aus dem Nachbardorf badeten, und man konnte heimlich einen nackten Körper beobachten. Allerdings aus dem Versteck heraus, oft mit ungünstigem Blickwinkel und nicht aus der Nähe. Es war also keineswegs jederzeit viel Stimulation vorhanden. Im Gegenzug dazu ist die unablässig verfügbare Pornografie im Internet heute geradezu grotesk intensiv.

Derartigen Reizen und den entsprechenden Dopaminmengen ist das Gehirn nicht gewachsen. Es ist einfach nicht dazu ausgelegt, eine chemische Flut dieses Ausmaßes zu verarbeiten. Wenn der Nucleus accumbens so viel Dopamin registriert, reagiert er sozusagen pikiert: »Moment mal, das ist *definitiv zu viel.* Eine solche Reizüberflutung kann ich hier nicht gebrauchen.« Wenn das wieder und wieder geschieht, passt der Nucleus accumbens sich an, indem er sich herunterreguliert.

Herunterregulieren

Das Gehirn passt sich an die übermäßige Stimulierung an, indem es die Anzahl der Dopaminrezeptoren verringert. Bei der nächsten Dopaminflut kann es dann angemessener reagieren.

Das klingt zwar gut, allerdings ändert sich dadurch die Gehirnphysiologie. Wenn die Stimulierung ausbleibt, fühlt man sich nicht sonderlich gut.

Was bedeutet das?

Aufgrund meiner persönlichen Suchterfahrung mit Crystal Meth und Crack (zwei Substanzen, die die Dopaminrezeptoren im Nucleus accumbens praktisch ausmerzen) fühle ich mich qualifiziert, hier persönlich Stellung zu nehmen. Worum es mir geht, ist: Drogenmissbrauch war kein Genuss. Anfangs vielleicht schon, doch nach einer Weile nicht mehr.

Wie hat es sich angefühlt?

Das Gefühl war: »Mehr.«

Ich wollte einfach mehr.

Nachdem die Herunterregulierung eingesetzt hatte, fühlte sich der Zustand, in dem ich mich vor der nächsten Drogeneinnahme befand, so an, als ob jeglicher Genuss *fehlen* würde. Es fühlte sich trostlos an. Es nagte an mir. Es fühlte sich falsch an, und ich brauchte mehr, um diesem Gefühl zu entgehen – nicht für ein Hochgefühl, sondern um mich *normal* zu fühlen. Das ist etwas, was viele Menschen offenbar missverstehen. Sie glauben, der Süchtige sucht nach dem nächsten Kick, doch in Wahrheit will er mit der Substanz normal werden. Sich wenigstens eine Zeit lang okay fühlen.

Mit dem Essen ist es ganz genauso. Wenn man vergleicht, wie viele süße Lebensmittel vor 100 000, 1000 oder 50 Jahren verfügbar waren und wie intensiv diese schmeckten, ist der Unterschied frappierend. Vor 100 000 Jahren war es ein Glücksfall, wenn die Beeren gerade reif waren oder man den Bienen ungestraft ihren Honig rauben konnte. Heute gelten Beeren als probater Ersatz, wenn man weniger Süßigkeiten essen möchte.

Raffinierten Zucker kennen wir erst seit dem 18. Jahrhundert. Vorher war er so schwer zu gewinnen, dass er dem Adel oder den Wohlhabenden vorbehalten war. Erst das Aufkommen der Zuckerrohrplantagen änderte all dies. Die mechanisierte Lebensmittelherstellung nahm nach dem Zweiten Weltkrieg Fahrt auf. Nahrung wurde zum Markenprodukt und entsprechend intensiv vermarktet. 1973 kam aufgrund eines maßgeblichen Umbruchs in der Subventionierungspolitik der USA fruktosereicher Maissirup als preisgünstiges Süßungsmittel auf den Markt, woraufhin der Verbrauch erneut anstieg. Doch egal ob Maissirup, Haushaltszucker oder eine der zahllosen anderen Zuckerarten – 80 Prozent aller Kalorien, die im Supermarkt angeboten werden, sind mit Zucker versetzt.[1] Er schmeckt gut, und er sorgt dafür, dass das Gehirn sich gut fühlt. Deshalb hat der Zuckerkonsum in den vergangenen Jahrzehnten schwindelerregende Höhen erreicht, was bedeutet, dass wir das Gehirn immer mehr und immer stärkeren Reizen aussetzen. Reizen, für die es einfach nicht konstruiert ist.

Heißhunger

Was also geschieht da im Gehirn? Wir überfluten seine Rezeptoren mit Dopamin, und die werden weniger. Wie oft passiert das tatsächlich? Bitte denken Sie zurück an das letzte Kapitel: Leptin wird im Gehirn blockiert, woraufhin wir immer wieder essen. Wenn jemand bei jeder Mahlzeit (oder noch öfter) Fertigprodukte isst, attackiert er oder sie diese Dopaminrezeptoren alle paar Stunden (oder häufiger) mit übermäßiger Stimulierung.

Wobei es im modernen Leben natürlich noch viele andere Stimulationsquellen gibt, zum Beispiel Kaffee rund um die Uhr, Zigaretten, regelmäßigen Pornografiekonsum, den Gebrauch von Kokain oder Amphetaminen und Alkohol. Aber reichlich Zucker und Mehl reichen bereits aus.

Richtig. In Bezug auf Essen sind das die Übeltäter. Zucker und Mehl.

Ich möchte Sie dazu auffordern, ein neues Verhältnis zu Zucker und Mehl zu entwickeln. Beide gelten gemeinhin als *Lebensmittel.*

Ich bitte Sie, beides als *Drogen* zu betrachten.

Was Zucker und Mehl mit dem Gehirn machen

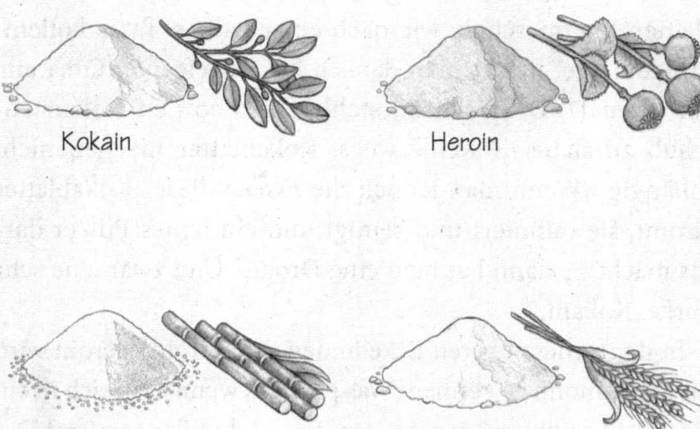

Diese Zeichnungen entsprechen Fotos aus dem Internet. Ich empfehle Ihnen dringend eine Bildersuche auf Google nach diesen Substanzen. Dann sehen Sie mit eigenen Augen, was ich gleich beschreibe. Aus naheliegenden Gründen konnte ich hier schlecht Fotos von Heroin und Kokain einfügen, um es zu zeigen, doch es lohnt sich, sich einmal die äußerliche Ähnlichkeit all dieser Substanzen bewusst zu machen. Das Bild oben links zeigt Kokain. Wir sind uns alle einig, dass Kokain eine Droge ist. Aber wie wird es dazu? Und woher stammt Kokain?

Kokain wird aus Kokablättern gewonnen, die in Kolumbien und anderen Regionen in Südamerika wachsen. Im Grunde genommen sind Kokablätter harmlos. Wer in den Anden unterwegs ist, kaut sie die ganze Zeit. Was passiert, wenn man ein Kokablatt in die Wange schiebt und darauf herumkaut? Die Wange wird ein wenig taub, und man bekommt einen kleinen Energieschub, wie nach einer halben Tasse koffeinhaltigem Tee. Bricht man danach bei der eigenen Oma ein, um ihren DVD-Spieler zu stehlen und so den Kokanachschub zu sichern? Keineswegs. Kokablätter machen nicht abhängig.[2] Wenn man jedoch die *Essenz* dieser Kokablätter nimmt, sie raffiniert und reinigt und ein feines Pulver daraus macht … dann hat man eine Droge.[3] Und zwar eine sehr starke. Kokain.

In der rechten oberen Ecke finden wir Heroin. Heroin wird aus Schlafmohn gewonnen. Was passiert, wenn man sich in ein Mohnfeld setzt und den ganzen Tag Mohnpflanzen isst? Der Urintest auf Opium schlägt an, aber man wird nicht süchtig. Sie werden nicht zum mageren Heroinjunkie, immer auf der Suche nach dem nächsten Schuss. Erst wenn Sie die *Essenz* der Mohnpflanze nehmen, sie raffinieren und reinigen, bis ein hellbraunes Pulver entsteht, entsteht die Droge Heroin.

Danach folgt der Zucker. Woher stammt Zucker? Aus Zuckerrohr, Zuckerrüben und Mais, lauter Lebensmitteln, die ich problemlos essen würde. Zuckerrohr ist bei uns in Nordostamerika so rar, dass ich noch nie an einem Stückchen herumgeknabbert habe. Rüben jedoch habe ich regelmäßig im Salat. Und Maiskolben – Zuckermais – liebe ich sehr. Bei uns in der Nähe gibt es einen Hof, der den ganzen Sommer frische Maiskolben verkauft. Die schmecken gut, sind gesund und machen nicht süchtig. Nimmt man jedoch die Essenz dieser Pflanzen, raffiniert sie und verwandelt sie in reines Pulver (oder wie bei Maissirup in eine dicke Flüssigkeit), so erhält man eine Droge. Aus einem Lebensmittel wurde eine Droge!

Und zuletzt das Mehl. Woher bekommen wir Mehl? Aus allen möglichen Pflanzen. Anfangs, in ihrer natürlichen Form, sind es gesunde Lebensmittel. Sobald man jedoch ihre Essenz nimmt, sie raffiniert und zu einer feinen, pulverigen Substanz verarbeitet, wird daraus eine Droge.

Wenn Sie bis hierher gelesen haben und nun verzweifelt überlegen, wie Sie denn ohne Zucker und Mehl zurechtkommen sollen, möchte ich darauf hinweisen, dass sich genau *jetzt* Ihre Dopamin-Herunterregulierung zu Wort meldet. Es ist erstaunlich, wie mächtig dieses Gefühl sein kann. Es kommt uns so vor, als würde das Leben ohne diese Dinge seinen Sinn verlieren. Ich weiß, wie trostlos einem diese Aussicht erscheinen kann! Sie werden es überstehen. Versprochen! Die Dopaminrezeptoren regenerieren sich. Es wird Ihnen gut gehen. Sogar *besser* als gut, denn Sie werden schon bald auf dem Weg zu Ihrem Zielgewicht sein, weitaus glücklicher, erheblich selbstsichererer und ohne die Schäden, die diese Substanzen Ihrem Gehirn zufügen.

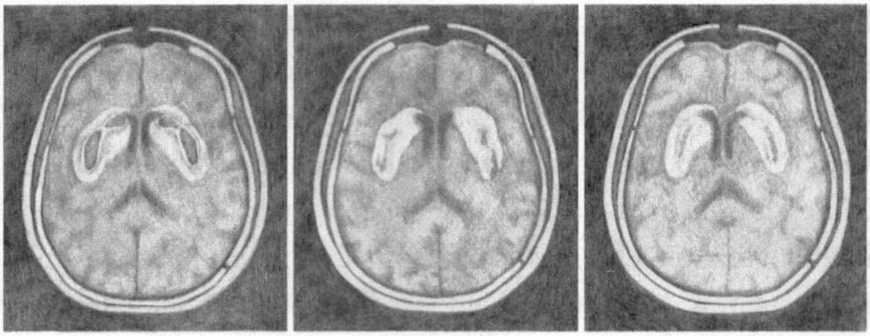

Diese zeichnerische Umsetzung zeigt drei PET-Scans von verschiedenen Gehirnen während ihrer Dopaminreaktion im Nucleus accumbens. Links sehen wir ein normales Gehirn mit gesunder Dopaminreaktion, die an der dunkleren Schattierung zu erkennen ist: Je dunkler die Schattierung, desto stärker die neurologische Aktivität. In der Mitte ist ein Scan von einem kokainsüchtigen Gehirn. Auffällig ist die relativ gedämpfte Reaktion. Und rechts sehen Sie das Gehirn eines adipösen Menschen. Sehen Sie, wie wenig dunkle Schatten dort auftauchen? Die Dopaminreaktion ist sogar noch stärker eingeschränkt als bei einem Kokainsüchtigen.

Doch einer der Leitsätze in der Wissenschaft lautet: »Korrelation beweist keine Kausalität.« Es wäre also möglich, dass nicht das Überessen die Ausdünnung der Dopaminrezeptoren bewirkt, sondern dass es anders herum ist. Vielleicht fordert das adipöse Gehirn so viel Nahrung, weil es von Anfang an nicht genug Dopaminrezeptoren hatte.

Diese Möglichkeit behielten Wissenschaftler im Hinterkopf, bis im Mai 2010 in der Fachzeitschrift *Nature Neuroscience* eine

Studie des Forschungsinstituts Scripps erschien.[4] Paul Johnson und Paul Kenny hatten Ratten mit einem normalen, gesunden Gehirn in drei Gruppen aufgeteilt. Die Kontrollgruppe erhielt die üblichen Pellets für Nagetiere. Die zweite Gruppe bekam Schinken, Wurst, Käsekuchen, Rührkuchen, Zuckerguss und Schokolade – allerdings nur eine Stunde am Tag. Die dritte Gruppe hatte 18 bis 23 Stunden pro Tag zu solchem Futter Zugang, also ein All-you-can-eat-Büfett für Ratten. Tatsächlich wurde die dritte Gruppe richtig fett. Wichtiger jedoch war, dass die ursprünglich gesunden Gehirne dieser Gruppe ihre Dopaminrezeptoren herunterregulierten. Die Ernährung *erzeugte* Veränderungen im Gehirn.

Damit hatte die Wissenschaft endlich bewiesen, was jeder, der sich je einem Zwölf-Schritte-Programm für Essgestörte angeschlossen hat, längst weiß: Esssucht ist real. So real wie Kokainsucht. So real wie Heroinsucht. Physiologisch besteht kein Unterschied. Anfangs fragten Wissenschaftler noch: »Wirklich? Essen macht so süchtig wie Kokain und Heroin?« Doch inzwischen vermuten viele, dass es sogar *noch* süchtiger macht.

Süchtig nach Zucker und Mehl

2007 injizierte das Team von Dr. Serge H. Ahmed an der Universität Bordeaux Ratten Kokain, bis die Tiere süchtig waren. Danach bot man ihnen etwas an, was sie zuvor noch nie bekommen hatten: gesüßtes Wasser. Die Ratten mussten sich zwischen dem gesüßten Wasser und dem Kokain entscheiden, von dem sie bereits abhängig waren. Unabhängig davon, ob das Wasser mit Zucker oder mit Saccharin gesüßt war, bevorzugten die Tiere stets das gesüßte Wasser.[5] Aus dieser Studie folgerte Dr. Mark Hyman, dass das Suchtpotenzial von Zucker *achtmal höher* ist als das von Kokain.[6]

In der Scripps-Studie betraten die Tiere bereitwillig einen elektrifizierten Boden, um weiter an ihr stark zuckerhaltiges Futter zu gelangen. Man kann das Ausmaß einer Sucht messen, indem man die Schockstärke misst, die ein Proband freiwillig aushält, um weiterhin an seine Substanz zu kommen.[7] Bei den Ratten wurden die gleichen Schwellen erreicht wie für Kokain- und Heroinsucht.

Bemerkenswert ist auch, dass die Ratten normales Pelletfutter verschmähten, als man ihnen kein extrem schmackhaftes Futter mehr anbot. Lieber hungerten sie. Etwas anderes als ihr stark verarbeitetes Futter mit dem hohen Belohnungsfaktor wollten sie nicht mehr. Die Forscher nannten dies die »Option Salattheke«, und die wurde von den Ratten abgelehnt.[8]

Woher wissen wir nun, welche Nahrung süchtig macht? Einige bekannte Wissenschaftler und Autoren gehen davon aus, dass Zucker, Fett und Salz die entscheidenden Faktoren sind.[9] Dem kann ich so nicht zustimmen. Zunächst einmal gibt es meines Wissens keinen Beweis, dass Salz süchtig macht. Allerdings macht Salz unser Essen *schmackhafter* und führt so zu einer erhöhten Kalorienaufnahme. In einer Studie verzehrten die Teilnehmer elf Prozent mehr Nahrung, wenn diese angenehm gesalzen war.[10] *Schmackhaft* ist jedoch nicht dasselbe wie *süchtig*.

Und wie ist das mit Fett? Hier ist die Datenlage kniffliger, zumal die meisten fettreichen Speisen auch Zucker oder Mehl oder beides enthalten. Erst 2013 wurde die Lage übersichtlicher, denn drei Forscher ersannen eine geniale Studie, die unmittelbar Fett gegen Zucker ausspielte, und beobachteten, was sich im Gehirn von Menschen abspielte, die unterschiedliche Mengen von beidem zu sich genommen hatten.

Die Teilnehmer wurden in ein MRT-Gerät gelegt. Dann maß man die Aktivität in unterschiedlichen Gehirnarealen, während sie durch einen Strohhalm Schokoladenmilchshakes zu sich nahmen. Für das Zucker-Fett-Verhältnis in den Milchshakes gab es vier Testvarianten: viel Zucker/viel Fett, viel Zucker/wenig Fett, wenig Zucker/viel Fett und wenig Zucker/wenig Fett.[11] Den Ergebnissen zufolge reagierten die Belohnungszentren im Gehirn nicht auf den Fettgehalt, sondern auf den Zuckergehalt. Aus meiner Sicht hat diese Studie viel dazu beigetragen, die Vorstellung, dass Fett süchtig macht (»Fettsucht«), zu Grabe zu tragen. Wie Salz macht auch Fett unsere Nahrung schmackhafter und unterstützt sicher die passive übermäßige Kalorienaufnahme. Es macht jedoch nicht süchtig.

Sie sind noch immer nicht überzeugt? Dann will ich es so ausdrücken: Wenn man Brokkoli mit Butter und Salz zubereitet, isst man im Durchschnitt etwas mehr davon, weil es besser schmeckt. Aber es dürfte auf der Hand liegen, dass von einem Drive-Through für gesalzenen Butterbrokkoli niemand reich wird.

Man kann seine Daten jedoch auch gewinnen, indem man die Leute selbst befragt, so wie ich meine Psychologiestudenten in den Esskursen regelmäßig frage: »Wofür fahren Sie extra einen Umweg?« Die Antworten lauten: Kuchen, Cupcakes, Kekse, Bonbons, Eis, Donuts, Schokolade, Pizza, Chips, Nudeln, Bagel, Brot, Cracker und Pfannkuchen.

Der größte Suchtfaktor geht von Pizza, Schokolade und Chips aus.[12] Warum macht Pizza so leicht süchtig? Denken wir einmal nach. Pizza besteht aus Teig, Sauce und Käse. Sauce schmeckt lecker. Und Käse kann ein bisschen süchtig machen, denn die Casomorphine im Käse imitieren eine Opioidreaktion im Gehirn. Aber was passiert, wenn man Brokkoli mit Käse und Sauce anrichtet? Dann hat man eine köstliche Beilage, aber nichts, wofür sich jemand in den Schneesturm wagt. Der Suchtfaktor der Pizza geht vom *Mehl* aus. Und zwei der drei Nahrungsmittel mit dem höchsten Suchtfaktor basieren auf Mehl.

Für ein unbeschwertes, freies Leben muss man sich bewusst machen, welche Lebensmittel süchtig machen, denn bei einer Sucht heißt es: »Eins ist zu viel, und tausend sind nie genug.« Andere Lebensmittel sind in mäßigen Mengen kein Problem. Fett und Salz dürfen Sie durchaus zu sich nehmen, denn ohne Zucker und Mehl werden diese Substanzen Ihre Bemühungen nicht zunichtemachen. Doch sobald Zucker oder Mehl hinzukommen, haben Sie verloren.

Das herunterregulierte Leben

Dr. Robert Lustig von der UCSF zählt zu den führenden Zuckerexperten in den Vereinigten Staaten. Seiner Aussage nach reichen bereits drei Wochen regelmäßige Überstimulierung für das Einsetzen einer Sucht und ein Ausdünnen der Rezeptoren im Gehirn.[13] Sobald diese Rezeptoren herunterreguliert sind, treten diverse Folgen ein. Erstens fühlt sich das Leben öde an, wenn wir nichts essen – diesbezüglich besteht ein Zusammenhang zwischen der üblichen amerikanischen Ernährung (SAD = Standard American Diet) und Depressionen. Zweitens leidet tatsächlich der Geschmackssinn.[14] Zudem zeigte sich in Studien im Gehirn von adipösen Personen eine deutlich größere Vorfreude auf das Essen als im Gehirn von schlanken Personen. Wenn sie tatsächlich aßen, war der Genuss jedoch *geringer* als in der Vorstellung.[15] Das heißt, wenn Sie eine der Diäten machen, die in Kapitel 1 angesprochen wurden, und sich dann vorstellen, wie schön es wäre, mal wieder etwas anderes zu essen, übertreibt das Gehirn den möglichen Nutzen dieser Speise. Sobald Sie das Gewünschte dann wirklich essen, bleibt die Belohnung aus. Und schon giert man nach dem nächsten Kick.

Ich kenne das aus Erfahrung. Damals ging ich spätabends im Supermarkt auf Beutezug, suchte nach Zutaten für den Keksteig, nach Speiseeis und Chipstüten und Nudelgerichten. Zu Hause folgte dann zwanghaftes Essen in Erwartung eines Gefühls, des Gefühls, fertig zu sein. Aber das blieb aus. Ich aß alles auf. Die ganze Schüssel, die Tüte, die Packung. Aber fertig war ich nie.

Bis ich mich vollständig von Zucker und Mehl verabschiedete.

Fallstudie: Dennis Fansler

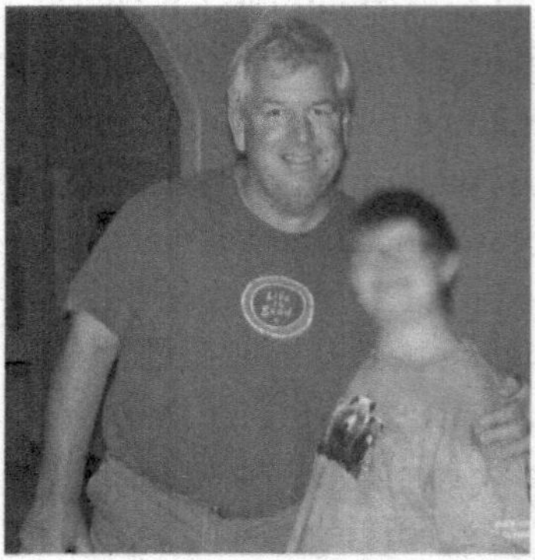

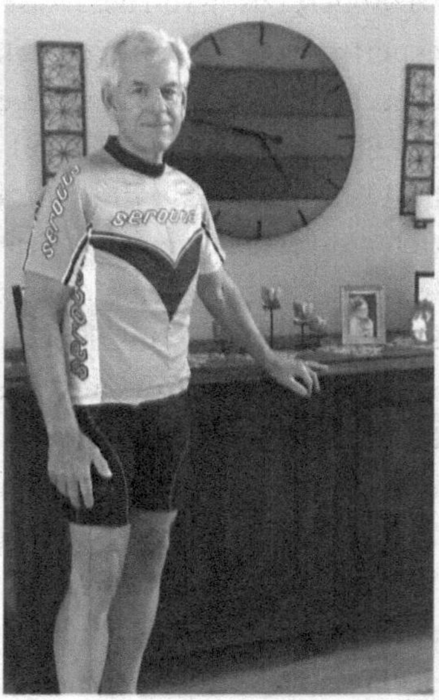

Höchstgewicht: 127 kg
Aktuelles Gewicht: 82 kg
Körpergröße: 1,80 m

Ich habe mich von Kindheit an wie ein typischer Amerikaner ernährt: reichlich Fleisch und Kartoffeln, viel Süßes. Das und der übliche Stress führten schließlich dazu, dass ich vor einigen Jahren 127 Kilogramm wog. Ich war deprimiert und fühlte mich isoliert. 35 Jahre lang hatte ich mich bemüht, meine Beziehung zum Essen zu kontrollieren, doch ich war so oft gescheitert, dass ich es für hoffnungslos hielt. Als ein Herzscan einmal eine Blockade der Koronararterien anzeigte, erschrak ich so gründlich, dass ich in den folgenden sechs Monaten 45 Kilo abnahm. Die allerdings wie üblich rasch wiederkehrten.

Dann stieß ich auf Bright Line Eating. Susan Peirce Thompsons Geschichte und die Informationen aus ihrer Videoserie *Food Freedom* beeindruckten mich so sehr, dass ich mich dem Programm verschrieb und prompt sehr schnell abnahm. In den ersten 70 Tagen verlor ich 16 Kilo und wog schließlich weniger als zu meinen Zeiten als Footballspieler am College. Damals hatte ich nur zehn Prozent Körperfett. Mein Bauchumfang schrumpfte von 102 auf 81 Zentimeter. Mein Blutdruck sank von 120/80 mmHg auf 100/60 mmHg, und mein Cholesterinspiegel von 237 (bei 20 Milligramm Atorvastatin am Tag) auf 160 ohne Medikamente.

Noch wichtiger jedoch waren mir die Struktur und die Unterstützung, die ich erfahren habe. Ich bin heute glücklicher und weniger gestresst, doch ich weiß, dass ich innerlich noch mehr verändern muss. Dank des Programms habe ich den nötigen Freiraum und den Rahmen dafür. Die größte Veränderung ist meine neu entdeckte Überzeugung, dass ich diesen neuen Körper beibehalten kann, und dass ich jetzt anderen helfe, anstatt ständig an Essen zu denken. Klare Regeln haben mir geholfen – im Gegensatz zu allem anderen, was ich im Verlauf von 35 Jahren ausprobiert habe. Ich sage den Leuten: »Ihr müsst bereit sein, euer *Leben* zu ändern, nicht nur den Körperumfang.« Ohne einen echten Neubeginn ist die Sache Zeitverschwendung.

KAPITEL 4

Die Verführbarkeitsskala

Wir verstehen nun die drei Methoden, mit denen das Gehirn das Abnehmen blockiert. Und jeder ist diesen Faktoren gleichermaßen ausgesetzt. Wir alle haben mit dem Willensloch zu kämpfen, denn jeder hat einen vorderen cingulären Cortex, der durch E-Mail-Checken und verbale Selbstbeherrschung ermüdet. Da wir zudem an jeder Ecke auf Zucker und Mehl stoßen, gibt es im Tagesverlauf viele Gelegenheiten, im Willensloch zu versacken.

Daraus ergibt sich allerdings die logische Frage: »Warum ist dann nicht *jeder* adipös?«

Diese Frage ist absolut legitim.

Und ich habe eine Antwort für Sie.

Grundsätzlich ist jeder gleichermaßen *exponiert,* aber nicht jeder gleichermaßen *anfällig.*

Das möchte ich erklären. Viele Menschen denken, dass Sucht etwas mit der Substanz zu tun hat, also dass Heroin grundsätzlich süchtig macht und somit jeder, der längere Zeit Heroin verwendet, automatisch dauerhaft an der Nadel hängt. Wenn man Sucht über die Begriffe Toleranz und Entzug definiert, mag dies auch so sein. Wenn man jedoch nach einer Operation 100 000 Patienten nach Hause schickt und ihnen für ein paar Wochen opioidhaltige Schmerzmittel verordnet, werden einige von ihnen gar nichts nehmen, andere können das Mittel trotz der Entzugssymptome problemlos wieder absetzen, und einige werden davon abhängig. Alkohol ist sowohl ein Suchtmittel als auch weitverbreitet. Dennoch wissen wir alle, dass nicht jeder zum Alkoholiker wird. Manche Menschen sind Gelegenheitsraucher oder trinken nur Koffein, wenn sie es gerne möchten. Grundsätzlich können also manche Menschen frei entscheiden.

Und manche Menschen können das nicht.[1]

In Bezug auf Zucker und Mehl bin ich viele Jahre zu Unrecht davon ausgegangen, dass man entweder esssüchtig ist oder eben nicht. Wenn man mit Hilfe eines Entwöhnungsprogramms von der Esssucht loskommen will, muss man zweifellos zunächst festlegen, ob man esssüchtig ist oder nicht. Aus wissenschaftlicher Sicht jedoch schälte sich für mich mit der Zeit ein facettenreicheres Bild heraus. Menschliche Verhaltensweisen lassen sich zumeist als Glockenkurve darstellen. Warum sollte dieses Muster nicht auch für die Suchtanfälligkeit gelten? Das war keine rein akademische Frage. Je mehr ich sie bei den Menschen anwendete, mit denen ich arbeitete, desto klarer wurde mir, dass ich auf der richtigen Spur war. Es gab zahllose Menschen, die definitiv weniger esssüchtig waren als ich und denen ein Zwölf-Schritte-Programm für Esssüchtige, wie ich es benutzt hatte, nicht helfen würde, weil es tatsächlich nicht zu ihnen passte. Dennoch waren sie in gewisser Weise abhängig, hatten sichtliche Gewichtsprobleme und wussten, dass die üblichen Diäten ihnen niemals helfen würden. Irgendwann kam ich zu der Überzeugung, dass sie erst dann unbeschwert und frei sein würden, wenn sie verstanden, wie anfällig *ihr* Gehirn war und dies als Ausgangspunkt betrachteten.

Deshalb entwickelte ich die Verführbarkeitsskala.

Die Verführbarkeitsskala reicht von 1 am unteren Ende bis zu 10 am höchsten Ende. Sie soll vermitteln, wie stark das eigene Gehirn auf den Belohnungswert suchterzeugender Lebensmittel anspricht.

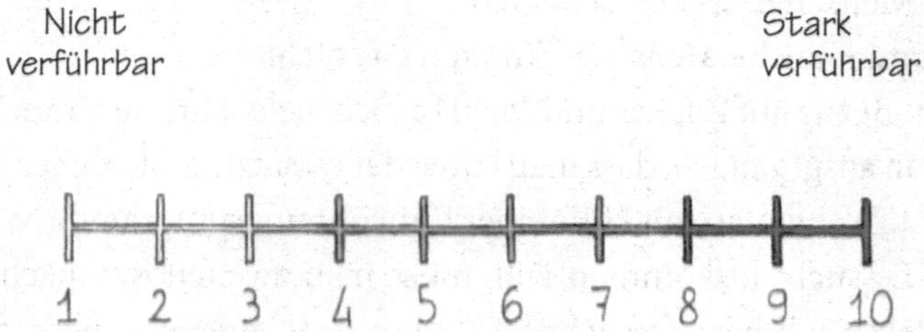

Als mir diese Idee kam, hatte mein E-Mail-Verteiler ein paar hundert Abonnenten, und ich schrieb regelmäßig über die Verführbarkeitsskala. Daraufhin fragten meine Leser nach einem Test, mit dem sie ihre Verführbarkeit ermitteln könnten. Die Entwicklung eines solchen Verfahrens bekam für mich bald oberste Priorität.

Am Ende stand der Verführbarkeitstest oder »Food Freedom Quiz«. Er enthält nur fünf Fragen, doch die zielen genau auf die Punkte ab, die Menschen ohne Esssucht von denen abgrenzen, die mit der magischen Anziehungskraft bestimmter Lebensmittel zu kämpfen haben. Der Test analysiert Ihre Beziehung zum Essen während der *schlimmsten drei Monate* Ihres Essverhaltens. Warum? Weil Verhaltensweisen wie regelmäßiges Überessen bestimmte Reaktionswege im Gehirn anlegen. Diese Verknüpfungen sind vielleicht nicht mehr *aktiv,* aber sie verschwinden auch nicht mehr. Deshalb müssen Sie beim Essen lebenslang besser aufpassen als jemand, dem es nie so ergangen ist.

Möchten Sie wissen, wie verführerisch Essen auf Ihr Gehirn wirkt? Die Fragen sind einfach, aber die Auswertung ist ziemlich kompliziert. Deshalb habe ich den Test online gestellt, um Ihnen die Rechnerei abzunehmen. Gehen Sie jetzt auf http://ble.life/dequiz und ermitteln Sie Ihre Verführbarkeit. Die Ergebnisse erkläre ich auf den folgenden Seiten. Tun Sie es gleich, es dauert nur wenige Minuten. Ich warte solange.

Ergebnisse

1 bis 3: Wenig verführbar

In der Frühzeit unserer Evolution wäre eine geringe Verführbarkeit vermutlich kein Überlebensvorteil gewesen. Heute hingegen, wo die Umgebung ständig überreichlich Essen bereithält, können Sie sich glücklich schätzen. Ihr Körper meldet zuverlässig, wann es genug ist. Wenn Sie sich im unteren Bereich wiederfinden, vergessen Sie das Essen möglicherweise sogar ganz. An einem arbeitsreichen Tag denken Sie vielleicht gar nicht ans Essen und müssen Ihr Leben so einrichten, dass Sie daran denken, zur rechten Zeit das Richtige zu essen.

Als *Der seltsame Fall des Benjamin Button* anlief, waren Brad

Pitt und Cate Blanchett bei *Oprah* eingeladen, und ein Fan, eine Profiköchin, wollte ihnen ihr Lieblingsessen kochen. Also fragte sie, was die beiden am liebsten äßen. Beide Stars reagierten verblüfft. Nach kurzem lastendem Schweigen brachte Cate Blanchett schließlich heraus: »Manchmal ist ein Teller Reis ganz nett.« Brad Pitt schloss sich ihr an: »Tja, Essen habe ich nicht so richtig auf dem Schirm.« Ich war sprachlos. Wie konnten sie *nicht wissen,* was sie am liebsten mochten? Das konnte ich *überhaupt nicht* nachvollziehen. Oprah wandte sich ans Publikum und verkündete: »Ich weiß nicht, wie Sie das sehen, aber das, was die beiden gerade gesagt haben, könnte ich NIEMALS sagen!« Alles lachte, und die Anspannung löste sich. Wenn Sie sich auf der Verführbarkeitsskala im unteren Bereich befinden, könnte es Ihnen durchaus ähnlich ergehen. Essen ist dann einfach Treibstoff, nicht sonderlich wichtig, oder ein kurzfristiger Genuss, der schnell vergeht und dann vergessen ist.

Kann jemand mit dem Ergebnis 1 bis 3 trotzdem von meinem Programm profitieren? Ja, durchaus.

Eine Teilnehmerin meiner Boot Camps, Darlene Saeva, war früher aktive Läuferin. Sie trainierte regelmäßig und hatte bereits 28 Marathons absolviert. 2013 zog sie sich jedoch eine gefährliche Nackenverletzung zu und musste das Laufen aufgeben. Obwohl sie mit dem Essen stets vorsichtig gewesen war, nahm sie in nur einem Jahr 13 Kilogramm zu. Das war nicht besorgniserregend, aber es machte ihr doch zu schaffen. Sie wusste viel über Ernährung und probierte es mit diversen Diäten, aber keine verriet ihr, *was* und *wie viel* sie nun tatsächlich essen sollte. Deshalb blieb Darlene schwer. Schließlich erzählte ihr jemand von meinem Boot Camp. Sie meldete sich an, baute ihre überschüssigen 13 Kilo sehr schnell wieder ab, hält problemlos ihr Zielgewicht und ist bis heute bei meinem Konzept geblieben. Obwohl sie auf der Verführbarkeitsskala nur einen Wert von 2 erzielte, kommt ihr die klare Struktur meines Ansatzes entgegen. Solange sie sich an die Regeln hält, bleibt sie mit Leichtigkeit genau bei ihrem Zielgewicht. Weicht sie davon ab, nimmt sie vorübergehend ein wenig zu. Da sie sich jedoch im unteren Bereich der Skala bewegt und das Essen ihr nicht wichtig ist, fällt es ihr nicht schwer, sich wieder zu zügeln. Sie liebt meine klaren Regeln und ist glücklich, damit ihr Gewicht im Griff zu haben.

Erstaunlicherweise liegen viele übergewichtige oder fettleibige Menschen auf der Verführbarkeitsskala im unteren Bereich. Ein träger bis normaler Stoffwechsel in Kombination mit unbedachtem Verzehr der am leichtesten verfügbaren, billigsten und geschmacksintensivsten Lebensmittel lässt uns auch ohne Sucht zunehmen. Sobald es entscheidend wird, dieses Gewicht abzubauen, können klare Regeln der Rettungsanker sein. Manch einer, der sich im unteren Bereich der Skala wiederfindet, hält sich einfach deshalb an die Regeln, weil er oder sie gern rundum gesund sein möchte, sich vollwertig ernähren will und einen Körper mit ausgeglichenem Insulinsystem haben möchte, der jederzeit stabil und für alle Wechselfälle des Lebens gerüstet ist. Menschen am unteren Ende der Skala können sich frei entscheiden.

4 bis 7: Mittelmäßig verführbar

Im mittleren Bereich hat man oft selbst den Eindruck, dass das Essen eine gewisse Herausforderung darstellt. Die Intensität hängt wahrscheinlich davon ab, ob Übergewicht und womöglich gesundheitliche Probleme hinzukommen. In jedem Fall kennen Sie den Heißhunger auf bestimmte Speisen. Angesichts der heutzutage jederzeit verfügbaren, geschmacksoptimierten Lebensmittel neigen Menschen im mittleren Bereich der Skala zu Übergewicht, weil sie zu viel vom Falschen essen. Mitunter auch zu viel von scheinbar gesunden Dingen. Eine meiner Boot-Camp-Teilnehmerinnen ernährte sich weitgehend pflanzlich und war sehr gesundheitsbewusst. Sie hatte bisher jedoch zu viel Mehl gegessen, was sie zum Sitzen verleitete und depressiv und frustriert reagieren ließ. Schließlich glaubte sie, alles »richtig« zu machen. Inzwischen ist sie die 18 Kilo Übergewicht los, die ihr jahrelang zu schaffen machten, und voller Energie. Rund 24 Prozent der Teilnehmer in meinen Boot Camps sind im mittleren Bereich der Verführbarkeitsskala angesiedelt. Die Mehrheit erzielt hervorragende Ergebnisse. Wenn jemand mit Heißhunger, hartnäckiger Gewichtszunahme und anhaltendem Überessen zu kämpfen gehabt hat, obwohl er oder sie lieber fit und gesund gewesen wäre, ist ein unbeschwertes, schlankes Leben eine enorme Erleichterung.

Auch meine Mutter liegt im mittleren Bereich der Verführbarkeitsskala. Sie hat das Boot Camp durchgestanden und hält sich an die Regeln. Ich kenne ihr Verhältnis zum Essen fast so gut wie mein eigenes. Wenn sie von den klaren Regeln abweicht, ist das für sie nicht so niederschmetternd und schmerzlich wie für mich, und sie kann sich viel leichter wieder beherrschen. Aber im Laufe der Zeit stellte sie fest, dass zwischen ihrem Freiheitsgefühl und der getreuen Befolgung der klaren Regeln ein enger Zusammenhang besteht. Die klaren Regeln tun ihr gut, weil damit all die Selbstgespräche über Essen vollständig entfallen. Außerdem liebt sie das Gefühl, ihr Essverhalten im Griff zu haben und zudem mühelos einen angemessenen Körperumfang zu halten.

8 bis 10: Stark verführbar

Wenn Sie stark verführbar sind, kämpfen Sie vermutlich seit Jahren, wenn nicht gar Jahrzehnten mit Ihrem Essverhalten und Ihrem Gewicht. Die Signale, die anderen mitteilen, dass es jetzt reicht, arbeiten bei Ihnen unzuverlässig. Womöglich ist das schon immer so. Vielleicht lieben Sie gutes Essen und besitzen jede Menge Kochbücher. Oder die kulinarische Seite ist Ihnen egal, und Sie lechzen nur den ganzen Morgen nach Ihrem Kaffee und einem Donut. Oder dreien.

Auf der Verführbarkeitsskala erziele ich volle 10 Punkte. Das Maximalergebnis ist in vielen Lebensbereichen ein Traum. Hier nicht. Zumal ich im Grunde eher schon bei 11 liege.

Was bedeutet das? Das bedeutet, dass ich nicht Punkte zählen kann. Wegen meiner Kohlenhydratsucht kann ich mir keinen Mogeltag erlauben, nicht einmal eine Stunde Auszeit. Ich kann nicht Sonntag ein Stück Pizza essen und Montag wieder Salat. Wenn ich nämlich ein Stück Pizza esse, will ich noch viele weitere Stücke. Dann gehe ich auf die Jagd nach Keksen oder Chips oder Eis und schlinge alles in mich hinein. Früher habe ich den kompletten Tag so umorganisiert, dass ich für etwas ganz Bestimmtes quer durch die Stadt fahren konnte. Und ich habe regelmäßig weitergegessen, wenn ich längst satt war. Das alles hat mich belastet. Erheblich. Ich dachte viel mehr darüber nach, als mir lieb war, und habe immer wieder versucht, meine Entscheidungen und mein Gewicht in den Griff zu bekommen. Hin und wieder hatte ich den Eindruck, ein bestimmter Ansatz könnte mir helfen, aber solche Zeiträume dauerten nie lange, und bald kehrte der Dauerkampf zurück. Mein Gehirn ist schlichtweg so verdrahtet, dass jeder Diätversuch garantiert scheitert. Mir persönlich halfen nur klare Regeln.

Das ist die bittere Wahrheit. Bei stark verführbaren Personen scheitert ZWANGSLÄUFIG jeder Plan, der auf »Maßhalten« beruht.

Ein Hinweis zu den Entwicklern von Diät- und Gesundheitskonzepten. Im Großen und Ganzen liegen diese Personen im unteren bis mittleren Bereich der Verführbarkeitsskala. Da sie auf Lebensmittel mit Suchtpotenzial nicht so stark reagieren, können sie ihr Gewichtsproblem mit Diät und Sport »lösen« (oder hatten vielleicht nie ein Gewichtsproblem). Dann schreiben sie ein Buch über ihren Erfolg und preisen ihr Vorgehen als Lösung für die Massen an. Wer wie ich im oberen Bereich der Verführbarkeitsskala liegt, weiß, dass das nicht klappt. Weil wir alles versucht haben. Und nichts hat geholfen.

Unabhängig davon, ob Sie mein Konzept der klaren Regeln annehmen wollen oder nicht, bitte ich Sie bei allen Diät- und Sportprogrammen um kritische Prüfung. Wenn man Ihnen einen neuen Ansatz präsentiert, sollten Sie sich fragen: »Wo liegt der Entwickler dieses Programms auf der Verführbarkeitsskala?« Prüfen Sie seine (oder ihre) Geschichte im Hinblick auf diese Frage. Wenn der Ansatz von jemandem stammt, dessen Punktzahl offenbar unter der Ihren liegt, steht zu befürchten, dass sich die angebotene Lösung für die Art und Weise, wie Ihr Gehirn verdrahtet ist, nicht eignet.

Schlank = wenig verführbar?

Sie haben den Test absolviert und wundern sich, weil Ihr Testergebnis und Ihre Figur irgendwie nicht zusammenpassen. Gehen Sie bitte nicht davon aus, dass jeder schlanke Mensch wenig verführbar ist oder jeder füllige Mensch ganz oben auf der Skala liegt. Es besteht zwar eine Korrelation zwischen Verführbarkeit und Gewicht, doch die nachfolgende Tabelle* verrät,

* Da es bei uns um Abnehmen und Esssucht geht, sind die Besucher der Website, die den Test machen, kein repräsentativer Querschnitt der Bevölkerung. Um zuverlässige Vergleichsdaten zu ermitteln, haben wir bei einem unabhängigen Forschungsinstitut eine repräsentative Stichprobe aus 1300 Erwachsenen quer über die Vereinigten Staaten beauftragt.

dass diese nicht annähernd so stark ausfällt, wie man vielleicht erwartet. Tatsächlich liegen volle 22 Prozent der Normalgewichtigen im oberen Bereich der Verführbarkeitsskala.

BMI-Kategorie	Wenig verführbar	Mittelmäßig verführbar	Stark verführbar	Gesamt
Untergewicht	26 %	27 %	47 %	100 %
Normalgewicht	34 %	44 %	22 %	100 %
Übergewicht	32 %	43 %	25 %	100 %
Adipositas	19 %	48 %	33 %	100 %
Starke Adipositas	12 %	32 %	56 %	100 %

In meinem Kurs zur Psychologie des Essens zeichne ich gern einen großen Kreis an die Tafel und sage meinen Studenten: »Das hier steht für eure Handlungen, eure Aufmerksamkeit, euer Leben. Es ist die Summe aller eurer Gedanken, eurer Taten und dessen, was euch wichtig ist.« Dann frage ich: »Welchen Anteil nehmen Gedanken daran ein, was ihr gegessen oder nicht gegessen habt, ob ihr Sport getrieben habt oder nicht, ob ihr das Richtige gegessen habt oder nicht?« Und jedes Semester flüstern gertenschlanke Studentinnen erschüttert: »95 Prozent.«

Wozu sollte man das wissen? Genau diese Menschen kommen 20 Jahre später in mein Boot Camp und sagen: »Ich habe keine Ahnung, was passiert ist. Ich war immer schlank.« Schlank *bis.* Bis sie einen Bürojob annahmen, keinen Sport mehr trieben, schwanger wurden oder die Menopause einsetzte. Im Durchschnitt nehmen erwachsene Amerikaner an den winterlichen Festtagen jedes Jahr zwei Kilo zu[2], die sie nie wieder loswerden. Das addiert sich.

Auch ein schlanker Mensch, der stark verführbar ist und keine Gegenstrategien parat hat, kann irgendwann Gewichtsprobleme entwickeln. Oder auch nicht. Manchmal regulieren schlanke Menschen ihre Figur ihr Leben lang über kontrolliertes Essen oder über Essattacken mit anschließendem Einsatz von Abführmitteln, Erbrechen oder exzessivem Sport, über Kalorienzählen und besessene Aufmerksamkeit für jeden Krümel Essen und jedes Pfund Gewicht. Darunter leidet ihre Lebensqualität tagtäglich, denn sie ringen mit einem ihnen unverständlichen, irgendwie sinnlosen Problem. Sie kämpfen, auch wenn das äußerlich nicht ersichtlich ist.

Am anderen Ende des Spektrums befinden sich diejenigen, die übergewichtig, aber wenig verführbar sind. Das hat einen Grund: Man vergisst leicht, dass Substanzen mit Suchtpotenzial *auch für Nichtsüchtige* einen hohen Belohnungsfaktor haben. Jedes Gehirn mag einen netten Dopaminrausch, und selbst ohne Herunterregulierung können Zucker und Mehl uns leicht dazu verleiten, zu viel davon zu essen. Deshalb entwickeln auch Menschen im unteren und mittleren Bereich der Verführbarkeitsskala in unserer gegenwärtigen Gesellschaft so leicht Übergewicht. Man bekommt überall Lebensmittel, die hauptsächlich aus Mehl und Zucker bestehen. Sie sind perfekt zum Mitnehmen und schreien danach, in unserem Mund zu landen. Über kurz oder lang steigt dadurch der Basisinsulinspiegel, und das Leptin wird blockiert.

Unser Gehirn glaubt, wir wären am Verhungern, und unwillkürlich essen wir immer mehr. Das ist derzeit sozusagen der Normalzustand.

Die Datenlage

Die Community von Bright Line Eating ist groß und wächst weiterhin rasch an. Von Zeit zu Zeit führen wir Kampagnen durch, um Menschen über die Verführbarkeitsskala und deren Bedeutung aufzuklären. Bisher haben über 350 000 Personen den Test durchgeführt.

Dabei sollte man stets bedenken, dass diese Teilnehmer kein repräsentativer Ausschnitt der Gesamtbevölkerung sind. Die meisten Menschen landen bei uns, weil sie mit ihrem Gewicht, ihrem Verhältnis zum Essen oder beidem unzufrieden sind. Deshalb leuchtet ein, dass ein hoher Prozentsatz der Testteilnehmer sich im oberen Bereich der Skala wiederfindet. Mein Team und ich waren jedoch an Durchschnittszahlen für die USA interessiert. Es ist schwer, an repräsentative Stichproben der Gesamtbevölkerung zu gelangen, weshalb es entsprechend spezialisierte Forschungsinstitute gibt. Ein solches Institut haben wir beauftragt und erhielten folgende Daten:

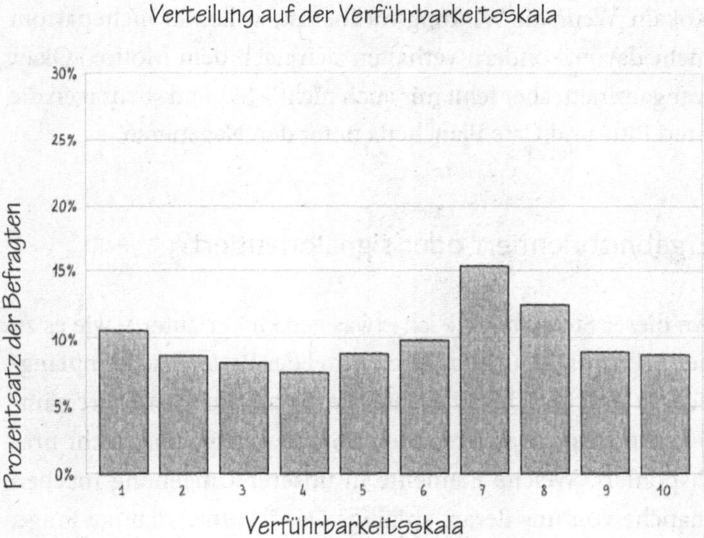

Zu erkennen ist eine relativ gleichmäßige Verteilung mit einem leichten Gipfel bei 7 bis 8. Grob gesagt fällt etwa ein Drittel der Befragten in den unteren Bereich, ein Drittel in den mittleren und ein Drittel in den oberen Bereich. Dabei liegen rund 18 Prozent der Bevölkerung ganz oben (9 bis 10) – das entspricht Ergebnissen aus Yale, denen zufolge etwa 19 Prozent der Bevölkerung esssüchtig ist.[3] Das Interessante daran ist, dass wir für suchtartige Verführbarkeit auch über Daten von Ratten verfügen. Und die sind uns erstaunlicherweise sehr ähnlich: Ein Drittel ist stark suchtgefährdet, ein Drittel mäßig gefährdet und ein Drittel überhaupt nicht.[4] Dieses unempfängliche Drittel schert sich nicht sonderlich um intravenös verabreichtes

Kokain. Wenn die Wirkung vorüber ist, wollen sie nicht partout mehr davon, sondern verhalten sich nach dem Motto: »Okay, war ganz nett, aber fehlt mir auch nicht.« Sie sind sozusagen die Brad Pitts und Cate Blanchetts unter den Nagetieren.

Ergebnisorientiert oder signalorientiert?

An dieser Stelle möchte ich etwas genauer erläutern, wie es zu der Erkenntnis kam, dass ein Drittel der Ratten suchtempfänglich ist und ein Drittel nicht. Diese Forschung erörtert nämlich die Frage, was jemanden überhaupt für eine Sucht prädisponiert. Welche Elemente in unserer Umgebung machen manche von uns derart anfällig? Das ist eine wichtige Frage, denn die Antworten darauf sind sehr aufschlussreich.

2006 führte Shelly Flagel am Institut für Molekulare Neurowissenschaft und Neurowissenschaft des Verhaltens der Universität Michigan spannende Experimente an Ratten durch.[5] Zusammen mit ihrem Team setzte sie Ratten in Standardkäfige mit einem einfachen zurückziehbaren Schalter und einem Futterspender. Der Schalter schoss in unregelmäßigen Abständen in den Käfig und blieb acht Sekunden dort. Nach diesen acht Sekunden wurde er zurückgezogen, und dann fiel ein Pellet aus dem Futterspender. Die Ratten begriffen schnell, dass das Auftauchen des Schalters mit dem Futter einherging. Das ist ein direkter Zusammenhang, denn Ratten verstehen Hinweise auf etwas Essbares – Schinkengeruch, das Klappern

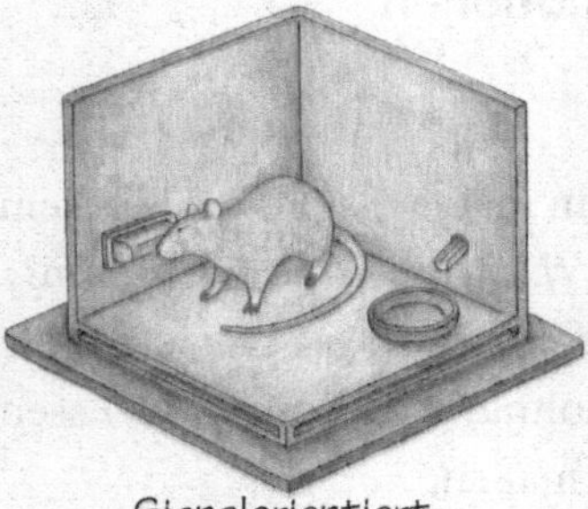

Signalorientiert
(Suchtgefahr)

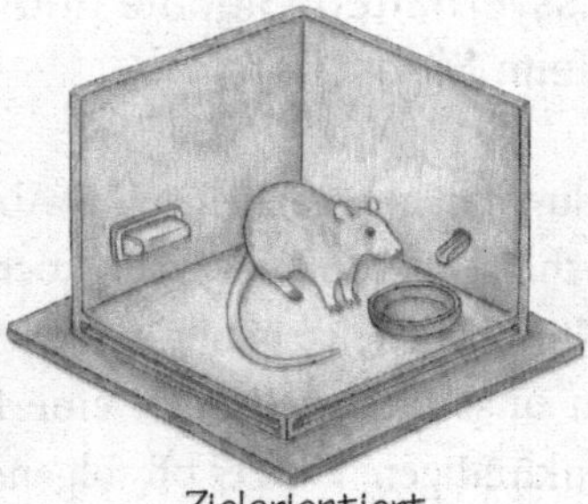

Zielorientiert
(keine Suchtgefahr)

der Teller beim Tischdecken, den Anblick des frischen Essens auf dem Herd – genauso gut wie wir, und die verschiedenen Sinneseindrücke regen den Speichelfluss an.

Was die Forscher elektrisierte, war der anschließende Teil des Versuchs. Wenn der Schalter auftauchte, liefen manche Ratten sofort zum Futterspender und warteten dort auf ihr Futter. Das waren die »zielorientierten« Ratten, die sich erwartungsgemäß verhielten. Andere Ratten hingegen, und zwar nicht wenige, eilten stattdessen zum Schalter! Wo es keinerlei lebenswichtiges Futter gab. Nein, doch sie liebten den Schalter, dessen kaltes Metall ihnen keinerlei Vorteil verschaffte. Sie rieben ihre Nasen daran. Sie schnupperten daran. Sie wuselten drumherum. Obwohl sie den Schalter weder essen noch trinken konnten, passte ihr Gehirn sich rasch daran an, zu ihm hinzulaufen – und schüttete Dopamin aus, wenn sie ihn sahen. Bald richteten sie ihr Leben rund um den Hebel aus. Diese Ratten galten als »signalorientiert«, weil sie sich von dem Signal angezogen fühlten, dem Hinweis, den sie mit Essen in Verbindung brachten.

Essverhalten, Signale und Emotionen beim Menschen

Nun denken Sie vielleicht: »Aber in meiner Küche schießt kein Schalter hervor, bevor ich koche. Was hat das mit mir zu tun?« Nun, bei Menschen, die stark auf die Hinweise reagieren, die in unserer Gesellschaft eine Belohnung in Form von Essen ankündigen, läuft es oft folgendermaßen.

Man spaziert durch das Einkaufszentrum und landet unversehens in einem Gang, ohne zu wissen weshalb, weil man das Markenlogo im Augenwinkel gar nicht bewusst registriert hat. Dennoch hat das Gehirn einen Hinweis auf eine Belohnung wahrgenommen. Oder Sie sind Lehrerin und gehen am Aufenthaltsraum vorbei. Da fällt Ihnen durch das Fenster eine rosa Schachtel auf, und ehe Sie sich versehen, »beschließen« Sie, mit einer Kollegin zu sprechen, die Sie drinnen gesehen haben. Und natürlich einen Donut zu essen. Oder zwei. Unsere amerikanischen Highways sind gespickt mit Hinweisen auf Belohnungen: goldene Bögen, eine lila Glocke, eine überdimensionale Eistüte. Von allen Seiten stürmen visuelle Reize auf uns ein, die Belohnungen verheißen.

Neben visuellen Hinweisen ist auch die Tageszeit ein starker Reiz. Wenn Sie auf dem Heimweg regelmäßig bei Starbucks vorbeischauen, um sich einen letzten Koffeinkick zu holen, wollen Sie bald regelmäßig um diese Zeit Ihren Kaffee. Oder Sie haben endlich die Kinder im Bett, können sich hinsetzen und zu Ihrer Belohnung greifen. Diese Situation ist sehr verbreitet und hängt eng mit dem Willensloch zusammen. Schließlich hat man sich bis zu diesem Moment eisern zusammengerissen.

Das Willensloch spielt immer wieder eine Rolle, denn selbst, wenn man 95 Prozent des Tages wachsam bleibt, gibt es Zeitpunkte, in denen der vordere cinguläre Cortex versagt und man für solche Hinweise empfänglich wird. Vielleicht essen Sie, weil Freitagabend ist. Oder weil Ihre Lieblingsshow läuft. Oder weil Sie Urlaub haben. Oder weil Sie lesen. Für Sie sind das nicht einfach nur Gewohnheiten, sondern bestimmte Tätigkeiten, die früher mit Essen zu tun hatten, und die können eine Art Gravitationskraft entwickeln, die einen ewig im Orbit kreisen lassen.

Auch Emotionen sind sehr starke Signale. Emotionales Essverhalten aufgrund von Langeweile, Ärger, Festtagsstimmung, Furcht, Unsicherheit, Kummer, Einsamkeit, Frust, Glücksgefühlen oder Traurigkeit ist heute genauso verbreitet wie unbewusstes Vor-sich-hin-essen. Wir sprechen sogar von »Nervennahrung« oder »Seelenfutter« – um Himmels willen! Und solche Botschaften vermitteln wir schon unseren Kindern.

Vor einigen Jahren fuhr ich mit meiner zweijährigen Tochter und einer Freundin, die sich beim Essen ebenfalls an klare Regeln hält, zu den Niagarafällen. Es war ein herrlicher Tag, doch als wir heimfahren wollten, ließ meine Tochter sich nicht im Autositz anschnallen. Sie drückte den Rücken durch und stemmte sich heulend gegen den Kindersitz, was in diesem Alter leicht vorkommen kann. Meine arme Freundin sah sich das Drama einige Minuten an und kramte dann in unserer Kühltasche, um mir ein Tütchen Reiscracker und Rosinen für sie zu reichen.

Ich warf die Tüte in den Fußraum und schnallte meine Tochter fertig an. Als ich dann vorne einstieg, um loszufahren, atmete ich tief durch und beschloss, eine andere Form von Nahrung anzubieten: Gedankenfutter. So liebevoll, wie ich konnte, sagte ich zu meiner Freundin: »Verstehst du, was du gerade getan hast? Maya war nicht hungrig. Sie war wütend, weil sie im Kindersitz angeschnallt wurde. Du wolltest, dass ich ihr etwas zu essen gebe. Aber das hat nichts mit dem zu tun, worüber sie sich aufregte. Wenn man das oft genug macht, lernt das Kind, dass unangenehme Emotionen ein Signal für Essen sind.«

Sie war sprachlos. Während der Rückfahrt redeten wir darüber, dass ihre Mutter sie einst in ihrer Kindheit genauso behandelt hatte. Wenn solche Verbindungen zwischen unangenehmen Gefühlen und der Betätigung der Dopaminausschüttung schon im Kindesalter fest verknüpft werden, werden Emotionen irgendwann zu einem Signal, das Belohnungsessen ankündigt. Wer würde zu einem weinenden Kind schon sagen: »Möchtest du ein bisschen Brokkoli?« Normalerweise kommt ein Keks, eine Salzstange oder etwas anderes Zucker- oder Mehllastiges.

Emotionales Essen ist inzwischen ein großes Thema. So betrachtet müssen wir akzeptieren: Wenn Emotionen einmal ein Signal sind, dann bleiben sie es auch. Jeder Signalsucher wird von verschiedenen Hinweisen zum Essen hingezogen, darunter normalerweise auch bestimmte Emotionen. Zu Beginn meines Boot Camps höre ich häufig die Aussage: »Ich muss nur diese Emotion bewältigen. Dann ist Schluss mit dem Überessen.« Ich hingegen gehe davon aus, dass solche Personen ein System benötigen, mit dem sie lernen, wie man die prompte Reaktion auf den Hinweis durchbricht.

Hierzu ein letzter Gedanke: Wenn Sie zielorientiert handeln und nicht das ankündigende Signal, sondern das Essen selbst die Belohnung ist, können Sie das Überessen relativ leicht einstellen. Sie müssen nur auf das Extraessen verzichten, fertig. Wer jedoch signalorientiert reagiert und auf die zahllosen Hinweise im Leben anspringt, die einen guten Happen als Belohnung versprechen, hat ein völlig anderes Problem mit suchtartigem Essen. In diesem Fall liefert das ganze Leben in einer Tour Essenssignale. Der Sog ist unsichtbar, aber unglaublich stark, und das Entrinnen kann nahezu unmöglich erscheinen. Zumindest bis man seine Ernährung so umstellt, dass genau dieses Problem gelöst wird.

Gene oder Umwelt?

Vor dem Ende dieser Diskussion um signalorientiertes oder zielorientiertes Verhalten möchte ich noch eine Frage ansprechen, die Ihnen vielleicht schon im Kopf herumgeht: Ist Suchtanfälligkeit genetisch bedingt oder durch die Umwelt verursacht? Wissenschaftliche Untersuchungen ergaben zumindest bei Ratten eine starke genetische Komponente. Signalorientierte Ratten, die sich mit anderen, rein signalorientierten Ratten paarten, bekamen fast immer signalorientierten Nachwuchs. Zielorientierte Ratten, die mit reinen Zielsuchern gepaart wurden, hatten nahezu immer auch zielorientierte Junge.[6] Die Suchttendenz ist bei Ratten somit genetisch angelegt.

Dann ersannen Forscher ein weiteres geniales Experiment. Sie nahmen zwei nicht-suchtanfällige, zielorientierte Ratten, paarten sie und bekamen einen ganzen Wurf nicht-suchtanfällige Junge. Einige dieser Jungen nahmen sie beiseite und zogen sie isoliert auf, was für Ratten ein hoher Stressfaktor ist – vergleichbar mit einem emotionalen Trauma bei Kindern. Viele dieser Jungen entwickelten sich zu suchtanfälligen Ratten.[7] Andere Arbeiten ergaben, dass zielorientierte Ratten sich auch bei erhöhtem Stress in puncto Belohnung (wenn nicht sicher war, ob eine Belohnung erfolgen würde oder nicht) vermehrt wie signalorientierte Ratten verhielten.[8]

Durch ausreichend hohen Stress lässt sich eine von ihrer Anlage her nicht-suchtanfällige Ratte in eine suchtanfällige Ratte verwandeln. Das geschieht nicht jedes Mal, aber doch häufig genug.

Ich weiß nicht, wie es Ihnen jetzt geht, doch als ich zum ersten Mal davon las, war ich den Tränen nah. Diese Erkenntnis beantwortete viele meiner Fragen, warum manche Menschen stärker zu Suchtverhalten neigen als andere und warum manche von uns am oberen Ende der Glockenkurve landen, wo wir gar nicht sein wollen. Sie ist auch ein erster Ansatz zur Beantwortung wichtiger Fragen in der Suchtforschung, zum Beispiel, warum so viele Soldaten nach ihren Einsätzen eine Sucht entwickeln.

Gene und Umwelt sind interessante Themen, doch die übertriebene Suche nach dem Grund der eigenen Anfälligkeit und dem Beginn der Esssucht führt leicht zum Kreisen um sich selbst, wenn man sich nicht für ein nachweislich wirksames Programm entscheidet, um sein Problem anzugehen. Das größte Problem sind dabei erstaunlicherweise weder die großen Lebensmittelkonzerne noch die frisch gebackenen Kekse der Schwiegermutter.

Das Hauptproblem sind wir selbst.

Aber nicht alles an uns, sondern nur ein Teil, den ich den Saboteur nenne. Um den Saboteur zu überlisten, müssen wir verstehen, wie ein Impuls im Gehirn entsteht. Das ist das Thema des nächsten Kapitels.

Fallstudie: Corina Flora

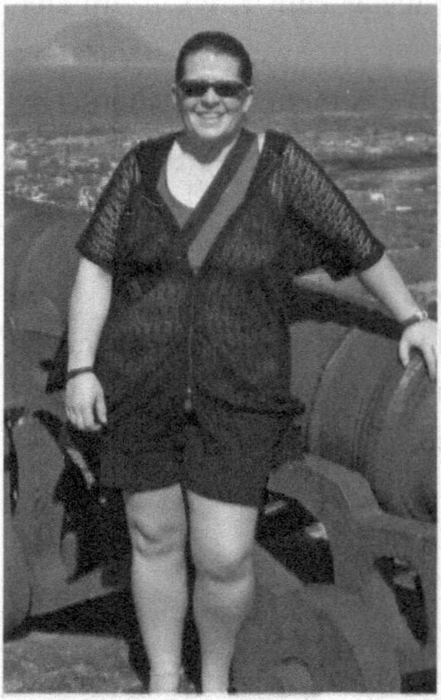

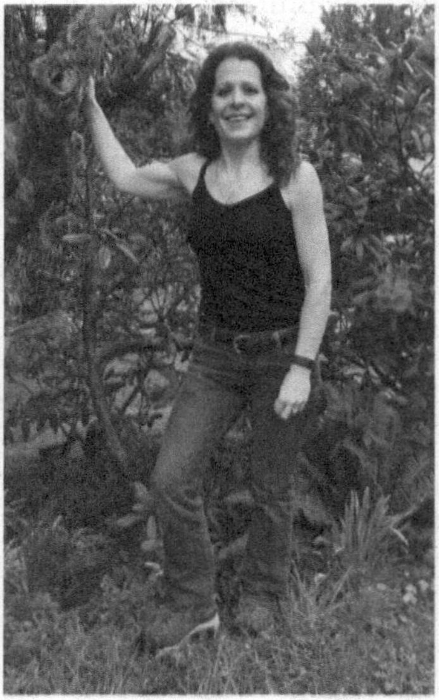

Höchstgewicht: 102 kg

Aktuelles Gewicht: 61 kg

Körpergröße: 1,64 m

Mit meinem Gewicht kämpfe ich, so lange ich denken kann. Mit neun machte ich meine erste Diät. Ich habe keine Ahnung, wie oft ich schon versucht habe abzuspecken. Mehr als einmal habe ich es mit Weight Watchers probiert, außerdem mit Atkins, den Anonymen Esssüchtigen, The Zone, Dr. Oz, Dr. Phil, Suzanne Sommer, der Blutgruppendiät oder mit Honig-, Zitronen- und

Cayenne-Fasten. Es waren sicher auch andere, aber die fallen mir spontan nicht mehr ein. Am meisten habe ich abgenommen, als ich vegan wurde. Das hielt ich aber nur zehn Monate durch. Ich kam zwar bis auf 74 Kilo runter, aber hinterher nahm ich alles wieder zu. Und noch mehr.

Mit einem Ergebnis von 9 auf der Verführbarkeitsskala bin ich definitiv esssüchtig. Ich habe gegessen, wenn ich glücklich, traurig, gestresst oder gelangweilt war, eigentlich egal. Es gab immer einen Grund. Nach dem zweiten Kind hatte ich mit Schule und Kinderaktivitäten viel um die Ohren, führte ein eigenes Geschäft und den Haushalt und arbeitete an meinem Abschluss in der Fußpflege. So stieg mein Gewicht bis zu einem Spitzenwert von über 100 Kilogramm.

Äußerlich wirkte ich glücklich, aber innerlich war ich schwer enttäuscht, dass ich mich nicht zusammenreißen konnte, nicht für mich selbst und auch nicht für meine Familie. Körperlich und seelisch war ich oft sehr müde. Wenn die Arbeit und all die vielen kleinen Dinge des Tages geschafft waren, entspannte ich mich oft stundenlang vor dem Fernseher und knabberte dabei vor mich hin.

Dann schickte mir meine Mutter die Links zu Susans *Food-Freedom*-Videos. Für mich klangen sie absolut logisch. In allen bisherigen Diäten war es nur um Ernährung und Sport gegangen. Nichts davon hatte den Verhaltensaspekt in den Mittelpunkt gestellt. Das war die Erkenntnis, die mir gefehlt hatte.

Ich habe genau die Schritte absolviert, die Susan vorgab. Während meiner ganzen Abnehmphase habe ich die klaren Regeln nicht ein einziges Mal übertreten. Nach einigen Wochen ging es mir immer besser. Es war toll, dass ich nicht mehr über Essen nachdenken musste, weil es einfach unwichtig wurde. In der ersten Woche nahm ich fünf Kilo ab und hatte so viel Energie, dass ich anfing, zu Hause umzuräumen und zu putzen. Endlich schien ich mein Leben wieder in den Griff zu bekommen.

Natürlich ging nicht alles kampflos ab. Zunächst war es gar nicht so einfach, auswärts zu essen. Die Angst vor dem Unbekannten war ein Problem. Würde es für mich etwas Passendes geben? Würde ich satt werden? Aber die Feste und Belohnungen, die ich dank klarer Regeln erleben durfte, waren den Zwiespalt unbedingt wert.

Zu Beginn wollte ich unbedingt bis zum 40. Geburtstag mein Zielgewicht erreichen und endlich nicht mehr über Essen nachdenken müssen. Ich hatte das Gefühl satt, in jeder Hinsicht etwas zu verpassen, besonders in Bezug auf meinen Mann und meine Kinder. Das habe ich zum Glück geschafft! Am Tag vor meinem 40. Geburtstag hatte ich mein Zielgewicht und war überglücklich.

Körperlich habe ich stark profitiert. Ich habe viel mehr Energie. Viele Schmerzen und Beschwerden, die ich früher kannte, sind verschwunden. Es kostet keine Mühe mehr, vom Boden aufzustehen und einfach loszulaufen. Wenn ich draußen herumlaufe, möchte ich mich gern mehr fordern, weil es sich so gut anfühlt. Morgens wache ich wie von selbst um sechs Uhr auf und muss mich nicht aus dem Bett quälen.

Mein Selbstbewusstsein ist gestiegen, und ich bin stolz auf mein Äußeres. Endlich sieht mein Körper so aus, wie ich mich innerlich fühle. Ziel erreicht. Essen war in meinem Leben ein Aspekt, den ich kaum kontrollieren konnte, und wenn es mir doch gelang, war das nicht von Dauer. Inzwischen traue ich mir weit mehr zu als früher. Es werden sich auch sicher neue Geschäftsmöglichkeiten eröffnen. Ich bin gespannt, was noch kommen wird.

Meine Einstellung zum Essen hat sich von Grund auf verändert. Es fühlt sich nicht mehr so an, als wäre ich auf Diät oder würde eine bestimmte Philosophie befolgen. Es geht nicht darum, dass ich bestimmte Dinge nicht essen *darf* – ich *will* sie nicht essen. Deshalb muss ich nie mit geballten Fäusten dastehen und verzichten. Ich gebe meinen Geschmacksknospen einfach keinen Grund, danach zu verlangen. Die kurzfristige Belohnung ist das anschließende Zuckerloch, das prompt die Sucht zurückruft, nicht wert. Nichts schmeckt so köstlich wie ein unbeschwertes, schlankes Leben!

KAPITEL 5

Der Saboteur

In den ersten vier Kapiteln ging es darum, wie heutige Ernährungsgewohnheiten das Gehirn kapern und neu verdrahten können. Doch wie hört sich Ihr inneres Zwiegespräch im Alltag an? Nach immer wieder neuen Versuchen, das Gewicht zu reduzieren, kennen viele das Gefühl, zwei Seelen in der Brust zu haben – nein, eher zwei Persönlichkeiten mit unterschiedlichen Zielen. Der eine Teil möchte schlank werden und bleiben. Er ist fest entschlossen, unser Verhalten dieses Mal endgültig umzukrempeln. Es gibt aber noch einen anderen Teil, der uns zuflüstert: *Es geht ja nur um diesen besonderen Geschmack … das hast du dir verdient … das zählt nicht … mach schon, es sieht doch keiner zu … du fängst einfach morgen wieder an.* In meinem Konzept nennen wir diese Stimme den Saboteur. Es ist der Teil in uns, der unsere besten Absichten zunichtemacht.

Woher kommt diese Stimme? Warum versucht sie, unsere Pläne derart zu unterminieren?

Das wollen wir in diesem Kapitel herausfinden.

Was ist das Bewusstsein?

Als ich damals an der Universität Rochester an meiner Doktorarbeit schrieb, hatte ich das Vergnügen, nach einem Vortrag bei den Medizinern mit einem der wichtigsten Neurowissenschaftlern unserer Zeit ins Gespräch zu kommen, Dr. Michael Gazzaniga. Er erzählte mir von einem der wichtigsten Ergebnisse aus jahrzehntelanger neurowissenschaftlicher Forschung am Gehirn: der Erkenntnis, dass das Bewusstsein rein biologisch nicht an nur einem Ort verankert ist. Vielmehr vermittelt jeder Teil des Gehirns, der einen Funktionsbereich regelt, auch ein Bewusstsein darüber, wie diese Funktion sich anfühlt. Der motorische Cortex sorgt also nicht nur dafür, dass wir eine Hand heben, sondern auch für das Bewusstsein, wie es sich *anfühlt,* diese Hand zu heben. Der olfaktorische Cortex unterstützt nicht nur die Geruchswahrnehmung, sondern erzeugt auch das Bewusstsein, wie sich dieser Riechprozess anfühlt.

Im Grund genommen »sprechen« also viele Teile des Gehirns mit uns. Das Wichtige daran ist, dass auch bei völlig gesunden Menschen ohne psychische Störungen jeder Teil des Gehirns seine eigenen Interessen vertritt. Das nehmen wir oft als »Denken« wahr. Wenn sich am Fuß eine Blase entwickelt, bekommen wir über das Gehirn ein Signal vom Fuß, und etwas in unserem Kopf sagt: »Autsch, das tut richtig weh. Ich muss stehen bleiben.« Wir registrieren diesen Kommentar unserer Ferse, aber oftmals ist Stehenbleiben keine Option. Also funken wir zurück: »Ich weiß, dass es wehtut, aber ich kann jetzt nicht anhalten. Also halt noch eine Weile durch.«

Wenn wir jedoch nicht wissen, wie das Bewusstsein über das Gehirn verteilt ist, wenn solche Zwiegespräche stattfinden, können wir ihren Ursprung nicht richtig einordnen. Dann gehen wir davon aus, dass all diese Botschaften von einem umfassenden »Ich« stammen. »Ich mache Diät.« – »Ich will heute auf der Party Alkohol trinken.« – »Bei einer Diät soll man nichts trinken.« – »Ich will nicht, dass die anderen komisch gucken, wenn ich nichts trinke.« – »Na schön, ich gönne mir den Drink.« In Wahrheit stammen diese Botschaften, die uns den Drink zugestehen, obwohl dieser unserem Wunsch nach Gewichtsabbau zuwiderläuft, genauso wenig vom »Ich« wie die Botschaft der Ferse, dass sie wehtut.

In diesem Abschnitt lernen Sie, die Stimme des Saboteurs zu erkennen. Und Sie lernen, ihm zu widersprechen, so wie wir dem Körper ständig widersprechen, wenn wir trotz einer Blase weitergehen, mit Kopfschmerzen Unterricht halten oder im Stau stehen und dringend zur Toilette müssen. Sobald man versteht, wie das Gehirn tickt, ist die Regulierung des eigenen Essverhaltens genau dasselbe.

Ein kleines Experiment

In Kapitel 2 haben wir kurz den Hirnstamm angesprochen, als es darum ging, wo das Hormon Leptin – das uns mitteilt: »Ich bin satt und möchte mich bewegen« – blockiert wird. Der Hirnstamm ist der primitivste Teil des Gehirns, der absolute Grundfunktionen wie die Erweiterung oder Verengung der Pupillen, die Harnbildung und die Aufnahme von Sauerstoff reguliert. Menschen mit Schlafapnoe wissen vermutlich, dass es der Hirnstamm ist, der sie so weit aus dem Schlaf reißt, dass sie wieder Luft holen. Hier sind unsere archaischen Überlebensinstinkte verankert.

Auch der Hirnstamm hat eine Stimme.

Und diese Stimme möchte ich Ihnen jetzt vorstellen.

Lassen Sie sich bitte auf ein kleines Experiment ein. Gleich jetzt. Und zwar möchte ich, dass Sie bewusst zwei Minuten den Atem anhalten. Entscheiden Sie sich dafür. Wirklich. Beschließen Sie, dass alles, was Sie sich inständig wünschen, gleich nach diesen erfolgreichen zwei Minuten geschieht. Entspannen Sie sich, bereiten Sie sich vor, stellen Sie einen Wecker und … los!

Während Sie den Atem anhalten, achten Sie bitte auf Ihr inneres Zwiegespräch. Irgendwann im Verlauf der ersten Minute schaltet es von »Das mache ich« auf »Das ist ja verrückt« oder gar »Schluss damit!« um.

Dann haben Sie sich »entschieden«, wieder zu atmen, richtig? Sie haben erkannt, dass nichts Schlimmes droht, wenn Sie jetzt Luft holen, außerdem fühlte es sich unangenehm an. Also sagte eine Stimme in Ihrem Kopf: »Tu's einfach. Atme.«

Das waren nicht *Sie*! Diese Entscheidung, meine ich. Das war Ihr Hirnstamm. *Aber er hat bekommen, was er wollte, indem er Sie mit Ihrer eigenen Stimme überzeugt hat.*

Bewusstsein ist im Gehirn kein Einzelphänomen. Verschiedene Teile des Gehirns erzeugen ihr eigenes Bewusstsein, aber für uns klingt jedes davon wie »ich«. So entstehen innere Konflikte. Selbst unglaublich primitive Teile des Gehirns bedienen sich unserer eigenen Stimme, wenn sie unser Verhalten lenken müssen. Sie diskutieren mit uns. Und sie gewinnen. Wir glauben, wir hätten uns frei für ein bestimmtes Vorgehen entschieden, doch das ist eine Illusion. Der Eindruck, dass wir beschließen, jetzt Luft zu holen, beruht darauf, dass das Gehirn Sauerstoff verlangt. Ihr *Ich* hat dabei nicht viel zu sagen.

Der Dolmetscherauftrag der linken Gehirnhälfte

Jetzt möchte ich, dass Sie überlegen, was im Gehirn abläuft, *nachdem* Sie den Atemzug gemacht haben, den Sie eigentlich gar nicht tun wollten.

1967 veröffentlichten Dr. Roger Sperry und der bereits erwähnte Michael Gazzaniga (damals Doktorand von Sperry am Caltech, Pasadena) im Wissenschaftsjournal *Scientific American* die aufsehenerregende Studie »The Split Brain in Man«.[1] Die Probanden dieser Studie waren vier Männer, an denen aufgrund schwerer Epilepsie ein chirurgischer Eingriff vorgenommen worden war. Dabei wurde ihr Corpus callosum durchtrennt, ein Faserstrang, der die rechte und linke Gehirnhälfte verbindet und Nervenimpulse hin und her leitet.

Als Sperry und Gazzaniga die Studie durchführten, hatten sich zehn Männer diesem experimentellen Eingriff unterzogen. Allerdings nahmen nur vier von ihnen an der Untersuchung

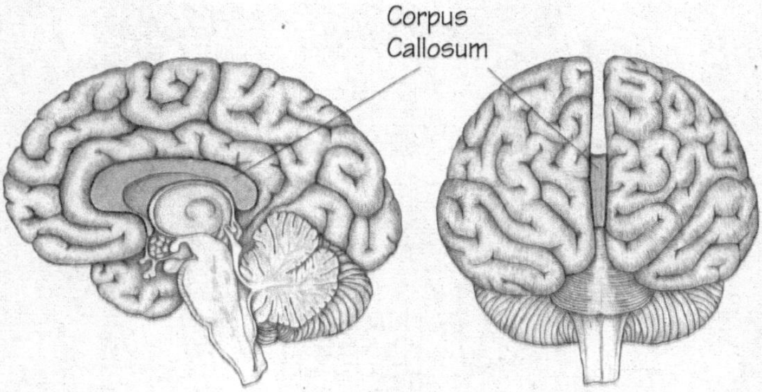

teil. Nach der Operation wurde die Epilepsie erheblich besser. Allerdings konnten ihre zwei Gehirnhälften nun nicht mehr miteinander kommunizieren. Sperry und Gazzaniga wollten genau verstehen, was das für Auswirkungen hatte.

Sie wussten bereits, dass die linke Gehirnhälfte (Hemisphäre) der Sitz der Sprache und der analytischen Fähigkeiten ist und die rechte am Erkennen visueller Muster beteiligt ist. Sie wussten auch, dass Gehirn und Körper über Kreuz verschaltet sind: Die linke Hemisphäre steuert die rechte Körperseite, die rechte Hemisphäre lenkt die linke Seite. Das wird als »kontralaterale Kontrolle« bezeichnet. Selbst die Augen funktionieren so. Wenn also das Corpus callosum durchtrennt ist und man nur dem rechten Gesichtsfeld ein Bild zeigt, kann nur die linke Hemisphäre es sehen. Und umgekehrt. Faszinierend, nicht wahr? Es wird noch besser.

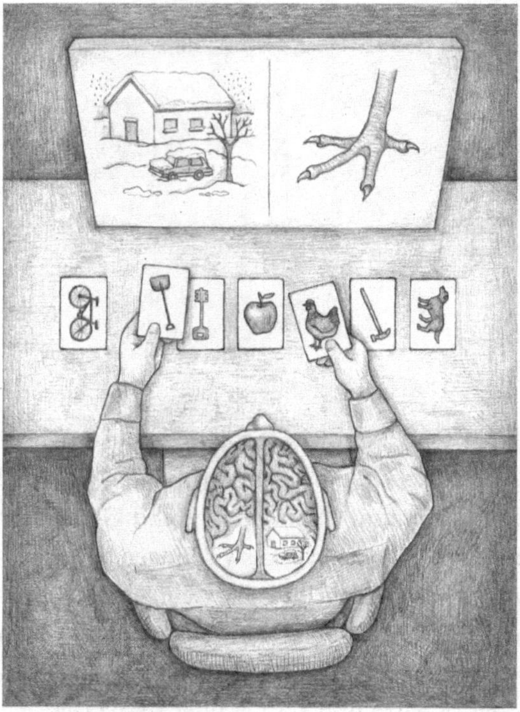

Der Mann auf dem Bild sieht im rechten Gesichtsfeld einen Hühnerfuß und verarbeitet dies in der linken Gehirnhälfte. Gleichzeitig sieht er im linken Gesichtsfeld ein eingeschneites Haus, das er in der rechten Gehirnhälfte verarbeitet. Seine Aufgabe lautete nun, die Karte auf dem Tisch auszuwählen, die mit dem zu tun hatte, was er sah.

Da nun die rechte Gehirnhälfte den Schnee wahrnahm, forderte sie die linke Hand auf, das Bild mit der Schneeschaufel zu wählen. Gleichzeitig sah die linke Gehirnhälfte einen Hühnerfuß und verlangte von der rechten Hand, das Bild mit dem Huhn zu nehmen. Als der Mann nun die beiden Karten in seinen Händen betrachtete, konnten seine beiden Gehirnhälften diese jeweils einzeln sehen und seine Handlungen verarbeiten.

Dann baten ihn die Wissenschaftler, seine Wahl zu erklären.

Die Sprache sitzt in der linken Gehirnhälfte, also dem Teil des Gehirns, der den Hühnerfuß gesehen hatte. Deshalb hätte der Mann sagen *sollen* (das hatten die Wissenschaftler so erwartet): »Ich habe einen Hühnerfuß gesehen, also habe ich natürlich das Huhn gewählt. Warum ich die Schneeschaufel genommen habe – keine Ahnung. Das ist unlogisch.«

Stattdessen sagte er etwas ganz anderes, nämlich: »Der Hühnerfuß gehört zum Huhn. Und man braucht eine Schaufel, um den Hühnerstall auszumisten.«[2]

Der Betreuer sagte: »Wirklich? *Deshalb* haben Sie die Schaufel genommen?« Und das linke Gehirn bestätigte: »Ja.«

Dann sagte der Betreuer: »Wissen Sie noch, was Sie dachten, als Sie diese Karte wählten?«

Und das linke Gehirn antwortete: »Aber ja. Ich habe mir genau das dabei gedacht.«

Das ist natürlich Unsinn. Seine linke Gehirnhälfte hatte das keineswegs gedacht. Der Teil seines Gehirns, der auf die Frage antwortete, war nicht einmal der Teil, der die Karte ausgewählt hatte. Das wirklich Verblüffende ist jedoch, *dass er gar nicht merkte, dass er sich selbst belog.* Bei jedem dieser Versuche ersannen alle vier Männer die interessantesten Zusammenhänge zur Erklärung ihrer Wahl, ohne zu bemerken, wie sie fabulierten. Ihnen fiel nicht einmal auf, dass sie sich merkwürdig verhielten. Sie waren von ihren Geschichten fest überzeugt.

Wie sich herausstellte, hat die linke Gehirnhälfte auch den Auftrag, unseren Entscheidungen einen Sinn zuzuschreiben. Deshalb findet sie eine Erklärung, ganz gleich, wie ungewöhnlich unser Verhalten ist oder wie dehnbar die Wahrheit dafür sein muss. Aus diesem Grund gilt die interpretierende linke Hemisphäre auch als der innere »Dolmetscher«.[3] Und genau diese Funktion übt sie auch bei Personen aus, deren Corpus callosum unversehrt ist.

Das hat ganz erhebliche Bedeutung.

Verbinden wir nun die einzelnen Punkte zum ganzen Bild.

Wie in Kapitel 2 und 3 geschildert, erzeugen der Hirnstamm und der Nucleus accumbens mächtige Motivationen, die uns antreiben. Wenn das Leptin blockiert wird, schickt der Hirnstamm die Botschaft: »Iss!« Wenn die Dopaminrezeptoren im Nucleus accumbens herunterreguliert sind, verlangen sie: »Mehr!«

Mit unserer eigenen Stimme.

Und dann kommt der Dolmetscher aus der linken Hemisphäre daher und rationalisiert unser Verhalten.

Wir leben also vor uns hin, scheitern Jahr für Jahr drei- bis viermal beim Abnehmen, treffen Entscheidungen, die das krasse Gegenteil von unseren Zielen, unseren Vorhaben und der Zukunft sind, die wir uns erträumen, während die linke Gehirnhälfte fröhlich Geschichten ersinnt, die unsere Wahl erklären. Egal, wie unlogisch diese klingen. Wir essen ein Stück Kuchen, weil wir einen langen Tag hatten. Weil jemand Geburtstag feiert. Weil wir etwas Gutes verdient haben. Und überhaupt sollten wir nicht gerade jetzt eine Diät anfangen, wo doch in einem Monat eine Kreuzfahrt winkt, und die wollen wir doch genießen.

Solche Geschichten fabriziert der Dolmetscher der linken Hemisphäre, um Verhaltensweisen zu erklären, die ursprünglich Forderungen anderer Hirnareale waren. Forderungen, gegen die wir uns nicht zur Wehr setzen können, wenn wir nicht wissen, woher sie stammen.

Kein Wunder, dass wir partout nicht leichter werden!

Der Saboteur und die Theorie der Selbstwahrnehmung

Es geht aber noch tiefer. Zu den zerstörendsten Nebenwirkungen der Art und Weise, wie moderne »Lebensmittel« und Ernährungsgewohnheiten unser Gehirn gekidnappt haben, zählt die Auswirkung, die all das auf unsere Selbstwahrnehmung hat – darauf, wie wir in unserem tiefsten Inneren über uns urteilen.

1972 postulierte Dr. Daryl Bem von der Universität Cornell ihre Selbstwahrnehmungstheorie.[4] Damals galt diese Theorie als radikal. Sie besagte, dass wir erkennen, wer wir sind, indem wir unser eigenes Verhalten beobachten. Zuvor ging die Wissenschaft davon aus, dass unser Verhalten von Selbsterkenntnis angetrieben wird. Die meisten Menschen gehen weiterhin davon aus, dass wir wissen, wer wir von Natur aus sind, und uns dann dementsprechend verhalten – im Einklang mit unseren Glaubenssätzen, Werten, Überzeugungen und politischen Ansichten.

Dr. Bem hingegen konnte belegen, dass unsere Meinungen über uns ebenso entstehen, wie wir uns eine Meinung über andere bilden, nämlich indem wir unser Verhalten beurteilen. Da gibt es keinen Unterschied. Wenn ein Freund grundsätzlich zu spät kommt, beschließt man irgendwann, dass er nicht nur unpünktlich ist, sondern wahrscheinlich auch respektlos. Dasselbe denken wir aber auch über uns.

Diese psychologische Eigenheit macht Menschen, die auf der Verführbarkeitsskala hohe Werte erreichen und immer wieder erleben, wie sie beschließen, ihre Ernährung umzustellen, und wie ihre Entschlossenheit von Hirnstamm und Nucleus accumbens boykottiert wird, das Leben ausgesprochen schwer. Sie essen Dinge, die sie wirklich nie wieder essen wollten. Sie nehmen sich ein zweites oder drittes Mal nach, obwohl sie sich geschworen hatten, nur eine Portion zu essen. Und das immer wieder.

Das Erschreckende daran ist: Wenn wir uns vornehmen, nur *dies* zu essen und nicht *das,* und dann sehen, wie wir uns im entscheidenden Moment doch »umentscheiden«, werden wir Zeuge, wie wir uns selbst belügen, unser Verhalten rationalisieren und unsere wahren Absichten boykottieren. Mit der Zeit kommen wir dann zu dem Entschluss, dass wir uns selbst nicht mögen. Mitunter hassen wir uns sogar. Es sind fehlerhafte Verknüpfungen im Gehirn, die verlangen, dass wir essen, um uns anschließend einzureden, dass wir das wohl so wollten, und zuletzt zu dem Schluss kommen, dass wir tiefsitzende psychische Probleme haben, weil wir nicht Wort halten können.

Manche Psychologen sagen: »Es geht nicht darum, was wir essen, sondern darum, was an uns nagt.« Ich bin gegenteiliger Ansicht. Man erreicht sein Zielgewicht nicht, indem man sich bemüht, sich selbst zu lieben, oder an der Selbstakzeptanz arbeitet. Das Grundproblem liegt an anderer Stelle.

Betrachten Sie es daher anders: Können Sie nett zu anderen sein? Haben Sie eine ganze Menge auf dem Kasten? Können Sie in vielerlei Hinsicht gut für sich selbst sorgen? Das alles zählt. Offenbar lieben Sie sich durchaus genug. Es geht eben nicht um das Problem, das an Ihnen nagt. Es geht um das, was Sie essen.

Fallstudie: Tami Oren

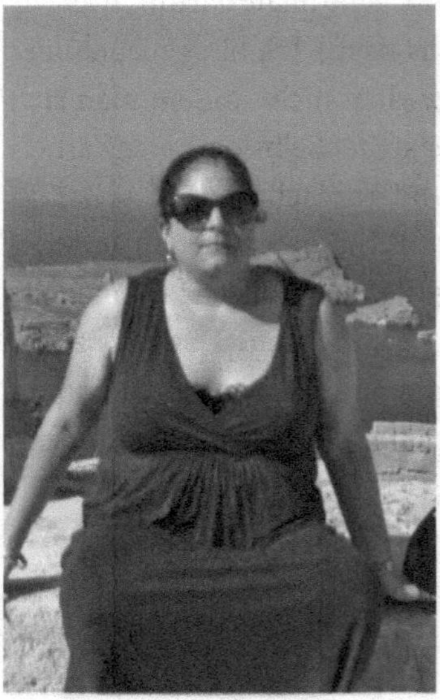
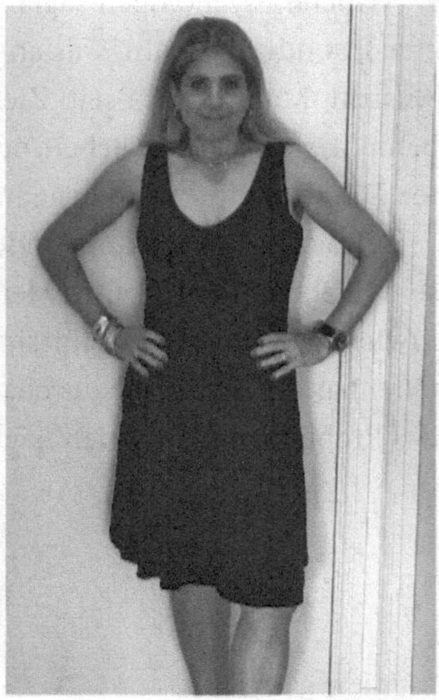

Höchstgewicht: 92 kg
Aktuelles Gewicht: 56 kg
Körpergröße: 1,60 m

Als ich zwei Jahre war, ließen meine Eltern sich scheiden. In Israel war das 1976 unüblich. Beide gingen unmittelbar darauf eine neue Beziehung ein, und ich blieb bei meiner Mutter und meinem Stiefvater. Meine Eltern hatten unterschiedliche Auffassungen über meine Erziehung, und beide Familien führten ein völlig unterschiedliches Leben, was über die Jahre viele Spannungen und Auseinandersetzungen hervorrief und mich stark prägte. Als ich acht war, schickte man mich zu meinem Vater und dessen neuer Familie. An dem Tag, an dem ich tief unglücklich dort einzog, weil ich gezwungen war, zwischen meinen Eltern zu wählen, begann meine Esssucht. Selbst in diesem Alter war mir mein Übergewicht keineswegs egal, aber je schlechter ich über mich selbst dachte, desto mehr aß ich und desto dicker wurde ich.

Ich liebte Essen. Ich war verrückt danach. Wahrscheinlich war es meine erste große Liebe. Ich wuchs in Israel auf, wo es damals noch kein richtiges Fastfood gab. Wir hatten auch nicht so viele Süßigkeiten im Haus, wie es heute fast überall üblich ist. Und es gab keine Limonade. Doch mir ging es immer um die Menge. Ich liebte große Portionen. Ich weiß noch, dass ich immer Angst hatte, ich könnte nicht genug bekommen. Ich aß viel, und dann aß ich alles auf, was niemand anders wollte. Essen war für mich so wichtig, dass ich mein Taschengeld dafür sparte. Meine Mutter war sehr streng. Deshalb nahm ich mein bisschen Geld und kaufte mir davon verbotene Dinge wie ganze Tafeln Schokolade oder kandierte Nüsse. Essen war für mich weit mehr als Nahrung, eher alles andere als Nahrung.

Meine erste Diät machte ich mit zwölf. Von meinem Taschengeld kaufte ich mir das Buch *Diet for Girls* (»Diät für Mädchen«), das vor allem auf Kaloriensparen setzte. Typisch 1986. Doch als ich 14 war, zog meine Familie in einen Kibbuz – das nächste Trauma. Wir mussten an Gemeinschaftstischen essen, und ich erinnere mich an den panischen Gedanken: »Es wird nicht genug zu essen für mich geben!« Wieder fing ich an, alles zu essen, was ich konnte. Als Teenager war ich nicht wirklich dick, aber trotzdem schämte ich mich immer meines Körpers und wollte ihn gern verändern.

Zwischen 18 und 20 leistete ich meinen Wehrdienst ab. Zu Beginn nahm ich kräftig ab und hatte dann die ganzen zwei Jahre ein normales Gewicht. Als ich jedoch wieder in den Kibbuz zurückkehrte, legte ich in nur zwei Monaten zehn Kilo zu. Ich wurde immer dicker, war unglücklich und schämte mich. Mit 23 zog ich kurz vor meiner Hochzeit die erste richtige Diät durch und konnte zwölf Kilo abbauen. Nach der Hochzeit jedoch kehrte alles zurück – und noch mehr dazu.

Von da an war mein Leben von dem typischen Teufelskreis geprägt. Mit strengen Diäten nahm ich ab, nur um anschließend umso schwerer zu werden. Eine Diät verlangte beispielsweise tagsüber strenge Kalorienbeschränkung, gestattete einem abends jedoch alles, was man wollte, bis zur Grenze von 800 Kalorien. Trotz dieser abendlichen Fressorgien hatte ich das Gefühl, zu wenig zu bekommen, und ich hasste es. In einer anderen Diät gab es zunächst 100 Tage lang nur Flüssigmahlzeiten, dazu Übungen in neurolinguistischer Programmierung und kognitiver Verhaltenstherapie zur Behandlung von Esssucht. Damit nahm ich 30 Kilo ab, doch als ich wieder zu essen begann, konnte ich die Portionsgrößen nicht beherrschen und nahm alles wieder zu.

Dann wurde ich schwanger. Nach der Geburt meines Sohnes hasste ich meinen Körper abgrundtief. Mein Magen war wie ein bodenloses Loch, als würde ich niemals satt werden können. Also dachte ich, das Beste wäre wohl eine Magenverkleinerung. Mit 40 wurde ich bei einem Chirurgen vorstellig, der bei meinem Anblick erklärte: »Eine so dicke Veganerin habe ich noch nie gesehen.

Wenn Sie vegan leben können, sind Sie zu allem fähig. Bei Ihnen ist das eine reine Willensfrage.« Ich war so gedemütigt, dass ich zwei Monate alles in mich hineinstopfte. Dann aber postete eine Freundin Susans Videos *Food Freedom* in den sozialen Medien. Sie hat mir das Leben gerettet. All die Jahre dachte ich: »Was stimmt denn bloß nicht mit mir?« Als ich die Videos sah, begriff ich: »Ich kann das lösen. Es *gibt* eine Lösung.« Dann zog ich klare Grenzen und erkannte, dass mit mir alles in Ordnung war. Nur das, was ich aß, hatte nicht gestimmt.

Anfangs war es nicht einfach, denn ich hatte ein echtes Problem mit den Mengen. Fünf Wochen lang hatte ich das Gefühl, ich müsse verhungern. Ich war richtig müde und erschöpft, aber ich blieb eisern, denn ich wusste, dass ich am Ertrinken war. Bright Line Eating war mein Rettungsboot. Nach sieben Wochen wurde es erträglich, nach drei Monaten war es einfach. Heute kann ich mir mein Leben nicht mehr anders vorstellen.

Es hat sich alles verändert: Ich hasse mich nicht mehr. Auch meinen Körper nicht. Solche Gefühle habe ich noch nie zuvor gekannt. Der Wahnsinn ist verschwunden. Ich habe meinen Frieden gefunden.

Und ich bin wirklich in Kontakt mit mir selbst. Der ganze Prozess hat das Beste in mir zum Vorschein gebracht.

Teil 2

Die schlaue Lösung: Das Willensloch überbrücken

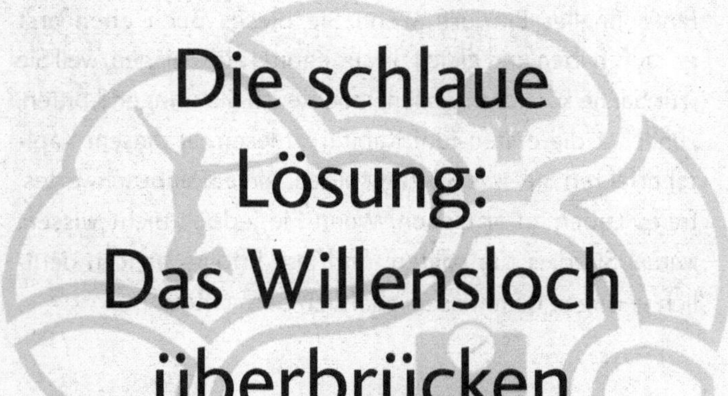

Ein schneller Einwurf: Wenn Sie dieses Buch eben erst gekauft haben und gleich dieses Kapitel aufschlagen, weil Sie »zur Sache kommen« wollen, möchte ich Sie dringend bitten, zunächst die ersten fünf Kapitel zu lesen. In diesem Kapitel erfahren Sie, *was* Sie tun sollten, um ein unbeschwertes, freies Leben zu erreichen. Wenn Sie jedoch nicht wissen, *warum* Sie dies tun sollten, sind Ihre Erfolgschancen deutlich geringer. Rein wissenschaftlich betrachtet.

Kapitel 6

Vier klare Regeln

Inzwischen verstehen Sie, wie Ihr Gehirn Sie davon abhält, unbeschwert und frei zu leben, und warum jeder noch so feste Diätentschluss bisher am Ende doch gescheitert ist. Der Insulinspiegel steigt schleichend an und blockiert im Hirnstamm das Leptin. Damit bleibt das entscheidende Signal für »Puh, nichts mehr essen, ich bin satt!« aus. Und wenn obendrein die Dopaminrezeptoren herunterreguliert sind, werden im Tagesverlauf immer mehr Mehl und Zucker erforderlich, um dasselbe »Wohlgefühl« zu erzeugen. Immer wieder nimmt man sich vor, ab jetzt endlich das Richtige zu essen, doch der Kampf gegen das eigene Gehirn sabotiert die Konzentration und alle Bemühungen. Trotz bester Absichten zehren die täglichen Herausforderungen an der Entschlossenheit, und schon klafft das Willensloch auf. Hinzu kommt jene Stimme im Kopf, die uns beständig manipuliert und uns bedrängt, »nur dieses eine Mal« eine Ausnahme zu machen. Und dann gibt es noch das Bewusstsein, das den eigenen Kampf registriert und daraus folgert, dass wir sowieso unzuverlässig sind, also ist es sowieso egal … Kein Wunder, wenn die Hoffnung schwindet, das Übergewicht je dauerhaft loszuwerden. Denn bisher war es ja tatsächlich ein hoffnungsloses Unterfangen.

Der Ausweg

Ich kenne nur eine langfristige und nachhaltige Lösung, die tatsächlich funktioniert. Sie hat nicht nur mir geholfen, sondern auch Tausenden anderen. Verzichten Sie auf Zucker und Mehl. Vollständig. Sperren Sie beides rasch und endgültig aus Ihrem Körper aus.

Es ist möglich, dass Sie dieses Buch jetzt in die Ecke pfeffern möchten.

Es ist auch möglich, dass Sie dieses Buch von jemandem bekommen haben, der 50 Kilo abgenommen und das neue Gewicht gehalten hat, sodass Sie bewusst offen bleiben möchten.

In beiden Fällen lautet Ihre Frage jetzt vermutlich: »Ist das nicht etwas extrem?«

Meine Antwort darauf: »Ich will Ihnen sagen, was extrem ist.« In den USA werden wegen Diabetes Jahr für Jahr über 70 000 Gliedmaßen amputiert; in Deutschland verlieren jährlich rund 50 000 Menschen wegen Diabetes ihren Fuß.[1] Zehntausende! Ihre Ärzte warnen sie, weil es absehbar ist, aber das hilft nichts. Sie können nicht aufhören. Sie essen, bis sie den Fuß verlieren. *Das* ist extrem. Das ist die wahre Macht dieser Sucht. Industriell erzeugte Nahrung aufzugeben ist lange nicht so extrem wie die Ernährungsweise unserer Gesellschaft oder die Folgen, die wir bereitwillig in Kauf nehmen.

Und natürlich lautet die Antwort: Schluss damit. Wenn die Lungenfunktion gefährlich eingeschränkt ist und jemand zwei Päckchen Zigaretten pro Tag raucht, raten wir ihm nicht, weniger zu rauchen. Wir sagen ihm, dass er aufhören muss.

»Aber wie?«, fragen Sie jetzt. »Zigaretten kann man leicht aufgeben. Essen gibt es überall! Und ich muss essen, um zu überleben. Außerdem mag ich bestimmte Dinge, die nun einmal Zucker und Mehl enthalten. Ich weiß nicht, ob ich die auf Dauer aufgeben kann, und Sie haben doch gerade erst betont, wie schwer es ist, dabeizubleiben …«

Ich höre zu. Und ich verstehe Ihre Panik. Das Gefühl kommt unmittelbar von den Dopaminrezeptoren in Ihrem Nucleus accumbens. Sie befürchten ausbleibenden Nachschub, und das passt ihnen nicht. Ganz und gar nicht!

Ich freue mich daher, Ihnen mitteilen zu dürfen, dass dieses Programm stärker ist als Ihre Rezeptoren. Ihr Gehirn wird heilen, und vor Ihnen liegt eine strahlend helle Zukunft. Entspannen Sie sich. Es wird nicht annähernd so schlimm, wie Sie glauben.

Klare Regeln als Rettungsanker

Nachdem mein Körper über zehn Jahre den passenden Umfang hatte und ich jahrelang ehrenamtlich Menschen in meinem Umfeld beim Abnehmen geholfen hatte, entdeckte ich Roy Baumeisters Buch *Die Macht der Disziplin.*[2] Baumeister ist derjenige, der das berühmte Radieschen-Experiment durchführte, das in Kapitel 1 geschildert wurde. Gegen Ende seines Buches schreibt er auf Seite 228 über Eric Claptons Alkoholabhängigkeit:

»Daher benötigt er klare und unmissverständliche Regeln. Diese Regeln müssen so klar sein, dass Sie es sofort merken, wenn Sie gegen sie verstoßen. Das Versprechen, »in Maßen« zu trinken oder zu rauchen, ist keine solche klare Regel, denn es gibt keinen eindeutigen Punkt, an dem die Mäßigung endet und der Exzess beginnt. Da der Übergang fließend und Ihr Kopf bestens darin geübt ist, Ihre Verfehlungen zu übersehen, bemerken Sie es nicht, wenn Sie zu weit gehen. Daher können Sie sich nicht darauf verlassen, dass Sie sich immer an die Regel halten und maßvoll trinken. Null Toleranz ist dagegen eine klare Regel: kein Tropfen Alkohol und keine Ausnahme.«

Ich war wie elektrisiert. *Ja!* In Bezug auf Drogen und Alkohol hielt ich diese klaren Regeln seit Jahren ein. Als Baumeister sie als »bright lines« beschrieb, sah ich vor meinem inneren Auge ein geradezu spirituelles Bild, helle Sonnenstrahlen, die durch die Wolken brechen und einem das Herz aufgehen lassen.

Dann jedoch schränkt Baumeister seine Aussage wieder ein: Diese Regel eigne sich nicht zur Lösung aller Probleme mit der Selbstdisziplin – wer Diät halte, könne das Essen nicht vollständig aufgeben.

Ich war erschüttert. »Mann, Roy«, dachte ich. »Siehst du das nicht? Klare Regeln sind fürs Essen ideal!« Eine kleine Ewigkeit starrte ich auf diesen Abschnitt. Ich versuchte zu begreifen, wieso *Roy Baumeister,* einer der einflussreichsten Psychologen der Welt, dessen Name auf über 30 Büchern und 600 Publikationen steht, der Meinung ist, dass klare Regeln beim Essen nicht helfen, weil man schließlich essen muss, um zu leben. Natürlich muss man essen, um zu leben. Aber dazu muss man keine Donuts essen. Erst da erkannte ich die abgrundtiefe Kluft zwischen all dem, was ich über Theorie und Praxis einer effektiven Gewichtsreduktion wusste, und dem Stand der Wissenschaft im Rest dieses Gebietes. Ich ließ das alles erst einmal sacken. Nicht lange danach kamen mir bei der Morgenmeditation die Worte *Bright Line Eating* in den Sinn, und ich beschloss, dieses Buch zu schreiben.

Klare Regeln also. Klare, einfache Linien ohne Interpretationsspielraum, die man nicht überschreitet. Endlich sind wir im Zentrum des Problems.

Der wichtigste Vorteil klarer Regeln ist, dass sie das Willensloch überbrücken. Klare Regeln ziehen eindeutige Grenzen, was in den Mund darf und was nicht. Das Gute daran ist, dass diese Entscheidungen automatisiert werden. Man muss nicht mehr darüber nachdenken. Jedes Abwägen entfällt. Es spielt keine Rolle, ob es 16 Uhr ist und die Donuts auf dem Tisch stehen. Sie wissen *genau*, was Sie als Nächstes essen werden, und das sind nicht diese Donuts. Mit klaren Regeln brauchen wir über das Essen nicht lange nachzudenken und sind die entsprechenden 221 Entscheidungen los, von denen bereits die Rede war. Es gibt nur noch eine Entscheidung: die klaren Regeln anzuerkennen.

Die klaren Regeln aus meinem Konzept, die ich als die *Bright Lines* bezeichne, sind: Zucker, Mehl, Hauptmahlzeiten und Mengen. In diesem Kapitel gehe ich auf jede einzelne Regel näher ein und erkläre aus wissenschaftlicher Sicht, warum sie helfen.

1: Zucker

Das ist die allerwichtigste klare Regel. Ohne sie können die anderen nicht zum Tragen kommen, denn nur ohne Zucker kann das Gehirn heilen (und mit ihm der Körper). Um mich klar auszudrücken – mit »Zucker« meine ich jegliche Zuckerzusätze, wie sie unter zig Bezeichnungen gängig sind, einschließlich Agavendicksaft, Ahornsirup, braunem Zucker, Fruktose-Glukose-Sirup, Gerstenmalz, Honig, Maissirup, Puderzucker, Reissirup, Rohrzucker, Rübensirup, Zuckerrübensaft und alles, was auf -ose endet (wie Saccharose, Dextrose), sowie Maltit, Maltodextrin und vieles mehr. Alles, was diese Zutaten enthält, wird gestrichen, weil jedwede raffinierte Form von Fruktose und Glukose unser Insulinsystem stärker beansprucht, als der Körper von Natur aus verkraften kann. Ein erhöhter Basisinsulinspiegel blockiert schließlich das Leptin, was zu unersättlichem Hunger und sitzender Lebensweise führt. Zudem trommelt der Zucker auf die Dopaminrezeptoren ein, die darauf mit Herunterregulierung und überwältigendem Heißhunger reagieren. Das Gehirn kann nur heilen, wenn Insulinsystem und Dopaminsystem zur Ruhe kommen und sich wieder auf ihre ursprünglichen Einstellungen kalibrieren können.

Künstliche Süßungsmittel

Süßstoffe sind eine Geißel! Sie sind zwar kalorienfrei und können nicht verbrannt werden, aber das Insulinsystem reagiert darauf genauso wie auf Zucker. Der süße Geschmack auf der Zunge zieht einen Dopaminanstieg und Insulinausschüttung nach sich, obwohl gar keine Kalorien folgen.[3] Erst 2014 entdeckten Forscher einen weiteren Mechanismus, über den künstliche Süßungsmittel eine Glukoseintoleranz hervorrufen können: Sie ändern das Mikrobiom im Darm.[4] Und obendrein hat sich gezeigt, dass künstliche Süßungsmittel dem Gehirn einen Hungerstatus vorgaukeln und so zu einer 50-prozentigen Steigerung der Nahrungsaufnahme führen.[5] Lassen Sie sich nicht an der Nase herumführen. Für Ihre Bemühungen um Gewichtsreduktion sind künstliche Süßungsmittel – und damit meine ich Saccharin, NutraSweet, Aspartam, Sucralose, Xylitol, Sorbitol und auch Stevia und Truvia – reines Gift. Zudem bestärken uns viele Produkte mit künstlichen Süßungsmitteln wie Diätlimonaden oder zuckerfreier Kaugummi in der Gewohnheit, etwas in den Mund zu schieben, um durch den Tag zu kommen. Holen Sie tief Luft und lösen Sie sich davon.

Frisches Obst

Frisches Obst ist kein Problem. Hurra! Es ist sogar gesund. Ganze, frische Früchte dürfen Sie essen. In jeglicher Form. Ihr Fruktosegehalt beeinträchtigt Gehirn und Körper nicht wie raffinierter Zucker, denn mit jedem Stück Obst essen Sie auch Ballaststoffe. Das »Fasergitter« in Früchten ist aus löslichen und unlöslichen Fasern zusammengesetzt, welche die Resorption des natürlichen Fruchtzuckers ins Blut verlangsamen und damit die Insulin- und Dopaminreaktion dämpfen.

Was wir nicht zu uns nehmen sollten, sind Trockenfrüchte, Fruchtsaft oder pürierte Früchte. Hier ist der Zuckergehalt in der Regel so konzentriert, dass das Fasergerüst kein ausreichendes Gegengewicht mehr darstellt. Stellen Sie sich vor, Sie setzen sich hin und essen sechs frische Aprikosen. Das dauert wahrscheinlich ein paar Minuten, und irgendwann wird Ihnen dabei langweilig. Vielleicht schaffen Sie nicht einmal alle. Und nun stellen Sie sich vor, Sie essen sechs getrocknete Aprikosen. Das dauert nur Sekunden, und hinterher denken Sie höchstens: »MEHR!« Genau diesen Teil Ihres Gehirns – die Dopaminrezeptoren – wollen wir allerdings zum Schweigen bringen.

Immer wieder höre ich die Frage, ob frisch gepresster Saft und Smoothies erlaubt sind. Die Antwort lautet: Nein. Dafür gibt es einen guten Grund, denn die löslichen und unlöslichen Fasern in Früchten und Gemüse bilden gemeinsam eine Schranke, die den Fruchtzucker daran hindert, einfach durch die Darmschleimhaut zu strömen und das Blut zu überschwemmen. Diese Faserschranke ist wie eine Art Strohdach.

Die *unlöslichen* Fasern sind unverdaulich, also sozusagen die Äste oder der Bambus, die das Gerüst für das Dach bilden. Die *löslichen* Fasern hingegen lösen sich allmählich auf, so wie die Lehmschicht auf dem Hüttendach. Wenn man nun die ganze Frucht (oder auch das Stück Gemüse) nimmt und im Mixer oder Entsafter verwertet, wird das Fasergerüst zerstört. Damit kann all die darin enthaltene Fruktose und Glukose genauso schnell in den Körper eindringen wie beim Verzehr einer Süßigkeit.

Süßhunger

Das Nächste, wonach ich regelmäßig gefragt werde, ist: »Aber werde ich nicht Süßhunger bekommen, wenn ich ganz auf Zucker verzichte?« Ja, das werden Sie. Anfangs ist die Umstellung so, als würde man sich das Rauchen abgewöhnen. Aber der Süßhunger verschwindet. Nicht sofort, doch nach meinem achtwöchigen Boot Camp sagen 84 Prozent der Teilnehmer, dass sie kaum noch oder gar keinen Süßhunger mehr verspüren. Manche Menschen (wie ich) haben länger damit zu tun, aber ich verspreche Ihnen, dass er verschwindet. Fest versprochen. Heißhunger ist nur der letzte Grabenkampf Ihres gekaperten Gehirns, Sie wieder an den Kühlschrank zu locken. Doch Sie sind bald stärker! In den nachfolgenden Kapiteln lernen Sie, wie Sie die Systeme so in die Schranken weisen können, dass das Gehirn weiter heilt und Sie Ihr Zielgewicht erreichen. Und dauerhaft halten.

2: Mehl

Die zweite klare Regel ist Mehl. Meiner Ansicht nach ist das die kniffligste Geschichte. Bitte halten Sie sich daran, denn das ist überaus wichtig. Die meisten Leute sind so mit Zucker beschäftigt, dass sie dabei das Mehl vergessen und so ihren Erfolg sabotieren. In den 20 Jahren, in denen ich in diversen Zwölf-Schritte-Ernährungsprogrammen mit anderen zusammengearbeitet und sie beobachtet habe, habe ich das immer wieder erlebt. Die Leute gaben Zucker auf, aßen aber weiterhin Mehl. Oder sie gaben weißes Mehl auf, aßen aber weiterhin Vollkornmehl. Und sie blieben dick. Oder sie gaben Weizenmehl auf, aßen aber Hafermehl. Und sie blieben dick. Bevor ich Bright Line Eating entwickelte, habe ich versucht, Zucker zu streichen, aber kein Mehl. Prompt litt ich unter dem Verlust von Keksteig, denn Keksteig ohne Zucker gibt es nun einmal nicht. Dann aber wurde mir klar, dass ich auch Mürbeteig für pikante Kuchen mochte. Also aß ich den. Und ich konzentrierte mich auf Nudeln, Pizza, Quesadillas und Maischips, Chow mein, gefüllte Teigtaschen und noch mehr Nudeln. Zusätzlich futterte ich jede Menge Pommes frites und Kartoffelchips, die tatsächlich mehlfrei sind. Heute weiß ich, dass solche Kartoffelprodukte molekular mit Mehl gleichzusetzen sind – reine Glukose ohne Fasern. Mein Gehirn drängte mich somit, meinen Mehlverzehr extrem zu erhöhen, um den Dopaminverlust aufgrund des fehlenden Zuckers auszugleichen. Woraufhin ich sogar zunahm. Das ist ein klassischer Fehler, von dem ich dringend abrate.

Es gibt zwar noch keine Studien zu diesem Thema, doch ich gehe davon aus, dass bei der Frage, ob das Gehirn seinen Kick lieber aus Zucker oder aus Mehl bezieht, individuelle Unterschiede bestehen. Meiner Erfahrung nach sind rund 80 Prozent der Menschen in erster Linie auf Zucker fixiert. Es gibt jedoch einen Bevölkerungsanteil (die übrigen 20 Prozent), der offen sagt, dass Süßigkeiten relativ unwichtig sind. Hauptsache, das Brot bleibt! Meine prozentuale Schätzung ist rein der praktischen Erfahrung geschuldet. Ich würde zu gern eine entsprechende Studie dazu sehen.

Wissenschaftlich ist die Sucht nach Mehl bisher nur ansatzweise erforscht. Wir wissen, dass Mehl den Insulinspiegel hebt,[6] doch eine unmittelbare Wirkung von Mehl auf die Dopaminrezeptoren ist nicht nachgewiesen. Bisher! Dennoch möchte ich an die Vorstellung von Brokkoli mit Sauce und Käse erinnern. Dafür ist noch niemand um drei Uhr früh durch den Regen gefahren. Warum nimmt Pizza auf der Skala der Lebensmittel mit Suchtfaktor den Spitzenplatz ein?[7] Das liegt am Mehl.

Jedes Mehl

Wie beim Zucker gilt die klare Regel bei Mehl für *jedwedes* Mehl. Es geht nicht um die Ursprungspflanze. Auch nicht um Gluten. Es geht um die *Oberfläche.* Wenn Körner zu Mehl zermahlen werden, vergrößert sich die Oberfläche jedes Partikels exponentiell. Das gilt auch für Vollkornmehl. Bei einer Erhöhung der Oberfläche laufen die Verdauungsenzyme zu

Hochform auf, denn sie gelangen ungehindert direkt an die Glukose, die daraufhin zu schnell und zu massiv in den Körper gelangt.

Mein Freund, Dr. Alan Christianson, nannte mir einen schönen Vergleich dafür. Er stellt sich den Verdauungsprozess gern wie schmelzendes Eis vor. Isst man beispielsweise Vollkornreis, so ist dies, als wenn man einen dicken Block Eis nimmt und in der Einfahrt schmelzen lässt. Das Schmelzen verläuft langsam und dauert etliche Stunden. Der Verzehr von Vollkornreismehl hingegen ist, als würde man Eisbröckchen in der Mittagshitze auf einer schwarz geteerten Einfahrt verstreuen. Sie schmelzen beim ersten Kontakt.

Zucker und Mehl haben etwas unterschiedlichen Einfluss auf den Körper. Deshalb ist es entscheidend, beides gleichzeitig zu streichen. Zucker zerfällt vor allem in Glukose und Fruktose. Mehl wird nur zu Glukose zerlegt. Fruktose wird ausschließlich in der Leber verarbeitet. Das ist der Grund, weshalb die nicht-alkoholische Fettleber inzwischen so verbreitet ist. Mehl hingegen trifft *alle* Zellen. Denken Sie darüber nach – ein Frontalangriff im gesamten Körper.

3: Drei Mahlzeiten

Zucker und Mehl zu streichen, ist ein guter Anfang, doch wenn das alles ist, werden Sie langfristig vermutlich keinen Erfolg verzeichnen können. Irgendwann tappen Sie ins Willensloch, und Ihre Bemühungen sind nicht von Dauer. Hier hilft die klare Regel für Mahlzeiten. Wenn Sie Ihrem Leben mit regelmäßigen Mahlzeiten einen festen Rhythmus verpassen, wird die Willenskraft entlastet, und zwar ganz erheblich. Bei drei Hauptmahlzeiten zu festen Zeiten – morgens Frühstück, mittags ein Mittagessen, abends das Abendessen – essen Sie nicht nur automatisch das Richtige, sondern umschiffen ebenso automatisch all die falschen Dinge zwischendurch.

Anfangs fällt es einem oft schwer, nicht wie üblich zwischendurch etwas zu essen. Viele Menschen haben sich daran gewöhnt, den Hauptmahlzeiten keine Priorität einzuräumen. Deshalb essen sie um diese Zeit häufig nicht genug. Die klare Vorgabe für die Hauptmahlzeiten schleift sich jedoch ziemlich schnell ein und leistet ab diesem Zeitpunkt gute Dienste. Sie könnte sich sogar auf Ihre Mitmenschen positiv auswirken. Wie bereits erwähnt ist unserer Kultur das Konzept echter Mahlzeiten verloren gegangen. Wir grasen den ganzen Tag, und es gibt keinen Zeitpunkt mehr, wo es nichts zu essen gäbe. Wenn Sie oder Ihre Angehörigen (wie die signalorientierten Ratten) zu süchtigem Essverhalten neigen, bedeutet dies, dass Sie den ganzen Tag ständig Reizen ausgeliefert sind, die Sie magnetisch anziehen und dazu führen, dass Sie sich etwas in den Mund schieben, ohne es bewusst zu registrieren. Kurz gesagt: Wenn Sie das Futtern zwischen den Mahlzeiten nicht unterbinden, stecken Sie fest. So werden Sie keinesfalls schlank, frei und unbeschwert.

Die klare Regel für Mahlzeiten lautet: Essen Sie jeden Tag drei wunderbare, reichliche, appetitliche Mahlzeiten. Und zwischendurch absolut nichts. (Erlaubt sind bestimmte Getränke, siehe

»Das Ernährungskonzept«, Seite 184.) Wenn Sie nun denken: »Aber ich bekomme um vier Uhr Hunger. Dann brauche ich eine Kleinigkeit!«, kann ich Ihnen aufgrund meiner Arbeit mit Tausenden Kandidaten ehrlich zusagen, dass dies nicht stimmt. Jedenfalls bald nicht mehr, nämlich sobald Ihr Blutzucker stabil und Ihr Insulin unter Kontrolle ist. Drei Mahlzeiten am Tag sind genau richtig. Selbst Menschen, die bei Beginn der Umstellung zu Unterzuckerungen neigen, stellen in der Regel fest, dass dieses Phänomen bald verschwindet, weil es nicht auf einer physiologischen Erkrankung beruhte, sondern vielmehr auf dem Verzehr von Zucker und Mehl.

Es gibt Situationen, in denen man mehr oder weniger Mahlzeiten benötigt. Auch dann bleibt die Grundregel für Mahlzeiten bestehen – kein Grasen, keine Zwischenmahlzeiten. Nur die Anzahl der Hauptmahlzeiten ändert sich. Dazu kann ich ein paar Beispiele nennen. Als ich mit meinen Zwillingen schwanger war, aß ich sechs Mahlzeiten am Tag, doch das waren echte, geplante Mahlzeiten, die ich achtsam verzehrt habe. (Und als ich drei Jahre später mit nur einem Baby schwanger war, war ich die gesamte Schwangerschaft hindurch mit nur drei Mahlzeiten pro Tag gesund und glücklich.) An dem Tag, als ich den Half Dome erklomm, aß ich sechs Mahlzeiten. Aber nur an diesem einen Tag! Während der kürzeren Vorbereitungstouren vor dem großen Aufstieg blieb ich bei meinen drei Mahlzeiten. Manchmal, aber nicht immer, brauchen Menschen mit einem Magenbypass häufigere, kleinere Mahlzeiten. Das hängt davon ab, wie lange die Operation her ist und wie der Körper individuell auf die Umstellung reagiert. Auch Bodybuilder und Sportler mit hohem Trainingspensum benötigen eventuell mehr als drei Mahlzeiten. Und manche Klienten mit Essstörungen, die mein Programm befolgen, um *zuzunehmen*, kommen mit den Portionsgrößen der Mahlzeiten nicht zurecht und müssen sie anfangs aufteilen. Wie ich schon sagte, es gibt begründete Ausnahmen, doch erfahrungsgemäß kommen die allermeisten mit drei Mahlzeiten am Tag sehr gut zurecht.

Regelmäßige Mahlzeiten gehen zudem mit zahlreichen echten Vorteilen für die Gesundheit einher. Zum Beispiel erhöht sich das nächtliche »Fastenfenster« (die Stunden, in denen man keinerlei Nahrung zu sich nimmt) auf etwa elf bis 14 Stunden. Wenn das Abendessen um sechs Uhr beendet ist und man morgens um sieben frühstückt, sind das 13 Stunden ohne Nahrungsaufnahme, und das erhöht den Fettabbau[8], schenkt mehr Energie und erleichtert auch einen gesunden Nachtschlaf.[9] Ausreichend langes Fasten fördert auch die Autophagie,[10] also den Prozess, über den die Zellen ihre defekten oder unzureichend arbeitenden Bereiche recyclen und reparieren. Das wiederum schützt uns besser vor Infekten und Krankheiten.[11] Obendrein verbessern feste Essenszeiten die Insulinsensitivität, senken den Cholesterinspiegel und unterstützen den Fettabbau.[12]

In Bezug auf Diät und Sport empfiehlt der Zeitgeist gegenwärtig normalerweise Snacks. Deshalb wäre es sinnvoll, an dieser Stelle mit einigen populären Mythen über das Essen im Laufe des Tages aufzuräumen. Der erste Mythos ist, dass kleine, über den Tag verteilte Mahlzeiten den Stoffwechsel in Gang halten und die Energieverbrennung verbessern. Hierzu gibt es viele Studien, und es ist schlichtweg nicht wahr. Ihr Stoffwechsel arbeitet mit drei großen Mahlzeiten pro Tag genauso schnell wie mit sechs kleineren. Es könnte sogar *besser* sein, nur wenige große Mahlzeiten zu essen.[13]

Wozu sollen Snacks denn nun gut sein? Mir fällt keine Diät und kein Ernährungsprogramm ein (abgesehen von Bright Line Eating und einer Handvoll Zwölf-Schritte-Programmen für Essgestörte), wo nur drei Mahlzeiten pro Tag erlaubt sind und sonst nichts. *Jedes* Ernährungskonzept, das ich kenne, bezieht Snacks mit ein. Vielleicht weil man glaubt, Snacks würden einen davon abhalten, Hunger zu bekommen, und seien einfach notwendig, damit die Leute nicht ständig ans Essen denken und glauben, sie bekämen nicht genug. Auch hierzu gibt es Untersuchungen, und zumindest für bestimmte Gruppen gilt das Gegenteil. Es ist das unablässige Essen, das die Menschen unablässig auf Nahrung fixiert, bis sie an nichts anderes mehr denken können und gleich wieder Hunger haben, obwohl ihr Mund gerade erst leer ist. Regelmäßige Mahlzeiten sind ein gutes Gegenmittel.

Wie sieht die klare Regel für Mahlzeiten demnach aus? Bitte stellen Sie sich das bildlich vor. Morgens setzen Sie sich kurz nach dem Aufwachen zum Frühstück hin. Essen im Sitzen ist wichtig, und Sie stellen genau das auf den Tisch, was Sie geplant haben. Gegessen wird nicht im Auto, am Rand des Fußballfelds, im Kino oder auf der Couch. Essenszeit ist nur am Tisch. Indem wir dem Körper neue Signale angewöhnen, um akzeptable Zeitpunkte zur Nahrungsaufnahme zu erkennen, gewöhnen wir ihm alle anderen bisherigen Signale ab.

Das Mittagessen müssen Sie gegebenenfalls am Arbeitsplatz einnehmen. Das klappt am besten, wenn die Mittagspause immer zu festgesetzten Zeiten stattfindet. Auch hier sollten Sie achtsam vorgehen. Schalten Sie den Computer ab. Vielleicht möchten Sie auch ein Dankgebet sprechen.

Für das Abendessen gilt das Gleiche. Bitte nehmen Sie es nicht vor dem Fernseher ein. Unterhaltung kann ein Signal für Entspannung sein oder um gemeinsam zu lachen und zu weinen. Sie sollte jedoch nicht signalisieren, dass jetzt etwas zu essen winkt.

Eine solche Neuprogrammierung des Gehirns ist in unserer »To-Go«-Gesellschaft gar nicht so leicht, doch es lohnt sich. Sobald das Gehirn nämlich genau weiß, wo gegessen wird, ist ihm auch sonnenklar, wo wir nicht essen. Für die Signalorientierten unter uns treten die unablässigen Signale dann in den Hintergrund.

4: Die richtige Menge

Die vierte und letzte klare Regel hat mit der Menge zu tun. Diese Linie weist allem den richtigen Platz zu und sorgt dafür, dass Ihr Gewicht dahinschmilzt und Sie bald die passende Figur für Ihren Körper haben. Sie sind in der Menopause? Sie nehmen Medikamente, von denen Sie mehr Hunger bekommen? Die ganze Familie ist stark übergewichtig? Oder Sie haben eine Schilddrüsenunterfunktion? Keine Sorge, die klare Regel für die richtige Menge ist die Rettung.

Mahlzeiten nach meinem Konzept sind großzügig bemessen, aber dennoch nicht unbegrenzt. Das liegt daran, dass die meisten Erwachsenen von ihrem Gehirn kein zuverlässiges Signal mehr bekommen, wann es genug ist, und die überschüssigen Kalorien nicht mehr verbrauchen. Zudem ist fast niemand, der heutzutage übergewichtig ist, in der Lage, konsequent Portionen zu wählen, mit denen er alles Übergewicht dauerhaft verliert. Daher wird Ihnen diese Entscheidung abgenommen.

Ich empfehle eine digitale Lebensmittelwaage. Ja, wirklich. Wiegen Sie Ihr Essen. Das klingt verrückt? Ich weiß, was Sie jetzt denken. Mir ging es anfangs genauso. Als man mir Wiegen und Messen vorschlug, reagierte ich störrisch. Das klang völlig übertrieben. Ich habe mich *jahrelang* dagegen gesperrt – und weiterhin mit meinem Gewicht gekämpft. Dann aber probierte ich es doch und stellte fest, dass das Abwiegen meiner Mahlzeiten mit einer digitalen Waage für meine Psyche unglaublich befreiend war. Ich musste nicht mehr darüber nachdenken, was ich gerade gegessen hatte, oder mich fragen, ob es zu viel oder zu wenig gewesen war. Ich war mir sicher, dass ich genau die richtige Menge bekam. Das ist sehr wertvoll, denn wenn nun in meinem Kopf eine Stimme behauptet, ich müsse mehr essen, *weiß* ich, dass es der Saboteur ist.

Ich wiege und messe mein Essen genau ab, weil auch solche Präzision automatisiert werden kann. Wenn ich morgens meine Haferflocken abwiege, nehme ich genau 30 Gramm. Nicht 28. Nicht 32. Denn sobald man denkt »Ach, das passt schon«, wird ein Gehirnareal aktiv, das vom Saboteur beeinflussbar ist. Ist das Ungefähr von heute dasselbe wie gestern? »Ich hatte heute früh zwei Gramm weniger Haferflocken, dann kann ich heute Mittag etwas mehr Obst essen.« Nein. Keine Chance. Wir verpflichten uns zu automatisiertem, beständigem Handeln.

Die kleinen Sünden

Kleinigkeiten zwischendurch vertragen sich überhaupt nicht mit klaren Grenzen. Ich probiere nicht von den Saucen auf dem Herd und knabbere bei der Salatzubereitung auch nicht schon mal ein Stück Paprika. Gegessen wird erst bei Tisch. Früher konnte ich unmöglich in der Küche stehen, ohne Löffel abzulecken oder die köstlichen Krusten am Rand der Bratpfanne abzuzupfen. Einmal habe ich mir sogar den Mund zugeklebt, um nicht ständig unbewusst vor mich hin zu naschen. Wirklich *nichts* zwischendurch zu essen, ist wichtig, weil Sie in Bezug auf Ihr Essen absolut aufrichtig werden sollten. Und weil man durch Naschen erschreckend leicht eine Hosengröße zulegt.

Die Geschichte der klaren Grenzen und der Esssucht

Die Prinzipien, aus denen meine klaren Grenzen entstanden, stammen ursprünglich aus einem Zwölf-Schritte-Programm für Esssüchtige. Nachdem ich mit 21 seit einem Jahr trocken und clean war, ergänzte ich meine anderen Zwölf-Schritte-Programme um Treffen für Esssüchtige. Der zentrale Punkt dabei ist, dass die Unterstützung und der Heilungsprozess im Rahmen eines Zwölf-Schritte-Programms zwar von unschätzbarem Wert sein können, mir aber keineswegs beim ersten Treffen der Entwurf für ein unbeschwertes, freies Leben in die Hand gedrückt wurde. Bis zum dauerhaften Erfolg musste ich *acht Jahre* fast täglich meine Treffen besuchen. Es gibt genauso viele verschiedene Ansätze zum Umgang mit zwanghaftem Überessen und Lebensmittelabhängigkeiten im Rahmen eines Zwölf-Schritte-Programms wie Zwölf-Schritte-Programme selbst.*

Die ersten paar Jahre nahm ich an einem Programm teil, in dem es vor allem um Unterstützung ging, nicht um einen konkreten Essensplan. Die Leute kamen zu den Treffen und teilten ihre kurzlebigen Erfolge oder gestanden ihre Essattacken. Sie fanden dort Trost und gegenseitiges Verständnis, doch die meisten blieben dick.

Irgendwann wechselte ich zu einer anderen Gruppe mit strengen Vorgaben. Damit verlor ich mein gesamtes Übergewicht, wofür ich zutiefst dankbar bin. Allerdings war dieses Programm sehr starr und hätte mich – wie in der Einleitung geschildert – beinahe meine Ehe gekostet. Tatsächlich verließ mich mein Mann deswegen für neun Monate. Die Art der Unterweisung für dieses Programm passte somit nicht zu meinem Lebensent-

* Das sind in Amerika mindestens sieben. Auch in Deutschland gibt es verschiedene Gruppierungen, wie die Anonymen Esssüchtigen (OA), www.overeatersanonymous.de, ANAD, www.anad.de, oder Anonyme Esssüchtige in Genesung (Food Addicts; FA), www.foodaddicts.org/deutsch, die wie die Anonymen Alkoholiker auf Zwölf-Schritte-Programmen fußen.

wurf. Dennoch brauchte ich nach wie vor sowohl Struktur als auch Gleichgesinnte.

Das Gemeinschaftsgefühl im Zwölf-Schritte-Programm für Esssüchtige war aus meiner Sicht ein Widerspruch in sich: Je mehr Raum ein Programm für ein erfülltes Leben mit Kindern und anderen Prioritäten lässt, desto schlechter hilft es den Teilnehmern. Die Programme, die ein langfristiges Abnehmen richtig gut unterstützen, sind vom Ansatz her meist geradezu fanatisch streng. Sie funktionieren tatsächlich – aber nur bei denen, die bereit sind, sich der jeweiligen Struktur vollständig zu unterwerfen.

Das eigentlich Interessante jedoch war etwas, was mir mit der Zeit außerhalb der Zwölf-Schritte-Programme bei der Allgemeinheit auffiel. Nur ein sehr geringer Prozentsatz der Menschen in meinem Umfeld, die unbedingt abnehmen mussten und wollten, war bereit, dafür ein Zwölf-Schritte-Programm in Erwägung zu ziehen. Ich dachte lange, sie würden schon irgendwann noch kommen. Und wenn sie ihr Problem weiterhin verleugneten, würden sie eben ewig unter ihrer Esssucht leiden. Mit der Zeit jedoch setzte ein Umdenken ein. Mir wurde klar, dass Esssucht zunächst einmal etwas Anhaltendes ist, wie ich es bei der Verführbarkeitsskala geschildert habe. Viele Betroffene leiden jedoch nicht so extrem, dass sie bereit sind, sich immer wieder mit anderen zu treffen, um öffentlich zu bekennen, dass sie esssüchtig sind. Zudem sind Zwölf-Schritte-Programme auch nicht für jeden geeignet. Manche Menschen können mit dem religiösen Ansatz, Gott um Hilfe zu bitten, nichts anfangen. Andere bleiben lieber für sich. All dies begriff ich eines schönen Tages bei einem Spaziergang mit einer guten Freundin, die starkes Übergewicht hatte. Sie erklärte mir in allen Einzelheiten, warum Zwölf-Schritte-Programme nichts für sie wären. Sie würde dort niemals hingehen. Das verstehe ich inzwischen. Ich habe aber auch miterlebt, wie ihr Gewicht zehn Jahre lang hoch und runter ging, und wollte ihr unbedingt einen Weg zum Erfolg eröffnen.

Bright Line Eating entstand, weil offenbar eine Alternative erforderlich war. Etwas mit ausreichend Struktur für den dauerhaften Erfolg, das aber flexibel genug ist, auch viel beschäftigten Leuten die Teilnahme zu ermöglichen. Es sollte wissenschaftlich fundiert sein und die Gründe für seine Vorgaben wirklich erklären können, anstatt nur stur darauf zu bestehen.

Natürlich finden manche Menschen auch über ein Zwölf-Schritte-Programm zu einem unbeschwerten, freien Leben. Ich kann nicht pauschal sagen, welches der verschiedenen Programme am besten hilft. Das hängt erstens von Ihren individuellen Bedürfnissen, Ihren Vorlieben und Ihrer Situation ab, zweitens bietet nicht jedes Programm überall Treffen an, und drittens können die Treffen desselben Programms von Ort zu Ort sehr unterschiedlich sein. Ich kann Ihnen jedoch verraten, worauf Sie achten sollten, wenn Sie versuchsweise zu einem Treffen gehen. Wenn dort eine Reihe schlanker Menschen auftauchen, die Ihnen Fotos aus ihren »schwersten Zeiten« zeigen und Ihnen begeistert helfen, einen Sponsor zu finden, dann sind Sie dort richtig. Wenn hingegen jede Menge Leute dort sind, die immer noch ziemlich übergewichtig sind und seit Jahren kommen, probieren Sie es woanders.

Wo liegt der genaue Unterschied zwischen Bright Line Eating und einem üblichen Zwölf-Schritte-Programm? Mein Konzept ist wissenschaftlich fundiert und nutzt aktuellste Forschungsergebnisse, um unser weltweites Verständnis für die Adipositas-Pandemie zu erweitern. Wenn Sie auf der Verführbarkeitsskala bei 10 landen, könnte ein Zwölf-Schritte-Programm sehr tröstlich für Sie sein. Vielleicht wollen und brauchen Sie persönlichen Beistand und bevorzugen die direkte Unterstützung der Gemeinschaft. Zudem sind die Treffen kostenlos (falls Sie die Kosten scheuen). Außerdem muss man nicht zwangsläufig wählen. Viele Menschen profitieren davon, beides zu nutzen.

Ich bin ein großer Fan von Unterstützung und Ressourcen. Holen Sie sich, was Sie brauchen, um unbeschwert und frei zu werden und zu bleiben!

Fallstudie: Scott Steinhorst

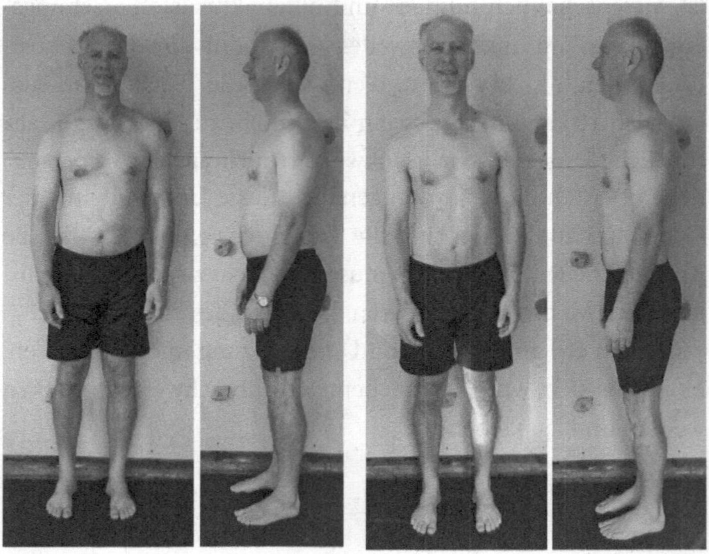

Höchstgewicht: 83 kg
Aktuelles Gewicht: 66 kg
Körpergröße: 1,76 m

Am College war ich noch schlank und fit, aber ich hatte einen empfindlichen Magen. Irgendwann stellte ich fest, dass es mir deutlich besser ging, wenn ich raffinierte Kohlenhydrate aß und immer etwas im Magen hatte. Dadurch gewöhnte ich mir an, zu viel und zu oft zu essen.

Nach dem College hatte ich zehn Jahre lang einen Schreibtischjob als Maschinenbauingenieur und Software-Entwickler. In diesem Zeitraum nahm ich schleichend zu, bis ich mit 83 Kilogramm mein Höchstgewicht erreichte. Ich habe es mehrfach mit Sportprogrammen probiert und mehr über gesunde Ernährung gelernt. Tatsächlich ernährte ich mich besser, aber meine Bemühungen um Gewichtsreduzierung oder regelmäßigen Sport waren wenig erfolgreich. Ich mochte mich selbst nicht mehr und war mit meinem Gewicht sehr unzufrieden.

2001 baute ich mit dem Programm Body-for-LIFE rund 13 Kilo ab. Anschließend behielt ich dieses Ernährungskonzept allerdings nicht bei, und der Sporteifer ließ auch bald wieder nach. Anderthalb Jahre später kündigte ich meine Stelle, um mich zu Hause um die Kinder zu kümmern, und bald unterlag mein Gewicht einem ständigen Jojo-Effekt: Im Herbst und Winter ging es drei bis fünf Kilo nach oben, im Frühjahr baute ich dieses Fett über eine dreiwöchige Entschlackungskur wieder ab. Mir wurde jedoch zunehmend bewusst, dass es mir oft vorkam, als hätte ich keinerlei Kontrolle darüber, was oder wie viel ich aß.

Im Winter 2014/2015 nahm ich mehr zu als sonst und hatte dann im Frühjahr und Sommer nicht den gewohnten Elan. Diesmal schaffte ich es überhaupt nicht, besser zu essen, die dreiwöchige Entschlackung zu Ende zu bringen oder das Übergewicht anderweitig wieder loszuwerden. Ich wusste, dass eine Veränderung anstand, konnte mich aber nicht dazu durchringen.

Im Herbst schrieb ich mich für das Boot Camp von Bright Line Eating ein, und das brachte endlich den gewünschten Erfolg in Bezug auf meine Essensentscheidungen, mein Gewicht und meine Gesundheit, nach dem ich mich so lange gesehnt hatte.

Anfangs fiel es mir schwer, einen Ernährungsplan aufzustellen und jeden Abend meinen Essensplaner zu führen. Es dauerte auch etwas, bis ich wusste, welche Lebensmittel zum Ernährungskonzept passten und was ich essen durfte. Aber ich hatte mir innerlich fest versprochen, mich streng an die klaren Regeln zu halten. Vermutlich waren es Susans Erklärungen zu persönlicher Integrität und den negativen psychologischen Folgen eines Versagens in Bezug auf Essen, die mich so nachhaltig ansprachen.

Als ich das Boot Camp zur Hälfte geschafft hatte, konnte ich meine Ernährung schon viel leichter organisieren und auch das Aufschreiben wurde einfacher. Inzwischen verstand ich das Ernährungskonzept und war mit verschiedenen Mahlzeiten und Nahrungsmitteln vertraut, die ich essen durfte. Die einfache Zubereitung vollwertiger Lebensmittel ging deutlich leichter von der Hand und war weniger zeitraubend als alles, was ich zuvor probiert hatte, und ich hatte kein Problem damit, auch meine Familie gut zu ernähren.

Schon frühzeitig löste sich der Dauernebel in meinem Gehirn und kehrte nie zurück. Ich fühlte mich schwach, aber nicht müde. Es fiel mir sogar leicht, auf koffeinfreien Kaffee umzusteigen, obwohl ich mich früher mit Koffein und Essen über den Tag gerettet hatte. Nach einigen Wochen im Boot Camp stabilisierte sich mein Blutzucker, und ich staunte über das neue, ungewohnte Gefühl, den ganzen Tag gleichmäßig viel Energie zu haben.

Mein Essen wiege ich sehr gern ab. Es ist überaus beruhigend, dass ich jeden Tag und bei jeder Mahlzeit exakt die richtige Menge gesunder Nahrung bekomme. Ohne meine Waage würde ich mich ständig verrückt machen und mich immer fragen: *Sollte ich mehr neh-*

men? Ist das jetzt zu viel? Nehme ich ab? Nehme ich zu? Manchmal fülle ich zu viel gekochten Haferbrei in meine Frühstücksschale und überlege kurz, ob ich es einfach dabei belassen sollte. Dann läuft mein Verstand sofort Amok: *Soll ich? Soll ich nicht? Ist das wichtig? Hat das unerwünschte Folgen?* In solchen Fällen wird mir bewusst, wie sehr sich mein Gehirn normalerweise beruhigt hat und wie schnell man mit Ausnahmen wieder in den Essenszirkus gerät. Damit will ich nichts mehr zu tun haben. Nicht so sehr wegen des Gewichts, sondern wegen meines Seelenfriedens. Der Extralöffel kommt zurück, und ich habe wieder meine stille Freiheit.

Ich bin also schlank. Und frei. Und unbeschwert? In der Vergangenheit habe ich wiederholt unter Depressionen gelitten und hier in Seattle in den letzten Jahren immer mehr Symptome von Winterblues (SAD) bemerkt. Aber diesen Winter, seit ich mich nach Susans Konzept ernähre? Nichts. Kein Hauch von Depressionen oder dem typischen Einigeln im Herbst und Winter. Dafür bin ich sehr, sehr dankbar.

Hin und wieder fühle ich mich von Dingen angezogen, die jenseits der klaren Grenzen angesiedelt sind, besonders wenn sie von anderen Experten als »gesund« empfohlen werden – Dinge wie Smoothies, Säfte, Kombucha oder Rezepte mit lauter Supernährstoffen. Dann erinnere ich mich schnell daran, dass dies Expresstickets in ein Leben sind, das ich nicht mehr will.

Das Essen nahm in meinem Leben so viel Raum ein, dass ich mir wie ein Versager vorkam, als würde ich im Körper eines anderen das Leben eines anderen führen. Heute bin ich ganz bei mir. Ich fühle mich erfolgreich, und ich lebe das Leben, in dem ich am besten ich selbst sein kann.

KAPITEL 7

Automatismen als Rettungsanker

Wer sich zum ersten Mal mit dem Konzept von Bright Line Eating befasst, stellt (nach dem ersten Schock wegen des Verzichts auf Zucker und Mehl) regelmäßig dieselben Fragen: »Braucht man nicht jede Menge Willenskraft für diese klaren Regeln?« – »Wie um alles in der Welt soll ich das schaffen?« – »Ist das nicht auch nur wieder eine Diät, die mir alles Mögliche verbietet?« Ich sage dann, dass dies keineswegs der Fall ist. Der Grund, weshalb Menschen mit diesem Konzept ihr Übergewicht abbauen und das neue Gewicht vor allem auch halten, ist, dass das Gesamtkonzept darauf abzielt, das Essverhalten aus dem Teil des Gehirns, wo Entscheidungen getroffen werden, in den Teil zu verlagern, wo die Dinge automatisiert ablaufen, nämlich vom präfrontalen Kortex in die Basalganglien. Während der Umstellungsphase braucht man dafür etwas Disziplin, danach jedoch ist Willenskraft kaum mehr erforderlich.

Verhaltensweisen, die man ständig wiederholt, werden von uns automatisiert. Das ist von zentraler Bedeutung, denn schließlich möchten wir den Saboteur ausschalten. Die Frage der eigenen Entscheidung soll sich gar nicht erst stellen. Ich möchte Sie so präparieren, dass alle Komponenten der klaren

Grenzen jeden Tag automatisch ablaufen. Damit schlagen wir drei Fliegen mit einer Klappe: Sie erreichen und halten Ihr Zielgewicht, die Willenskraft wird entlastet, und die Gedanken kreisen nicht mehr unablässig ums Essen. Das Gehirn muss nichts mehr austüfteln, keine Fragen stellen und nichts entscheiden. Die Wahl der passenden Lebensmittel wird reine Gewohnheitssache.

Gewohnheiten im Gehirn

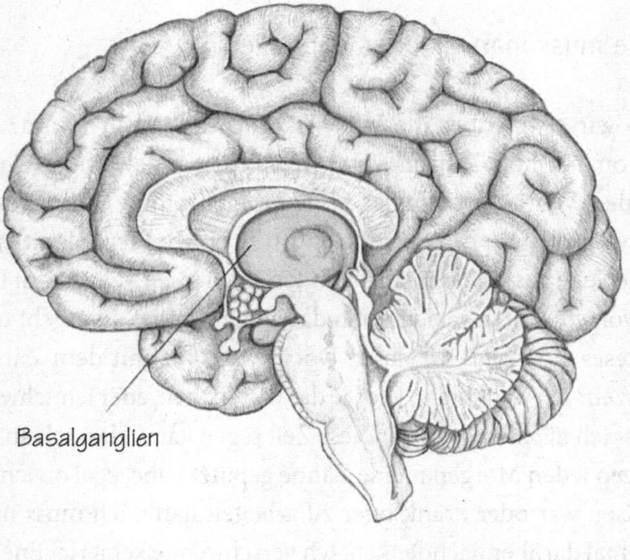

Evolutionär betrachtet ist das Gehirn gern bereit, bestimmte Verhaltensweisen zu automatisieren. Damit erhalten andere Bereiche die Freiheit für eigene Entscheidungen. Wenn wir früher die Felder bestellt haben oder am Feuermachen waren, waren wir den Raubtieren ausgeliefert. Wer solche Handlungen durchführen konnte, ohne bewusst darüber nachzudenken, konnte nebenher auf jedes Rascheln im Unterholz achten und hatte genug geistige Bandbreite übrig, um blitzschnell zu erkennen, ob ein Schakal nahte oder ein anderes Stammesmitglied. Solche Automatismen werden von den Basalganglien gesteuert.

Wie muss man sich das vorstellen?

Ob wir etwas über die Willenskraft oder durch Einsatz des automatischen Gehirns vollbringen, ist ein gewaltiger Unterschied. Wer je versucht hat, seine Morgenroutine um eine neue Gewohnheit zu erweitern – Sport, fünf Minuten Meditieren, eine Seite aus einem inspirierenden Buch lesen –, kann ein Lied davon singen, wie leicht man das Neue vergisst, übergeht oder »dieses eine Mal« weglässt. Doch wie ist es mit dem Zähneputzen? Ich weiß nicht, wie Sie das handhaben, aber ich schwöre, dass ich nächstes Jahr um diese Zeit sagen kann, dass ich an 365 Tagen jeden Morgen meine Zähne geputzt habe, egal ob ich auf Reisen war oder krank oder zu arbeiten hatte. Ich muss nicht einmal darüber nachdenken. Ich verschwende keinerlei Energie darauf, mich zu sorgen, ob ich das auch schaffe. Meine kleinen Töchter hingegen sehen das ganz anders. Sie müssen jeden Tag mit Nachdruck daran erinnert werden. Warum? Sie haben es noch nicht automatisiert.

Erinnern Sie sich noch an Ihre ersten Fahrstunden? An Ihre erste Autobahnfahrt und den vielen Verkehr dort? Erinnern Sie sich an das Herzrasen und die *Konzentration*, die Sie dafür brauchten? Heute können Sie unterwegs mal einen Schluck Kaffee trinken oder den Radiosender wechseln. Denn sobald wir etwas automatisiert haben, werden *erhebliche* kognitive Ressourcen für andere Dinge freigesetzt. Und man muss über dieses Verhalten überhaupt nicht mehr nachdenken. Es geschieht wie von selbst.

Das Beste an der Einhaltung der neuen Regeln ist, dass es sich irgendwann unangenehm anfühlen wird, sie *nicht* einzuhalten. Eine Freundin von mir bekam erst in fortgeschrittenem Alter eine Zahnschiene gegen Zähneknirschen. Zwei Monate lang hasste sie es. Inzwischen kann sie ohne ihre Schiene nicht mehr einschlafen. Es besteht kein Zweifel: Wenn Sie meine klaren Grenzen ein paar Monate einüben, bis sie zur festen Gewohnheit werden, machen Sie sich mit dieser Automatisierung ein Dauergeschenk für jeden Tag Ihres Lebens – eines komplett unbeschwerten, freien Lebens.

Wie lange dauert Automatisierung?

Das führt uns zu der Frage, wie lange es dauert, eine neue Gewohnheit einzuschleifen. Wie schnell klappt der Übergang, bis Sie nicht mehr bewusst Ihr Essen abwiegen, sich absichtlich an den Tisch setzen oder an Ihrem Lieblingsimbiss einfach vorbeifahren? Wann denkt man nicht mehr darüber nach? Auch hier möchte ich ein Beispiel anführen. Ich habe definitiv ein sehr ausgefülltes Leben. Über meine Ernährung denke ich jedoch ebenso wenig nach wie über das Zähneputzen. Ich esse einfach. Aber ganz ohne Mühe bin ich natürlich nicht an diesen Punkt gekommen.

Tatsache ist: Um unbeschwert und frei zu werden, musste ich mich eine Zeit lang sehr intensiv darauf konzentrieren, meine Ernährung in den Griff zu bekommen. Ich wünschte, es gäbe eine Welt, in der Menschen wie ich (und vielleicht auch wie Sie) essen dürften, was immer sie wollen und wann immer sie wollen, und trotzdem frei und unbeschwert leben. So eine Welt gab es vielleicht vor 1000 Jahren, aber heute leben wir in einer anderen Welt. Wenn Sie also das genießen wollen, was es hier und heute gibt, müssen Sie eine Zeit lang eine gewisse Energie aufbringen, um Ihre Ernährung umzustellen.

Wie lange dauert es, bis sich eine neue Gewohnheit herausbildet? Hierzu gibt es Untersuchungen, in denen die Teilnehmer aufgefordert wurden, ihr Ess- oder Trinkverhalten oder ihre Aktivität zu verändern. Dann mussten sie aufschreiben, ob sie das neue Verhalten jeden Tag einhielten und ob sich dies automatisch anfühlte. Im Durchschnitt dauerte es 66 Tage, bis eine neue Verhaltensweise zu 95 Prozent automatisch ablief.[1] Das entspricht nicht dem, was diesbezüglich üblicherweise berichtet wird. Nein, es dauert nicht nur 21 Tage, bis etwas zur Gewohnheit wird. Auch nicht 30. Die tatsächliche Anzahl sind 66 Tage. Das ist allerdings nur die Durchschnittszahl, denn das Spektrum ist enorm breit gestreut. Am unteren Ende bestanden manche Automatismen schon nach 18 Tagen, am oberen Ende erst nach 254 Tagen.

Das heißt, dass Sie zwischen 18 und 254 Tage einkalkulieren sollten, in denen Sie konzentriert bei der Stange bleiben. Bitte denken Sie jedoch daran, dass die Teilnehmer der Studie nur *eine* neue Verhaltensweise in ihr Leben einbauen sollten. Um unbeschwert und frei zu werden, müssen Sie verschiedene neue Gewohnheiten einüben und viel Altes ablegen, im Einzelfall auch eine Sucht bekämpfen. Das ist viel verlangt.

Plüschpantoffeln

Bis alle neuen Verhaltensweisen automatisiert ablaufen, sollten Sie sich daher bewusst vor Augen halten, dass Sie Ihre Willenskraft in der Übergangsphase stark unter Druck setzen. Achten Sie darauf, sich anderweitig zu entlasten. Vielleicht können Sie Ihr Arbeitspensum etwas herunterschrauben. Machen Sie sich bewusst, welche Aufgaben an Ihrer Selbstbeherrschung zehren (zum Beispiel die Kinder ins Bett bringen), und planen Sie Ihre Mahlzeiten dementsprechend ein. Wenn Sie die gefürchtete Mittwochsbesprechung bisher nur dank des Kuchentabletts überstanden haben, sollten Sie Ihr Mittagessen vorher einnehmen. Sorgen Sie außerdem für ausreichend Schlaf. Über Nacht können wir unsere Willenskraft hervorragend neu aufladen.[2]

Die Faustregel in den ersten Tagen und Wochen lautet daher:

Immer mit der Ruhe. Stellen Sie sich vor, Sie würden den ganzen Tag in dicken Plüschpantoffeln herumlaufen. Diese Haltung sollten Sie sich in der frühen Diätphase zugestehen. Vielleicht sind Sie einige Monate ausgesprochen müde. Das ist normal. Es geht vorüber. Trinken Sie viel Wasser und nehmen Sie die Müdigkeit als gegeben hin, in dem Wissen, dass sie nicht von Dauer sein wird. Irgendwann wird es Ihnen rundum gut gehen, und Sie werden vor Tatendrang platzen – später. Bis dahin dürfen Sie sich selbst in Watte packen. Ein wichtiger Baustein dafür lautet …

Kein Sport!

Ja, richtig gelesen. Die klaren Regeln beinhalten keinen Sport. In der Umstellungsphase, in der sich neue Gewohnheiten einschleifen sollen, rate ich dringend davon ab, die Aktivität zu erhöhen. Das nagt nämlich an der Willenskraft und gefährdet somit Ihre langfristigen Ziele. Sport ist der Tropfen, der das Fass zum Überlaufen bringt.

Sobald Sie automatisch die Regeln für ein unbeschwertes, freies Leben einhalten, kann Sport Ihnen körperlich und psychisch sehr guttun. Untersuchungen zufolge kann regelmäßiges Training das Gedächtnis, die Aufmerksamkeit und die Lernfähigkeit verbessern[3] und der Alzheimer-Krankheit und anderen Formen der Demenz die Stirn bieten.[4] Obendrein stärkt Sport das Immunsystem[5] sowie Muskulatur, Knochen und Gleichgewicht und trägt so zum Schutz vor Osteoporose bei.[6]

Aktives Körpertraining tut dem Herzen gut, dem Selbstbewusstsein[7] und sogar dem Sexualleben.[8] Und wenn Sie irgendwann einen hübschen, schlanken Körper haben, hilft Sport, diese äußere Erscheinung zu erhalten. Nur zum Abnehmen trägt Sport leider nicht bei.

Doch, das stimmt. Sport macht nicht schlank. Dr. Timothy Church von der Louisiana State University[9] teilte für eine Studie 464 übergewichtige Frauen nach der Menopause in vier Gruppen ein. Jede Gruppe sollte im Durchschnitt jeweils null, 72, 136 oder 194 Minuten pro Woche Sport treiben, und zwar bei einer Intensität von 50 Prozent ihrer maximalen Sauerstoffkapazität (VO_2 max). Ernährungsvorgaben bekamen sie dabei nicht. Nach sechs Monaten hatten die sporttreibenden Frauen nicht mehr Gewicht abgebaut als die sportfreie Kontrollgruppe. Bei mehr Bewegung strebt der Körper nämlich nach Ausgleich, weshalb die sportlichen Frauen mehr Hunger bekamen und ihren Appetit schlechter zügeln konnten. Ihre Saboteure konnten sie nach dem Training also erfolgreicher zu einem Latte mit Muffin überreden.

Bei näherer Beleuchtung der wissenschaftlichen Ergebnisse zu Sport gibt es in Bezug auf Abnehmen leider keine Vorteile. Mir ist selbstverständlich bewusst, dass Menschen mit dem Programm *The Biggest Loser* viel Gewicht abbauen. Das ist jedoch nicht von Dauer,[10] und darauf kommt es an. Dass in der Abnehmphase von Bright Line Eating kein Sport angesetzt wird, beruht darauf, dass die Umstellung bereits jedes Quäntchen Konzentration und Willenskraft erfordern wird, bis die klaren Grenzen zuverlässig gefestigt sind. Jede Ablenkung und jede zusätzliche Beanspruchung Ihrer Disziplin erhöht die Gefahr, dass Sie Abkürzungen wählen, immer häufiger Ausnahmen zulassen und am Ende alle Anstrengung umsonst war. Machen Sie sich lieber selbst ein Geschenk, indem Sie sich in diesem kurzen Zeitraum gründlich konzentrieren, damit Sie den Rest Ihres Lebens davon profitieren. Abnehmen sollte eine einmalige Sache sein, eine sehr kurze, besondere Zeit in Ihrem Leben. Sorgen wir dafür, dass Sie Ihre Fettpolster ein einziges Mal zügig abbauen. Genau jetzt. Danach können Sie wieder Sport treiben und dies bei angemessenem Gewicht ein Leben lang genießen.

Falls Sie immer noch skeptisch sind, kann ich Ihnen versichern, dass in meinen Boot Camps Tausende ihr Übergewicht ohne Sport verloren haben. Das habe ich mit eigenen Augen gesehen. Das Gegenteil allerdings auch.

Die Teilnehmer der Studie, aus der die Tabelle auf der rechten Seite hervorging, waren aufgefordert worden, ihr Aktivitätslevel während des achtwöchigen Onlinekurses einzustufen. Dabei zeigte sich, dass mehr Sport während der Phase, in der neue Essgewohnheiten eingeübt und automatisiert werden sollten, das Abnehmen *erschwerte.* Andere Gruppen bestätigen diese Beobachtung. Eine Untersuchung am Biomedizinischen Forschungszentrum Pennington (PBRC) ergab, dass die Gruppe, die nur Diät halten sollte, in den ersten acht Wochen rund fünf Prozent ihres Anfangsgewichts verlor, wohingegen die Diät-plus-Sport-Gruppe lediglich 3,5 Prozent schaffte.[11]

Wir sollten also zur Kenntnis nehmen, dass körperliche Aktivität für viele von uns Teil des Krankheitsbilds ist. An dieser Stelle wird es knifflig, denn schließlich ist Sport auch sehr

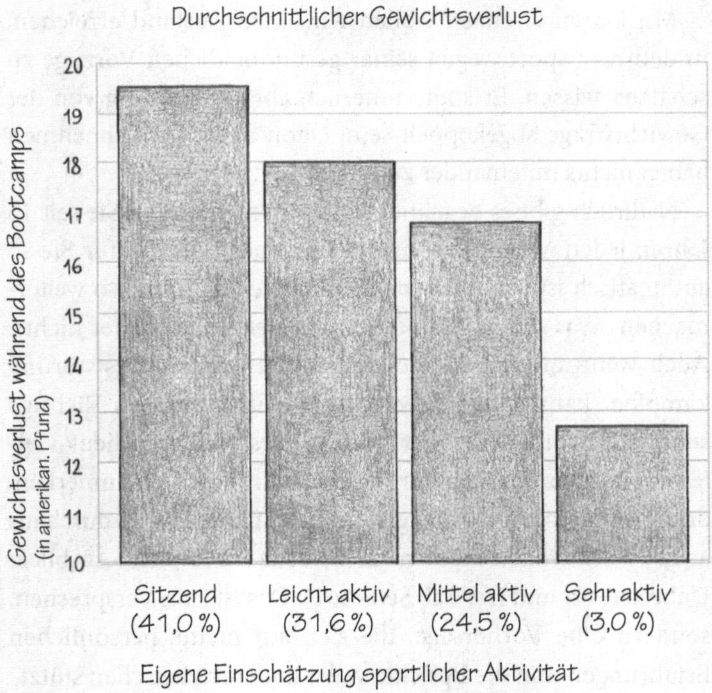

gesund und absolut empfehlenswert. Selbstverständlich sollten wir Sport treiben! Nur macht regelmäßiges Training vielen (nicht allen) Abnehmekandidaten, die in meinen Boot Camps aufschlagen, das Leben noch schwerer. Übermäßiges Training zur Kompensation von übermäßigem Essen kann zudem ebenfalls Suchtcharakter annehmen, was den Betroffenen nicht einmal auffällt. Nimmt man ihnen diese Krücke jedoch – und sei es nur für ein paar Monate und aus gutem Grund –, machen sich die Neurosen bemerkbar.

Mit klaren Grenzen wollen wir einen Zustand erreichen, in dem wir Sport wegen seiner gesundheitlichen Vorzüge zu schätzen wissen. Er sollte innerlich aber vollständig von der Gewichtsfrage abgekoppelt sein. Denn Sport und Abnehmen haben nichts miteinander zu tun.

Natürlich gibt es begründete Ausnahmen: Wenn Sie seit 15 Jahren jeden Morgen Frühsport betreiben und das für Sie so automatisch ist wie Zähneputzen, können Sie ruhig so weitermachen. Was die Willenskraft nicht belastet, schadet nichts. Auch wenn Sie mit Depressionen oder einer Angststörung kämpfen, kann mehr Bewegung im Einzelfall das Richtige sein. Ein depressives oder geängstigtes Gehirn scheut vielleicht vor mehr Freiheit zurück. Hierzu möchte ich anmerken, dass Depressionen und Angst mit Bright Line Eating durchaus auch verschwinden können (mehr dazu im Kapitel »Ausblick: Unbeschwert und frei«, ab Seite 361). Das ist kein Versprechen, sondern eine Vorhersage, die sich auf meine persönlichen Erfahrungen und die Berichte vieler anderer Menschen stützt.

Automatisierung

Meine klaren Grenzen beruhen auf aktuellen Erkenntnissen zur »Automatisierbarkeit«. Manche Verhaltensweisen lassen sich gut automatisieren, andere weniger gut. Drei Mahlzeiten pro Tag gehen einem schnell in Fleisch und Blut über. Sich sechs Mahlzeiten pro Tag anzugewöhnen ist deutlich schwieriger. Als ich mit meinen Zwillingen schwanger war, habe ich das getan.

Aber es war schwer. Zu diesem Zeitpunkt ernährte ich mich schon seit Jahren nach klaren Regeln, und hinterher hielt ich sie so schnell wie möglich wieder ein, weil ich meine Automatismen brauchte. Mit sechs Mahlzeiten musste ich irgendwie ständig herumjonglieren.

Wenn wir von unserem Ernährungskonzept und den Strategien, die Sie in Teil 3 kennenlernen werden, abweichen, kann unversehens das Willensloch aufklaffen und der Saboteur wieder zuschlagen. So einfach ist die Sache. In Teil 4 erfahren Sie, wie und wann Ausnahmen akzeptabel sind. Zum Beispiel können wir das Obst von mittags auf abends verschieben, wenn wir zu einer Hochzeit gehen und statt Kuchen Obst essen möchten. Das ist eine kluge Strategie. Eine einmalige, bewusste Ausnahme oder auch eine längerfristige, strukturierte Umstellung (zum Beispiel während einer Schwangerschaft) ist jedoch etwas ganz anderes als tägliches Hin- und Hertauschen von Lebensmitteln und Kategorien je nach Lust und Laune. Damit ist das Scheitern vorprogrammiert. In vielen Fällen sind Portionen nach Augenmaß ebenso problematisch, denn der Saboteur hat damit ein leichtes Spiel und kann uns einreden, dass wir nicht genug hatten. Ich weiß, wovon ich spreche! Manchmal bin ich ohne meine Waage unterwegs, und Sie dürfen mir ruhig glauben, dass mein Saboteur mich bei solchen Gelegenheiten regelmäßig fragt, ob ich nicht doch etwas mehr essen sollte. Lassen Sie den prüfenden, entscheidenden Teil des Gehirns gar nicht erst ins Spiel kommen.

Sie sind herzlich eingeladen

In den kommenden Monaten müssen Sie zahllose Automatismen abstellen und neue Verhaltensweisen automatisieren. Dazu brauchen Sie fast alle verfügbare Disziplin. Und dafür wiederum müssen Sie in Ihrem Leben Raum schaffen. Schalten Sie einen Gang zurück. Seien Sie nett zu sich. Erkennen Sie an, dass diese Phase des Gewichtsabbaus eine einzigartig intensive und in vielerlei Hinsicht wertvolle Zeit sein wird. Sie machen sich ein unglaublich kostbares Geschenk.

Wenn Sie die klaren Grenzen konsequent umsetzen, werden diese automatisiert, und das zahlt sich Ihr Leben lang aus. Fast jeder Traum, den Sie für sich hegten, wird wahr werden. Wenn Sie sich dafür jedoch nicht ausreichend Zeit reservieren und partout zu viel trainieren, arbeiten oder sich anderweitig in die Enge treiben wollen, können Sie die Umstellung nicht ausreichend festigen, verdrahten bestimmte Ausflüchte im Gehirn, und flugs ist auch das Grenzenziehen nur ein weiterer vorübergehender Versuch in Ihrer Diätgeschichte.

Ich lade Sie ein, sich hier und jetzt konsequent für meinen Ansatz zu entscheiden. Ohne Wenn und Aber. Ohne Ausnahmen. Sie müssen darauf vertrauen. Lassen Sie sich nicht länger ausbremsen. Machen Sie sich dieses Geschenk.

Fallstudie: Jan Deutsch

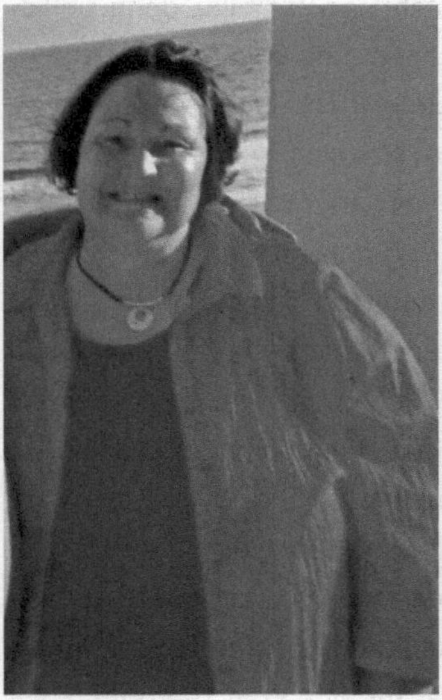

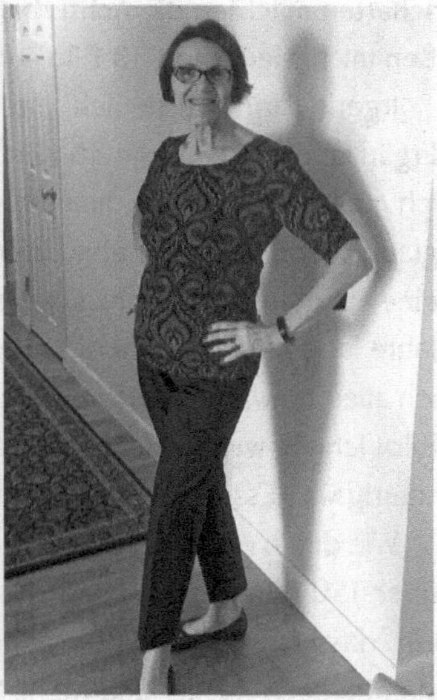

Höchstgewicht: 151 kg
Aktuelles Gewicht: 64 kg
Körpergröße: 1,69 m

Mit 14 Jahren war mein Körper schon voll ausgereift, was mir ausgesprochen unangenehm war. Damals wog ich 61 Kilogramm bei einer Körpergröße von knapp 1,70 Meter, war also keineswegs übergewichtig. In meinen Augen war ich jedoch fett. Also ging ich zu den Weight Watchers. Mit 17 war ich bestens in Form, doch dann kam ich aufs College und nahm gleich im ersten Jahr neun

Kilo zu. So begann ein Auf und Ab, bei dem ich diese neun Kilo immer wieder abbaute und erneut zunahm. Meine drei Schwangerschaften machten die Achterbahnfahrt noch steiler, denn sie ließen mich wiederholt 18 Kilo zunehmen und abnehmen.

Irgendwann wurde ich mit einer Diät auf der Basis von Ergänzungsmitteln volle 36 Kilo los. Noch am selben Tag, an dem ich mein Ziel erreichte, fing ich wieder an, Fastfood zu essen. Ich glaube, das war mein absoluter Tiefpunkt. Ich kam mir vor wie eine absolute Versagerin. Danach gab ich völlig auf und zog acht Jahre lang keine Diät mehr in Betracht. In diesem Zeitraum nahm ich alles zu, was ich verloren hatte, und noch mehr, insgesamt 69 Kilo! Ich aß, wann immer es etwas gab. Egal ob ich glücklich oder traurig war, Essen war mein größter Trost.

Wie durch ein Wunder fand ich bei meinem Höchstgewicht von über 150 Kilo meinen bariatrischen Facharzt. Da sah ich endlich ein, dass ich keineswegs willensschwach und faul war, sondern süchtig nach Zucker und Mehl. Was für eine Erleichterung!

Dank einer kalorienreduzierten Diät ohne Zucker, Maissirup und Weißmehlprodukten nahm ich zunächst deutlich ab. Eines Tages jedoch öffnete ich auf der Suche nach etwas zu naschen eine Packung Rosinen. Im Verlauf des Wochenendes futterte ich die ganze Packung, und jenes Gefühl, die Kontrolle verloren zu haben, kehrte zurück. Einige Tage später hörte ich zum Glück ein Interview mit Susan Peirce Thompson. Ihre Antworten auf die Fragen von Ernährungsberaterin Katie Mae brachten tief in meinem Inneren so viel zum Klingen, dass ich augenblicklich alles Mehl verbannte, meinen Süßstoffverbrauch reduzierte, nur noch drei Mahlzeiten pro Tag zu mir nahm und tatsächlich mein Essen abwog und maß.

Die beiden klaren Grenzen, die meinen Erfolg am meisten beeinflusst haben, waren in meinen Augen die drei Mahlzeiten pro Tag, und dass ich mir jeweils am Vorabend genau überlegte, was ich essen wollte. Ich bin ein typischer »Graser« und habe am liebsten stündlich etwas gegessen. Bei den Mahlzeiten habe ich mich dafür nie richtig satt gegessen, denn ich wollte noch ein bisschen Luft für ein, zwei kleine Snacks im Laufe des Abends lassen. Das Schwierigste war für mich der Verzicht auf das Herumnaschen, denn damit fielen meine diversen abendlichen Minimahlzeiten weg. Ich brauchte drei oder vier Wochen, bis ich mich daran gewöhnt hatte. Bis dahin trank ich jede Menge Tee, gab meinen Händen etwas anderes zu tun und hielt mich aus der Küche fern.

Hierzu sei erwähnt, dass ich mich zuvor vollwertig und pflanzlich basiert ernährte, was eigentlich bedeutet, dass man beliebig viel essen darf. Für mich galt das allerdings nicht, denn mein Gehirn war auf zwanghaftes Überessen programmiert und ließ mich immer mehr und mehr futtern. Deshalb fand ich die Verführbarkeitsskala so logisch. Ich liege ganz oben – bei 10. Das heißt, ich weiß nicht, wann Schluss ist. Selbst nach der Erreichung meines Zielgewichts wiege und messe ich weiterhin mein Essen, weil mir das Freiheit verschafft. So weiß ich, dass ich genau so viel auf dem Teller habe, wie ich brauche, und bin jeden Zweifel los.

Ich trage Kleidergröße 38 oder 40, ob Jeans oder Kleid, und wiege fast fünf Kilo weniger als bei meiner Hochzeit. Mein Leben hat sich in den letzten sechs Jahren massiv verändert. In meinen schlimmsten Zeiten waren meine Triglyzeridwerte extrem hoch, mein HbA1c stieg in den diabetischen Bereich von 6,9, und meine Knie, Hüften und der Rücken ächzten unter den fast

100 Kilo Übergewicht, die ich ihnen zumutete. Heute stimmen alle Blutwerte, und ich bin die Schmerzen los. Früher waren mir viele anstrengende Aktivitäten nicht möglich – ich selbst hatte sie mir unmöglich gemacht. Inzwischen habe ich an mehreren Fünf-Meilen-Läufen und einem Zehn-Meilen-Walk teilgenommen. Ich fahre Kajak und Kanu und kann auch wieder Radfahren. Zu meinen eindrücklichsten Erinnerungen gehört, dass ich mir letztes Jahr einen Wunsch erfüllte, den ich seit 20 Jahren hegte, seit ich einst in Vermont auf einem Golfplatz die Paraglider über mir fliegen sah. Damals dachte ich: »Das will ich eines Tages auch mal machen.« Und dann sah ich an meinem 135 Kilo schweren Körper herunter und sagte mir: »Keine Chance.« Denn für Passagiere galt ein Höchstgewicht. Nun, im August 2015 wurde mein Traum Wirklichkeit. Es war so herrlich, über die Berge zu gleiten. So werden Träume wirklich wahr.

Teil 3

Der Fahrplan: Auf geht's!

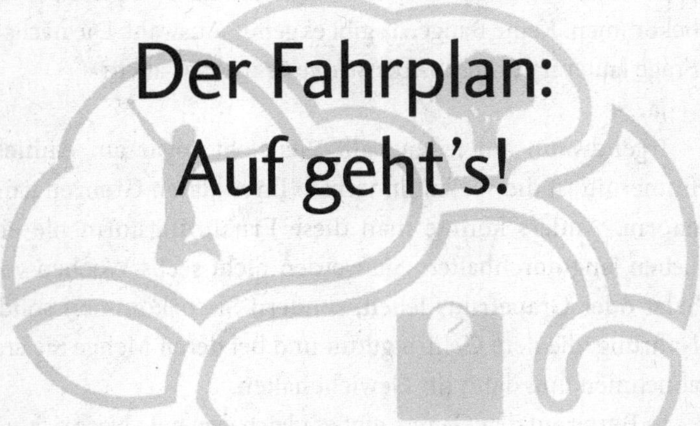

KAPITEL 8

Das Ernährungskonzept

Jetzt wollen Sie bestimmt endlich erfahren, was Sie zu essen bekommen. Keine Bange, da gibt es genug Auswahl. Die nächste Frage lautet natürlich: »Aber *schmeckt* mir das auch?«

Ja.

Irgendwann auf jeden Fall. Vielleicht sogar auf Anhieb. Immerhin ist die Vielfalt innerhalb Ihrer klaren Grenzen ganz enorm. Anders könnte man diese Ernährungsform nie ein Leben lang durchhalten. Sie werden nicht sechs Wochen von Salat oder Grapefruits leben, sondern Sie bekommen solide Nahrung, die dem Gehirn guttut und bei deren Menge Sie erst abnehmen und dann Ihr Gewicht halten.

In Bezug auf den Genuss gibt es gleich drei gute Nachrichten. Falls erstens die Herunterregulierung ein Problem war, werden Sie im Verlauf der Heilung Ihrer Dopaminrezeptoren feststellen, dass Ihnen Ihr Essen bald schmackhaft erscheint wie seit Jahren nicht mehr. Zweitens stirbt *alle zwei Wochen* eine Geschmacksknospe ab und wird durch eine neue ersetzt.[1] Während der Entgiftungsphase durchlaufen die Geschmacksknospen somit eine eigene Evolution, sodass Ihr Essen binnen Kurzem ganz erstaunlich schmecken wird. Das sage ich als jemand, der früher einen ganzen Keksteig vertilgen konnte und heute jede Menge Gemüse isst. Ich liebe mein Gemüse. Es schmeckt unglaublich gut, und ich werde davon rundum satt. Dennoch bin ich nicht einfach eines Morgens als Gemüsefan aufgewacht. Drittens werden Sie merken, dass Ihr Essen besser schmeckt, weil Sie vor jeder Mahlzeit richtig Hunger haben und Ihr Körper ernsthaft Energie wünscht und braucht.[2] Das hat tatsächlich großen Einfluss auf den Geschmackssinn. Ich weiß nicht, wie es Ihnen geht, aber früher habe ich regelmäßig gegessen, bevor sich der Hunger meldete. Und weil mein Körper eigentlich nichts benötigte, brauchte ich geschmacksoptimierte Aromabomben, um meine ausgelaugten Sinne anzusprechen. Heute ist das anders. Wenn der Körper wirklich Hunger hat, munden farbenfrohe, gesunde Speisen ganz fantastisch. Es ist, als würde der Körper sagen: »Köstlich! Danke!«

Bevor Sie den Ernährungsplan erstmals komplett durchlesen, möchte ich eine Warnung aussprechen. Die Vorgaben erscheinen vielen auf den ersten Blick erschreckend kompliziert und streng. Diese Reaktion ist ganz normal. Ich verspreche Ihnen, dass es sehr, sehr schnell ganz einfach wird. Ernährung ist nur deshalb so kompliziert, weil es so viele Möglichkeiten gibt. Das alles nachzulesen kann sich anfühlen, als wolle man einen Schluck Wasser aus einem Hydranten trinken. Deshalb bitte ich Sie, diesen Abschnitt zunächst in Ruhe zu lesen. Danach atmen Sie tief durch, beruhigen sich und nehmen sich vor, es einfach mal eine Zeit lang zu probieren. Dann können Sie weitersehen. Keine Verpflichtungen, nur ein Experiment. Das haben Tausende erfolgreich absolviert, und die sind auch nur ganz normale Menschen. Wenn Sie sich darauf einlassen, funktioniert das Konzept wunderbar.

Es gibt noch etwas, auf das ich Sie vorbereiten möchte, was aus meinem Mund vielleicht überraschend klingt: Dieses Ernährungskonzept dient *nicht* dazu, Sie optimal zu ernähren. Es ist breit gefächert und lässt viel Spielraum, innerhalb dessen Sie unbeschwert und frei werden können. Mir geht es darum, dass Sie nach Ihrer Verwandlung oder irgendwann im Laufe der Zeit Lust bekommen, immer mehr Dinge auszuprobieren, die immer gesünder werden. Sie sollen von selbst neugierig werden, woher Sie Nährstoffe bekommen, und können dann Ihren Eisbergsalat gegen Rucola und Grünkohl eintauschen. Da ich jedoch bereits verlange, dass Sie Zucker und Mehl vollständig aufgeben, nicht mehr zwischendurch naschen und alle Mengen genau wiegen oder abmessen, werde ich keine weiteren Empfehlungen abgeben, die nicht unmittelbar zum ersten Gewichtsverlust beitragen. Es gibt andere Experten, denen es nur darum geht, wie Sie durch optimale Ernährung möglichst gesund leben, und die davon weit mehr verstehen als ich. Mein Job ist vorläufig ein anderer, denn ich will Ihnen zu einem passenden Körperumfang verhelfen – und dazu, dass Sie wieder selbst bestimmen können, was Sie wann essen. Sobald Sie diesen Punkt erreicht haben, können Sie auf Wunsch auch gesündere Entscheidungen treffen. Wobei nichts dagegen spricht, sich von Beginn an optimal mit Nährstoffen zu versorgen. Alle wirklich nahrhaften Lebensmittel sind erlaubt, sodass Ihrem Erfolg nichts im Wege steht.

Wenn Sie nun den Ernährungsplan für die Abnehmphase überfliegen, fragen Sie sich vielleicht, inwiefern dieses Konzept für jeden geeignet ist. Diese Frage höre ich häufig. Die Antwort lautet, dass man je nach Größe und Stoffwechsel einfach unterschiedlich *schnell* abnimmt. Erst wenn das Zielgewicht erreicht ist, benötigen wir je nach Bedarf unterschiedlich viel Nahrung zur Erhaltung. Dennoch empfiehlt auch der Ernährungsplan zum Abnehmen nicht jeden Tag und für jeden genau dasselbe. Männer bekommen beispielsweise mehr Proteine als Frauen. Man hat zudem selber Einfluss auf die Nahrungsmenge. Sie können selbst entscheiden, ob Sie Ihren Proteinbedarf über körnigen Frischkäse oder über Cashewkerne decken, doch mit den Cashewkernen nehmen Sie fast viermal so viele Kalorien auf wie mit dem Frischkäse. Das ist gemeint, wenn es innerhalb des eigenen Spielraums um die Frage »leicht« oder »schwer« geht – je nachdem, was Sie brauchen oder ob Sie vorab schon wissen, dass Sie an dem Tag lange unterwegs sein werden.

Ein weiterer wichtiger Punkt: Falls Sie sich aus gutem Grund nach Paleo-Grundsätzen, vegetarisch, vegan oder glutenfrei ernähren, können Sie sicher sein, dass dieses Ernährungskonzept gut zu Ihren Bedürfnissen passt. Sie brauchen sich nicht umzustellen. Ich ernähre mich seit 2012 weitgehend pflanzlich und bin dank klarer Grenzen wunderbar schlank geblieben – sowohl in der Zeit, wo ich noch Fleisch und Milchprodukte gegessen habe, als auch seither. Solange Ihre Ernährungsphilosophie nicht darauf basiert, dass es jeden Abend Kekse gibt, hat sie innerhalb klarer Grenzen Bestand.

Zu guter Letzt lade ich Sie ein, sich vorbehaltlos zu öffnen. Die erfolgreichsten Absolventen meines Konzepts lassen sich vertrauensvoll darauf ein und befolgen einfach die Regeln. Schließlich sind Sie bisher mit jedem anderen Versuch gescheitert, nicht wahr? Hier haben Tausende bewiesen, dass dieser Weg funktioniert. Vertrauen auch Sie darauf.

Mit diesem Fahrplan nehmen Sie ab

Wer fünf oder mehr Kilo abnehmen muss, hält sich an diesen Plan, bis das Zielgewicht erreicht ist. Wenn Sie es bereits erreicht haben oder weniger abnehmen müssen, können Sie dieses Kapitel lesen und dann gleich mit dem Kapitel »Das Zielgewicht erreichen« (ab Seite 342) fortfahren. Dort wird der Erhaltungsplan dargestellt, nach dem Sie von Anfang an vorgehen.

Ernährungsplan zum Abnehmen	
Frühstück	1 Protein
	1 Frühstücksbrei
	1 Stück Obst
Mittagessen	1 Protein
	180 g Gemüse
	1 Stück Obst
	1 Portion Fett
Abendessen	1 Protein
	180 g Gemüse
	240 g Salat
	1 Portion Fett

Wie lange es dauert, bis Sie Ihr Zielgewicht erreichen, hängt natürlich davon ab, wie viel Übergewicht Sie haben und wie rasch der Körper es preisgibt. Das Spektrum ist diesbezüglich sehr breit, doch im Durchschnitt nimmt man bei klaren Grenzen 450 bis 1350 Gramm pro Woche ab, manche mehr, manche weniger, aber die meisten in diesem Bereich. Im Gegensatz zu weitverbreiteten Meinungen gibt es letztlich keinen wissenschaftlichen Beleg, demzufolge langsames Abnehmen besser wäre.[3] Ich sage nur: Weg mit dem Speck.

Außerdem kann ich in meinem Programm immer wieder beobachten, dass die Teilnehmer ihr Zielgewicht verändern, sobald sie merken, dass der Körper auf die Maßnahmen reagiert. Als ich noch mit meinem Gewicht kämpfte, war mein erstes Ziel Kleidergröße 40. Größe 36 war jenseits meiner Vorstellungskraft, denn ich dachte (ehrlich!), ich hätte dicke Knochen. Unsinn. Meine Knochen sind ganz normal. Und ich trage Größe 36. Setzen Sie sich also ein konkretes Ziel, aber wundern Sie sich nicht, wenn diese Zahl in ein paar Monaten niedriger liegt.

Sobald Sie Ihrem Zielgewicht näherkommen, können Sie im Kapitel »Das Zielgewicht erreichen« (ab Seite 342) nachlesen, wie Sie dieses Gewicht dauerhaft halten. Dort erkläre ich in allen Einzelheiten, wie man die Abnehmphase langsam ausschleichen lässt.

Der Frühstücksbrei

Frühstücksbrei: Varianten	
Vorgekocht und erhitzt (120 g nach dem Garen) **Trocken, kalt oder heiß (30 g trocken abwiegen, dann kochen)**	
Kartoffeln (120 g, gekocht)	Haferflocken (30 g, trocken)
Süßkartoffeln (120 g, gekocht)	Haferkleie (30 g, trocken)
Yams (120 g, gekocht)	Reisbrei (30 g, trocken)
Reis (120 g, gekocht)	Grütze (30 g, trocken)
Quinoa (120 g, gekocht)	Grießbrei (30 g, trocken)
Hirse (120 g, gekocht)	Quinoaflocken (30 g, trocken)

Vollkorngetreide ist im Rahmen des Ernährungsplans kein Problem, aber zunächst nur zum Frühstück. Sobald Sie sich dem Zielgewicht nähern, dürfen Sie es auch mittags und schließlich sogar abends hinzufügen. Die meisten üblichen Frühstücksflocken sind allerdings ungeeignet, weil sie Zucker, Mehl oder beides enthalten. Bei abgepackten Lebensmitteln sind *geringe* Mengen Zucker oder Mehl übrigens harmlos. Die Wirkung von beidem ist dosisabhängig, und minimale Mengen reichen erfahrungsgemäß nicht aus, um Heißhunger oder Süßhunger auszulösen. Gewöhnen Sie sich einfach an, immer die Zutatenliste zu lesen. Wenn Zucker oder Mehl nicht unter den *ersten drei Zutaten* sind, schaden sie nichts. Lesen Sie bei allen abgepackten Produkten unter allen Umständen die Liste der Inhaltsstoffe – wobei Sie künftig ohnehin hauptsächlich unverpackte, natürliche Lebensmittel kaufen werden, die ganz ohne Listen daherkommen. Wenn man sich daran hält, ist das eine oder andere Fertigprodukt oder ungesüßtes gepopptes Getreide nicht so schlimm, sofern es nur sehr wenig Zucker oder Mehl enthält. Sehen Sie sich im Bioregal nach vergleichbaren Produkten um, die in Frage kommen könnten, oder lassen Sie sich im Reformhaus beraten. Achten Sie dabei auf jegliche Süßungsmittel – also auch auf Vollrohrzucker oder Stevia – sowie auf sämtliche Formen von Mehl. Bei Glutenintoleranz müssen Sie selbstverständlich glutenfreie Alternativen wählen, wo aber gleichfalls unter den ersten drei Zutaten weder Zucker noch Mehl aufgeführt sein sollten. Für ein warmes, glutenfreies Frühstück nehme ich am liebsten Quinoaflocken.

Wenn Sie kalte Flocken bevorzugen, wiegen Sie exakt 30 Gramm ab, die Sie entweder trocken essen (Shredded Wheat kann man auf Reisen einfach knabbern) oder mit Kuhmilch, ungesüßter Sojamilch oder ungesüßtem Joghurt. Das sind in diesem Fall Ihre Proteine. Wegen des geringen Protein- und Kaloriengehalts sind andere Ersatzmilchprodukte wie Mandelmilch und Ähnliches in der Abnehmphase nicht empfehlenswert, aber akzeptabel. (Die nachfolgende Tabelle vermittelt einen Eindruck, wie Sie Ihre Proteine aufteilen können, wenn Sie morgens gern Mandelmilch oder eine andere pflanzliche Milch verwenden möchten.)

Für heißen Getreidebrei wiegen Sie exakt 30 Gramm ab und kochen dies mit 120 bis 180 Milliliter Wasser in der Mikrowelle oder auf dem Herd, bis die gewünschte Konsistenz erreicht ist.

Oder Sie kochen die Flocken mit der von Ihnen bevorzugten Milch und haben so gleich Ihre Portion Proteine.

Proteine

Typische Proteine morgens (Frauen)	Typische Proteine mittags/abends (Frauen)	Typische Proteine morgens (Männer)	Typische Proteine mittags/abends (Männer)
Tierisch basiert zum Beispiel:	Tierisch basiert zum Beispiel:	Tierisch basiert zum Beispiel:	Tierisch basiert zum Beispiel:
240 g Joghurt	120 g Huhn (unpaniert, ohne Haut)	240 g Joghurt	180 g Huhn (unpaniert, ohne Haut)
240 ml Milch	120 g Pute (ohne Haut)	240 ml Milch	180 g Pute (ohne Haut)
2 Eier	120 g Schweinefleisch (kein Kochschinken mit Zuckerzusatz)	3 Eier	180 g Schweinefleisch (kein Kochschinken mit Zuckerzusatz)
60 g Käse	120 g Rindfleisch (Hack, Steak, Lende)	90 g Käse	180 g Rindfleisch (Hack, Steak, Lende)
120 g körniger Frischkäse	120 g Lammfleisch	180 g körniger Frischkäse	120 g Lammfleisch
120 g Ricotta	120 g Fisch oder Muschelfleisch	180 g Ricotta	180 g Fisch oder Muschelfleisch

Typische Proteine morgens (Frauen)	Typische Proteine mittags/abends (Frauen)	Typische Proteine morgens (Männer)	Typische Proteine mittags/abends (Männer)
Pflanzlich basiert zum Beispiel:	Pflanzlich basiert zum Beispiel:	Pflanzlich basiert zum Beispiel:	Pflanzlich basiert zum Beispiel:
240 ml ungesüßte Sojamilch	120 g Tofu	240 ml ungesüßte Sojamilch	180 g Tofu
240 ml ungesüßte Mandelmilch	120 g Tempeh	240 ml ungesüßte Mandelmilch	180 g Tempeh
240 ml ungesüßte Hanf-, Leinsamen- oder Reismilch	180 g Bohnen (oder 60 g geröstete Kichererbsen oder andere Bohnen)	240 ml ungesüßte Hanf-, Leinsamen- oder Reismilch	180 g Bohnen (oder 90 g geröstete Kichererbsen oder andere Hülsenfrüchte)
120 g Tofu	180 g Linsen	180 g Tofu	180 g Linsen
120 g Hummus	120 g Hummus	180 g Hummus	180 g Hummus
60 g Sojagranulat (TVP)	120 g Edamame, geschält	90 g Sojagranulat	180 g Edamame, geschält
60 g Nüsse oder Nussbutter	120 g Veggie-Burger	60 g Nüsse oder Nussbutter	180 g Veggie-Burger
60 g Samen	60 g Sojakerne oder trocken geröstete Edamame	60 g Samen	90 g Sojakerne oder trocken geröstete Edamame

Als Frühstücksproteine sind normaler und griechischer Joghurt gleich gut geeignet. Grundsätzlich sind fettarme Produkte fettfreien oder aber Vollmilchprodukten vorzuziehen, aber das ist keine eiserne Regel. Nüsse und Samen sind erlaubt, sofern Sie diese nicht bisher suchtartig in sich hineingestopft haben. Bitte denken Sie daran, dass Nüsse viele Kalorien auf wenig Volumen mitbringen. Gestatten Sie sich bis zum Erreichen des Zielgewichts daher nur zwei Portionen pro Woche. Wer auf pflanzlich basierte Proteine setzt, sollte in der Abnehmphase weder Mandelmilch noch Hanfmilch, Leinsamenmilch oder Reismilch als Proteinquelle wählen. Die ungesüßten Varianten enthalten so wenig Kalorien und Protein, dass man damit nicht bis mittags satt bleibt. Sojamilch mit zugesetzten Vitaminen ist die bessere Wahl.

Wenn Sie jedoch partout Ihre Mandelmilch zum Frühstück möchten, ob im Kaffee oder im Müsli, können Sie folgendermaßen vorgehen: Halbieren Sie die Proteinportion und nehmen Sie 120 Milliliter einer beliebigen Milch plus 30 Gramm Nüsse oder Samen (oder eine halbe Portion Bohnen, Käse, Eier oder jeder anderen Proteinquelle). Das Schöne an einer Kombination aus »leichter« Mandel- oder Sojamilch mit »schweren« Nüssen oder Samen ist, dass beides sich perfekt ergänzt. Wer mag, kann seine Frühstücksproteine jeden Tag so ausbalancieren. Mir kommt das sehr entgegen.

Ein wichtiger Tipp zur Proteinversorgung für Mittag- und Abendessen: Wiegen Sie Ihr Essen immer *nach* der Zubereitung. Wenn Sie also einen Hamburger essen wollen, dann grillen oder braten Sie ihn bitte erst, denn er büßt beim Garen 25 bis 50 Prozent an Gewicht ein. Bereiten Sie am besten immer gleich mehrere Portionen Proteine und Gemüse zu. So bleibt etwas für die nächste Mahlzeit, und Sie können die aktuelle Portion frisch gekocht abwiegen.

Bacon steht nicht auf dem Plan, weil die erforderlichen 120 bis 180 Gramm absurd viel wären. Auch bei Aufschnitt und Würsten aller Art sollten Sie vorsichtig sein. Lesen Sie sich die Zutaten genau durch. Zucker (auch Dextrose und andere Zuckerarten) und Mehl oder Stärke in jeglicher Form sollten nie unter den ersten drei Zutaten aufgeführt sein. Am besten greifen Sie von vorneherein zu reinem Fleisch, möglichst aus artgerechter Biohaltung.

Bei pflanzlich basiertem Protein ist Tempeh aus Soja und Getreide (zum Beispiel Vollkornreis) eine gute Wahl. Geräucherte Tempehstreifen (»Vegetarischer Bacon«) sind sehr schmackhaft und ebenfalls zu empfehlen. Bohnen und Linsen zählen zu den preisgünstigsten und zugleich gesündesten Lieferanten von Proteinen und Ballaststoffen und dürfen daher regelmäßig verzehrt werden. Vegetarier und Veganer fahren gut damit, unterwegs stets ein zuvor abgewogenes Tütchen Sojakerne in der Handtasche oder Geldbörse parat zu haben. Die können Sie im Lokal diskret über Ihren Salat streuen, um eine Mahlzeit abzurunden. Sehr praktisch sind auch vorab gegarte und getrocknete oder geröstete Hülsenfrüchte wie Kichererbsen. Man kann sie in denselben Mengen verwenden wie Sojakerne (60 Gramm für Frauen, 90 Gramm für Männer). Ich kenne kleine Snacktüten mit getrockneten Kichererbsen aus den Flughafenläden und nutze sie gern nach Nachtflügen für ein Frühstück mit frischem Obst und einer Portion Haferbrei von Starbucks.

Obst und Früchte

Obst			
1 Frucht:	**2 Früchte:**	**3 Früchte:**	**180 Gramm:**
Apfel	Pflaumen	Aprikosen	Beeren (alle Sorten)
Birne	Kiwi		Trauben
Orange	Persimone		Ananas
Grapefruit			Kirschen
Banane			Mango/Papaya
Pfirsich			Melone (alle Sorten)
Nektarine			frische Feigen

Wenn die jeweilige Frucht eine ungewohnte Größe hat, können Sie immer auf Ihre getreue Waage zurückgreifen und 180 Gramm abwiegen. Manche Bananen sind sehr klein, sodass Sie vielleicht mehr als eine Frucht brauchen. Manche Pflaumen oder Aprikosen wiederum können sehr dick ausfallen, sodass es besser ist, 180 Gramm abzuwiegen, anstatt zu schätzen. Bei Kirschen können Sie entweder 180 Gramm mit Steinen abwiegen oder ganz korrekt 187 Gramm. (Ja, ich habe meine Kirschen mal sorgfältig entsteint und die Steine von 180 Gramm Kirschen nachgewogen: Es waren genau sieben Gramm). Oder Sie entsteinen die Kirschen eben vor dem Wiegen mit einem passenden Gerät. Grundsätzlich sind alle frischen, unzubereiteten Früchte erlaubt. Wenn Ihnen also oben etwas fehlt, was Sie mögen, dürfen Sie es trotzdem essen.

Gemüse

Gemüse, 180 Gramm	
Artischockenherzen	Pilze
Aubergine	Radieschen
Blattsalat	Radicchio
Blumenkohl	Rosenkohl
Brokkoli	Rotkohl
Chinakohl	Rote Bete
Fenchel	Rote-Bete-Blätter
Grüne Bohnen	Rübenblätter
Grünkohl	Sellerie
Gurke	Spaghettikürbis
Jicama	Spargel
Kresse	Spinat
Lauch	Tomaten
Löwenzahnblätter	Weißkohl

Mangold	Zucchini
Möhren	Zuckerschoten
Paprika	Zwiebeln
Stärkereiches Gemüse, 180 Gramm (gelegentlich)	
Erbsen	Mais
Kürbis	Pastinaken
Mairübchen	Rüben

Wie bei den Früchten ist auch diese Liste keineswegs abschließend. In meinem Konzept sind alle Gemüsesorten erlaubt. Also keine Sorgen, wenn hier etwas fehlt – essen Sie es ruhig.

Ob Sie Ihr Gemüse roh oder gekocht verzehren, als Salat oder kombiniert, bleibt Ihnen überlassen. Gemüse ist Gemüse, wie wir gerne sagen. Wenn Sie also am Abend keine Lust auf Salat haben, dürfen Sie gern kochen. Wiegen Sie die Menge in diesem Fall jedoch *nach* der Zubereitung ab, denn Gemüse kann wie Proteine beim Garen erheblich an Volumen verlieren. Und geben Sie beim Kochen bitte kein Fett hinzu. Rübenblätter dürfen Sie beispielsweise dämpfen oder kochen, aber nicht mit Butter und Schweinshaxe garen. Kennen Sie sich mit Kräutern und Gewürzen aus? Zusammen mit Zwiebeln und Knoblauch können Sie Ihrem Essen damit auch ohne Fettzusätze viel Aroma verleihen. Eine Ausnahme von der Regel »Kein Extrafett« ist Sprühöl, am besten Olivenöl. Damit können Sie beim Braten oder Backen von Gemüse ein Backblech oder eine Pfanne aussprühen. Die winzigen Fettmengen, die dabei ins Essen übergehen, werden das Abnehmen nicht aufhalten. Dosengemüse oder Tiefkühlgemüse sind kein Problem, solange sie keine Zusätze enthalten. Rote Bete aus der Dose kann köstlich schmecken, aber achten Sie auf ein Produkt, das ohne Zuckerzusatz in Wasser abgepackt ist. Auch Artischockenherzen sollen in Wasser abgefüllt sein, nicht in Öl. Tiefkühlgemüse wird mitunter eine Buttersauce oder Zucker zugesetzt; solche Produkte kaufen wir nicht.

Stärkereiches Gemüse kann als Gemüse durchgehen, hat aber im Vergleich zu anderen Sorten relativ viele Kalorien. Deshalb empfehle ich in der Abnehmphase höchstens zwei Portionen stärkereiches Gemüse pro Woche. Sobald Sie Ihr Zielgewicht erreicht haben, können Sie herumprobieren, wie viel Sie vertragen, ohne dass das Gewicht wieder ansteigt. Sie werden gesehen haben, dass Kartoffeln, Süßkartoffeln und Yams beim stärkereichen Gemüse nicht auftauchen. Diese Pflanzen sind mit Getreide gleichzusetzen. Mittags und abends gibt es sie erst wieder, wenn Sie Ihr Zielgewicht erreicht haben. Bei Mais sollten Sie 180 Gramm Maiskörner abwiegen oder Sie nehmen zwei mittelgroße frische Maiskolben.

Bitte machen Sie nicht den Fehler, 240 Gramm Salat mit 240 Gramm Blattsalat gleichzusetzen. Dann kauen Sie die ganze Nacht! Die Grundlage bilden 60 bis 90 Gramm schwerer Salat (Romana oder Eisberg) oder 30 bis 60 Gramm leichterer Salat wie Spinat oder gemischter, junger Salat. Diese Menge ergänzen Sie durch typisches Salatgemüse wie Tomaten, Salatgurke, Möhren, rote Zwiebeln, Pilze, Paprika, Sprossen, Jicama, Rote Bete, Sellerie und so weiter, bis das Gesamtgewicht von 240 Gramm erreicht ist. Nach Erreichen des Zielgewichts dürfen Sie auch Avocado oder Oliven als Gemüse einstufen, aber bis dahin verzichten Sie lieber darauf oder stufen diese beiden Sorten wegen ihres hohen Kaloriengehalts als Fettträger ein (siehe unten). Im Restaurant müssen Sie bei Salat gut aufpassen, denn hier werden gern Croutons, Käse, getrocknete Cranberrys (»Craisins«), Früchte, Schinkenstückchen oder schwere Dressings hinzugefügt. Bitten Sie darum, Ihnen Essig und Öl bereitzustellen, und messen Sie das Öl mit dem Löffel ab: Drei Teelöffel entsprechen einem Esslöffel. Danach geben Sie nach Belieben Essig dazu.

Wenn man viel Gemüse isst, sollte man regelmäßig variieren, damit es nicht langweilig wird. Falls Ihnen einige der aufgeführten Gemüsearten nicht vertraut sind, können Sie ja jede Woche eine neue Sorte einbeziehen. So erweitern Sie rasch Ihr Repertoire. Abwechslung ist nicht nur die Würze des Lebens, sondern ein Eckpfeiler unserer Gesundheit und Vitalität!

Fette

Fette
Avocado (60 g)
Butter (1 EL oder 15 g)
Margarine (1 EL oder 15 g)
Mayonnaise (1 EL oder 15 g)
Nussbutter (1 EL oder 15 g)

Nüsse (15 g)
Oliven (60 g)
Öl (1 EL oder 15 g)
Salatdressing (1 EL oder 15 g)
Samen (15 g)
Tahini (1 EL oder 15 g)

Mittags und abends fügen Sie Ihrem Essen je eine Portion Fett hinzu. Mittags möchten Sie damit vielleicht Ihr Gemüse anmachen und abends den Salat. Oder umgekehrt. Sie können das Fett mit einem Löffel abmessen, doch ich selbst wiege es lieber auf meiner digitalen Lebensmittelwaage ab. Das macht weniger Dreck und ist präziser. Ein Esslöffel sollte 15 Gramm entsprechen, doch Vorsicht: Wenn man beim Öl zu schnell gießt, läuft leicht etwas über. Dann sollte ein Küchentuch zur Hand sein, um den Überschuss aufzutupfen und beim gewünschten Gewicht zu bleiben. Mit der Waage wird nicht diskutiert. Erliegen Sie nicht dem Raunen des Saboteurs, der Ihnen gern einflüstert: »Ist doch nur ein klein wenig. Das macht doch nichts.« Es *macht* etwas. Es ist eine Frage der Selbstachtung. Es ist Ihre klare Regel.

Denken Sie daran, dass zwischen gesunden Fetten (wie in Mandeln oder Avocados) und ungesunden Fetten (wie in Sojaöl oder »Pflanzenöl«) gewaltige Unterschiede bestehen, besonders wenn es um teilgehärtete Fette geht. Die meisten handelsüblichen Salatsaucen und Mayonnaisen enthalten solche Pflanzenöle.[4] Wenn Sie mit Öl kochen möchten, wählen Sie bitte Olivenöl, Avocadoöl oder Canola-Öl. Zum Anmachen von Salaten empfehle ich Leinöl, das eine wunderbare Quelle für Omega-3-Fettsäuren ist, an denen es den meisten von uns mangelt. Leinöl sollten Sie jedoch nie erhitzen, weil die Moleküle aufgrund seines niedrigen Rauchpunkts frühzeitig zerstört werden. Butter ist kein Problem, solange Sie nicht mehr als einen Esslöffel pro Mahlzeit einsetzen. Es gibt auch ausgezeichneten pflanzlichen Butterersatz. Wenn Sie ein fertiges Salatdressing verwenden möchten, sollte es möglichst kein Soja- oder Pflanzenöl enthalten, sondern Olivenöl. Das Hauptproblem an solchen Fertigsaucen ist, dass sie fast immer Zucker oder andere Süßungsmittel enthalten. Wenn diese jedoch erst an vierter Stelle oder noch weiter unten auf der Zutatenliste auftauchen, ist das akzeptabel. Eine Himbeervinaigrette oder ein Honig-Senf-Dressing sind natürlich ungeeignet, da hier fast automatisch ein Süßungsmittel (oder zwei) unter den ersten drei Zutaten ist. Bei Ranch-Dressing gibt es Unterschiede. Manche sind in Ordnung, manche sind sehr zuckerlastig. Die meisten Blauschimmelkäse-Dressings sind erlaubt und viele (nicht alle) Fertigvinaigrettes ebenfalls. Gewöhnen Sie sich einfach an, immer die Zutatenliste zu prüfen.

An dieser Stelle möchte ich auch erwähnen, dass die Rolle des Fetts in der gesunden Ernährung derzeit unter anerkannten, intelligenten Experten extrem umstritten ist. Einige befürworten ausdrücklich eine Ernährung mit möglichst wenig oder gar keinem ergänzenden Fett, andere sind der Ansicht, dass gesunde Fette einen integralen und notwendigen Teil einer ausgewogenen Ernährung ausmachen.[5] Mir ist bewusst, dass manche Menschen hierzu eine ausgesprochen klare Ansicht haben. Vielleicht ändere ich irgendwann meine Meinung, doch zum Zeitpunkt der Drucklegung dieses Buches tendiere ich weder in die eine noch in die andere Richtung. Nachdem ich buchstäblich mit vielen tausend Menschen gearbeitet habe, kommt es bei einer gesunden Ernährung vor allem auf Folgendes an: Kein Zucker, kein Mehl, reichlich Gemüse und dazu gerade eben ausreichend Fett, Protein und Ballaststoffe, um die glykämische Last jeder Mahlzeit so auszugleichen, dass der Insulinspiegel stabil bleibt und das Gehirn heilen kann. Wenn Sie das alles befolgen, ist der Körper in sonstiger Hinsicht vermutlich sehr flexibel. Auch hier kann ich nur empfehlen, dass Sie mir vertrauen und den Plan getreulich einhalten. Wenn Sie jedoch in Bezug auf Fett bestimmten Überzeugungen anhängen, die meinen Plan mit Fetten inakzeptabel machen, dürfen Sie ihn gern so abändern, wie es Ihren Vorstellungen entspricht. Dasselbe gilt, wenn Sie Ihrer Ansicht nach mehr gesunde Fette benötigen, beispielsweise zum Frühstück. Ergänzen Sie eine gewisse Menge und finden Sie etwas anderes, was Sie streichen können. Solche Änderungen sollten Sie jedoch gleich zu Beginn machen und sich dann stur jeden Tag daran halten. Entscheidend ist die Beständigkeit.

Saucen und Gewürze

Saucen und Gewürze	
Chilisauce	Salsa (60 g pro Mahlzeit)
Essig (auch Balsamico)	Salz und Pfeffer
Gewürze	Senf
Kapern (60 g pro Mahlzeit)	Sojasauce
Kräuter	Tomatensauce (60 g pro Mahlzeit)
Limettensaft	Zimt
Nährhefe (15 g pro Mahlzeit)	Zitronensaft

Bei Bright Line Eating geht es um klare Regeln. Wir wollen weder asketisch leben noch hungern. Essen sollte unbedingt gut schmecken und ein wahrer Genuss sein. Mit Saucen, Gewürzen, Kräutern sowie Salz und Pfeffer kann man jede Mahlzeit in ein Erlebnis verwandeln. Nur Zucker und Mehl sollten in Fertigsaucen nicht unter den ersten drei Zutaten auftauchen. Außerdem sollten Sie Saucen mit Bedacht verwenden. Ich kenne Menschen (zu denen auch ich gehöre), bei denen die Verwendung von Salsa, Nährhefe, Zimt, Senf und Balsamico-Essig aus dem Ruder geraten kann. Wenn ich merke, dass ich in ein solches Muster verfalle, lasse ich diese spezielle Zutat lieber eine Weile weg. Grundsätzlich jedoch ist an würzigen Zutaten aller Art nichts auszusetzen, im Gegenteil. Sie sind wunderbar! Geben Sie also Nährhefe zum Salat, Salsa zu schlichten schwarzen Bohnen, Zimt über den Haferbrei oder Zitronensaft und Sojasauce auf den Brokkoli. Nur zu!

Was das Salz angeht, so spielen Natrium- und Chloridionen bei zellulären Prozessen eine große Rolle. Das gilt auch für die Erregungsleitung an den Synapsen. Sobald Sie keine üblichen Fertigprodukte mehr essen, sondern lieber unverpackte, vollwertige Nahrung, geht die Natriumaufnahme rasant zurück. Bei sehr hohem Blutdruck ist das hilfreich. Wer jedoch eher niedrigen Blutdruck hat, reagiert mitunter mit Schwindelgefühlen. Dagegen hilft meist, viel Wasser zu trinken und ein wenig mehr zu salzen. Trotz verbreiteter gegenteiliger Aussagen kann Untersuchungen zufolge auch *unzureichende* Kochsalzaufnahme gesundheitlich schlimme Folgen haben.[6] Wenn Sie also nicht wegen Bluthochdruck Salz sparen müssen, dürfen Sie Ihre Speisen ruhig salzen. Sprechen Sie im Zweifelsfall bitte mit Ihrem Arzt darüber.

Getränke und Alkohol

Welche Getränke passen zu klaren Grenzen? Nun, ich selbst trinke Wasser. Auf einer Feier oder im Restaurant wähle ich Mineralwasser mit Zitrone oder Limette. Kohlensäurehaltiges Wasser mit natürlichen Aromen schadet nichts, solange keine künstlichen Süßungsmittel zugesetzt sind. Außerdem trinke ich verschiedene Kräutertees, insbesondere Pfefferminz-, Ingwer-, Süßholz-, Rooibos- und indischen Gewürztee (Chai).

Wovon ich weniger begeistert bin, sind Kaffee, koffeinhaltiger Tee und Alkohol, allerdings aus unterschiedlichen Gründen.

Kaffee und schwarzer, grüner oder weißer Tee. Sie trinken nur eine Tasse Kaffee am Morgen und geben im Rahmen Ihrer Proteinportion etwas Soja-, Reis-, Mandel- oder Kuhmilch hinein? Kein Problem. Jenseits der Mahlzeiten müssen Sie Ihren Kaffee oder Tee einfach ohne Milch genießen. Dennoch bleibt der Koffeingehalt kritisch, denn Koffein überflutet das Gehirn mit Dopamin und kann süchtig machen. Während wir uns mit klaren Grenzen bemühen, das Gehirn heilen zu lassen, ist alles, was für reichlich Dopaminausschüttung sorgt, keine gute Idee, denn so bleiben die Gelüste schwer bezähmbar. Wenn Sie somit gerne reichlich Kaffee oder Tee trinken, empfehle ich maximal zwei Tassen pro Tag als sichere Grenze. Irgendwann sollten Sie diese Menge auf eine Tasse pro Tag absenken, und im Idealfall rate ich zur kompletten Entwöhnung.

Alkohol. Aus molekularer Sicht ist Alkohol Zucker mit Ethanol. Das Ethanol hat die berauschende Wirkung: In beschwipstem oder betrunkenem Zustand kann man Dummheiten weniger leicht widerstehen und neigt eher zu Entscheidungen, die man nüchtern nicht treffen würde. Wenn Sie Alkohol trinken, steigt die Wahrscheinlichkeit, dass Sie etwas essen, was nicht auf Ihrem Ernährungsplan steht. Alkohol passt also aus mehreren Gründen nicht zu klaren Grenzen: Erstens liefert er Zucker und verhindert damit die Heilung im Gehirn, zweitens senkt er die Hemmungen und drittens stärkt er den Saboteur.

Ich habe immer wieder gesehen, wie Menschen versucht haben, ein gelegentliches Glas Wein einzubeziehen. Und wie sie dann langsam aber sicher scheiterten. Ich weiß, dass manch einer nur schwer auf Alkohol verzichten kann. Wenn Sie merken, dass diese Vorstellung Sie abschreckt, probieren Sie es versuchsweise für einen bestimmten Zeitraum. Es lohnt sich.

Klare Regeln und wann sie hilfreich sind

Am Schalttag 2012 lebte ich schon neun Jahre mit meinen klaren Regeln. Da drückte mir mein Schwiegervater das Buch *The China Study* von T. Colin Campbell, Ph. D., und Thomas M. Campbell II, M. D., in die Hand.[7] Nach den ersten Seiten las ich mich fest. Die Daten zur krebserregenden Wirkung von Fleisch und Milchprodukten beeindruckten mich dermaßen, dass ich nur noch abwechselnd las und nachdenklich die Wand anstarrte, um diese Informationen zu verarbeiten. Noch am selben Tag beschloss ich, ab jetzt auf Fleisch und Milchprodukte zu verzichten.

Dennoch habe ich diesbezüglich bis heute keine klare Regel für mich festgelegt. Warum? Nun, meine Motivation, weder Fleisch noch Milchprodukte zu essen, beruht allein darauf, dass ich rundum gesund sein möchte. Hier geht es nicht darum, mich von suchtartigem Zwangsverhalten zu lösen. Sobald es um Zwangsvorstellungen und zwanghaftes Handeln geht – Rauchen, dem fiesen Ex noch ewig SMS schicken müssen, selbstschädigendes Verhalten – und man davon loskommen möchte, brauchen Sie eine klare Linie. Wenn Ihr Ziel Gesundheit lautet, gibt es jedoch keinen Beweis, dass perfekt besser wäre als »wirklich gut«. Wer sich zu 95 Prozent an sein gesundheitliches Ziel hält, profitiert davon genauso wie bei 100 Prozent. Auch deshalb sind Hotdogs oder Salami in der Abnehmphase erlaubt und müssen auch keineswegs nitratfrei und aus Biohaltung sein (auch wenn ich das selbstverständlich empfehle).[8] Wer während der Umstellung auf klare Regeln ein paar Dinge essen möchte, die sich geradezu dekadent anfühlen, sollte sich keinen Zwang antun. Wie ich schon sagte: Mehr Fokus auf die Gesundheit können Sie auch später noch legen.

Ein Beispiel dafür ist Wendy Sax, die mit hartnäckigen 36 Kilogramm Übergewicht im Boot Camp auftauchte. Sie war richtig erbost darüber, weil sie doch vegan lebte und fand, sie ernähre sich absolut perfekt. Und trotzdem kämpfte sie mit ihrem Gewicht. Meine klaren Grenzen zeigten ihr auf, dass sie weit mehr aß, als sie brauchte. Außerdem aß sie Zucker. Und Mehl. Und sie graste. Sobald sie darauf verzichtete, wurde sie rasch unbeschwert und frei und war nicht nur ihr Übergewicht los, sondern auch die Stimmungsschwankungen, die ihr seit Jahren das Leben schwer machten.

Bright Line Eating passt ausgezeichnet zu anderen Ernährungsvorgaben, die Ihnen wichtig sind oder es während des Programms werden. Vor allem aber kann das System *Gewichtsprobleme* besser lösen als jede Diät.

Abschließend noch ein Hinweis: Wir haben im Laufe der Zeit eine umfassende FAQ-Datenbank erstellt, die von Suppe bis hin zu Nüssen wirklich alles umfasst. Was ist mit Tapioka?

Mit Kokosraspeln? Oder Aloe-vera-Saft? Die Beantwortung all dieser Einzelfragen würde das Buch sprengen. Die Datenbank finden Sie auf unserer voll mobiltauglichen Plattform, dem *Bright Line Eating Daily Companion* (auf Englisch), zu dem Sie über http://Book.BrightLineEating.com Zugang bekommen.

Fallstudie: Lois Boyd

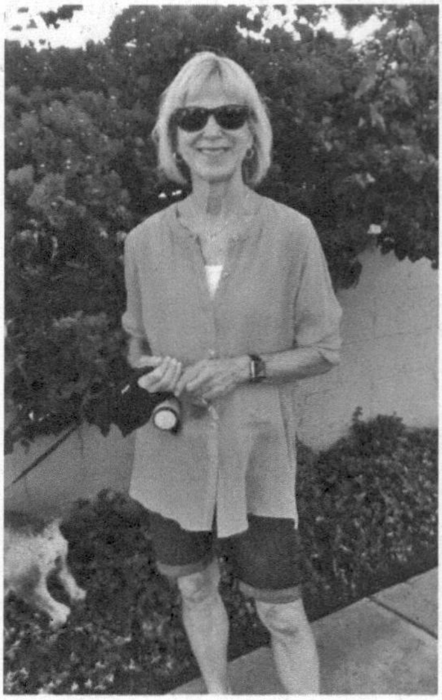

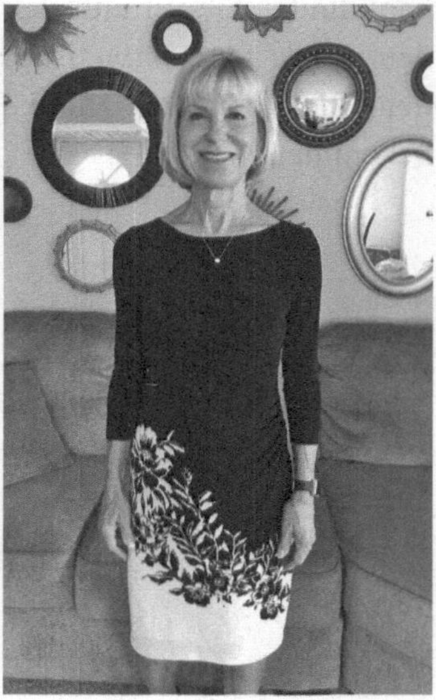

Höchstgewicht: 60 kg
Aktuelles Gewicht: 47 kg
Körpergröße: 1,59 m

Mein Leben lang hütete ich ein großes Geheimnis: Mein Verhältnis zum Essen war gestört.

Wie in vielen Familien waren auch bei uns immer viele Süßigkeiten im Haus. Obwohl ich problemlos Zugang dazu hatte, waren Süßigkeiten mir schon früh so wichtig, dass ich mir heimlich Zugang dazu verschaffte.

Mitte der 1960er Jahre wurde Twiggy zum modischen Vorbild aller Teenager. Dünn musste man sein. Ich hatte zwar ein normales Gewicht, fühlte mich aber nicht dünn genug. Also begann ich mit meiner ersten Hungerkur und reduzierte mein Gewicht auf 46 Kilogramm. An diesem Punkt begann mein ungesundes Verhältnis zum Essen.

Ich schaffte es nicht, mein Gewicht niedrig genug zu halten. Bald gab es für mich nur noch schwarz oder weiß. Entweder hielt ich strenge Diät oder ernährte mich völlig planlos. Mit 21 heiratete ich und bekam mit 22 und 25 meine Kinder. Danach schaffte ich es nie mehr, mein vorheriges Gewicht von 52 Kilogramm zu erreichen. Ich begann zu rauchen, weil ich hoffte, so schlank zu bleiben. Ich rauchte, bis meine Tochter in den Kindergarten kam und mich bat, damit aufzuhören, weil in ihrer Schule gerade eine Antiraucherkampagne lief. Mein Gewicht kletterte auf 60 Kilogramm. Nun griff ich zu Diätpillen, Diuretika und Abführmitteln, um mein Gewicht zu kontrollieren. Diese Mittel nahm ich über Jahre, in meinen schlimmsten Zeiten 40 Pillen pro Tag. Da ich meine Essattacken mit Abführmitteln bekämpfte, war ich dehydriert, konnte nicht schlafen und hatte ständig furchtbaren Heißhunger.

Im Jahr 2000 wäre ich gern einen Marathon gelaufen, aber mit Abführmitteln ist das ausgeschlossen. Ich fand einen Arzt, der mich beim Absetzen unterstützte, damit ich trainieren konnte. Tatsächlich bewältigte ich den Lauf als Dritte in meiner Altersgruppe und entwickelte mich zu einer begeisterten Läuferin.

Aufgrund meiner Essstörung verschlechterte sich meine Gesundheit allerdings so sehr, dass ich das Laufen aufgeben musste. 2004 wurde bei mir so starke Arteriosklerose festgestellt, dass mein Kardiologe ein aggressives Behandlungsschema empfahl. Ich brauchte diverse Statine, stellte jedoch mit der Zeit fest, dass ich sie nicht vertrug. Meine Halsschlagadern setzten sich wegen meiner bevorzugten Binge-Lebensmittel immer weiter zu, und ich suchte verzweifelt nach einer Lösung.

Zu diesem Zeitpunkt hatte ich mein Normalgewicht – dasselbe wie heute –, kam aber aus dem Teufelskreis von Binge Eating und kontrolliertem Essen nicht heraus. Eigentlich hatte mein Körper den Großteil meines Lebens einen angemessenen Umfang, wie mein »Vorher«-Foto zeigt, auf dem ich ganz normal aussehe. Es ging nicht um das Gewicht, sondern um mein verrücktes Verhältnis zum Essen.

2010 wurde ich Veganerin und hielt mich dafür an die Vorgaben von Dr. Joel Fuhrman. Sein Plan war wunderbar, aber ich hielt ihn nicht lange durch. Schon ein Happen »gesunder« Zucker in Form von Trockenfrüchten löste eine Essattacke bei mir aus. Die Anfälle wurden so schlimm, dass ich anderntags häufig im Bett bleiben musste und erst nach vier Tagen wieder normal funktionierte. Ich fühlte mich völlig hilflos und gebrochen, und mit der Gesundheit ging es immer weiter bergab. Neben der Arteriosklerose kämpfte ich mit einer Spinalkanalstenose, Autoimmunerkrankungen, Osteoporose und Magen-Darm-Problemen.

Doch im Oktober 2014 entdeckte ich Bright Line Eating. Das hat mein Leben komplett verändert.

Vor der Umstellung lag mein Cholesterin bei 193. Das ist keine Katastrophe, doch meine Herzerkrankung war so fortgeschritten, dass mein Arzt den Wert unter 150 absenken wollte. Als ich meine

Ernährung umstellte, hatte ich Schwierigkeiten, mein Gewicht zu halten, weil mein malträtierter Magen mit den vielen Ballaststoffen aus dem Gemüse nicht fertig wurde. Und wegen meines Herzens und der Cholesterinwerte hatte ich große Angst davor, Fett zu essen. Susan ermunterte mich, mein Gewicht durch ein paar Nüsse zu stabilisieren. Davor hatte ich Angst, aber ich vertraute ihr und ließ mich widerstrebend darauf ein. Stück für Stück beruhigte sich mein Magen, und innerhalb weniger Monate fiel mein Cholesterinwert auf 131.

Mein Kardiologe war (und ist immer noch!) begeistert. Nachdem ich elf Jahre lang alle vier Monate zum Checkup musste, brauche ich nun nur noch zweimal im Jahr hinzugehen.

Auch insgesamt hat meine Gesundheit profitiert. Es hat neun Monate gedauert, bis ich meine Energie zurück hatte, aber heute fühle ich mich wie ein neuer Mensch. Die Magenprobleme sind weitgehend verschwunden. Ich schlafe besser. Vor allem aber habe ich keine Essattacken mehr. Bis ich Zucker und Mehl gestrichen hatte, konnte nichts mich aufhalten. Als ich meine 47 Kilo hatte und mich vegan ernährte, lebte ich äußerlich vorbildlich gesund, doch sobald ich allein war, kamen immer wieder Essattacken. Ich wusste, dass ich ein Lügengebäude aufgebaut hatte, und kam mir vor wie eine Betrügerin.

Dank klarer Grenzen kann ich endlich authentisch leben und mich auf ungeahnte Weise weiterentwickeln, zum Beispiel indem ich diese Geschichte niederschreibe. Für mich ist das ein Riesenschritt. Früher habe ich *niemandem* verraten, wie es mir mit dem Essen ging. Das war ein Geheimnis, für das ich mich zutiefst schämte. Doch nun möchte ich anderen, die auch in einem schlanken Körper mit zwanghaftem Essverhalten kämpfen, mitteilen, dass klare Regeln ihnen helfen können. Bright Line Eating ist ein faszinierender Ansatz. Mein Glücksquotient ist exponentiell gestiegen. Endlich bin ich *frei.*

KAPITEL 9

Tag 1: Aktiv werden

Willkommen in dem Teil des Buches, wo Sie endlich aktiv werden dürfen! Wenn Sie alle bisherigen Kapitel gelesen haben, besitzen Sie das nötige Wissen, um zu verstehen, auf welche Weise Ihr Gehirn Sie bisher am Abnehmen hindert und wie eine Ernährung mit klaren Grenzen das ändern kann. Damit wird es Zeit, sich auf die Reise zu begeben und Grenzen zu ziehen, damit Ihr Gehirn heilen kann. In diesem Kapitel gehen wir diesen Prozess Schritt für Schritt durch, ehe Sie an die tatsächliche Umsetzung gehen. Am Ende des Kapitels finden Sie eine Checkliste, an der Sie Ihre Fortschritte bei den Vorbereitungen ablesen können.

Ein Hinweis für digital affine Leserinnen: Vieles davon können Sie mit Hilfe des *Bright Line Eating Daily Companion* erledigen. Unsere Plattform unterstützt Sie in jeder Hinsicht. Zum Download der englischsprachigen App geht es hier: http://Book.BrightLineEating.com

Arzttermin vereinbaren

Diesen Schritt würden viele Menschen in ihrem verständlichen Eifer, endlich loszulegen, am liebsten überspringen. Ich rate Ihnen *dringend* davon ab. Insbesondere wenn Sie aktuell aus medizinischen Gründen Medikamente nehmen, ist es sehr wichtig, dass Ihr Arzt grünes Licht gibt, bevor Sie Ihre Ernährung erheblich umstellen. Ich habe immer wieder gesehen, dass die Medikation bei diesem Ernährungskonzept vielfach sehr schnell angepasst werden muss. Oft können Arzneimittel einfach gestrichen werden, weil durch die Ernährungsumstellung unzählige Gesundheitsprobleme verschwinden, die in Wahrheit aus der Sucht nach Zucker und Mehl herrühren. An unseren Boot-Camp-Teilnehmern beobachten wir regelmäßig, wie im ganzen Körper Heilungsprozesse einsetzen. Die Entzündungsbereitschaft geht zurück, die erwünschten Darmbakterien gedeihen, feste Essenszeiten erzeugen ein Fastenfenster, das den zirkadianen Rhythmen aller Organe zugutekommt, Insulin- und Glukosesystem ausbalanciert und kardiovaskuläre Schäden rückgängig macht. Das ist kein Versprechen, sondern eine Aussage, die auf jahrelanger Erfahrung beruht. Erklären Sie daher bitte Ihrem Arzt oder Ihrer Ärztin, was für eine Umstellung Sie vorhaben, und bitten Sie um Unterstützung. Vielleicht möchte Ihr Arzt Sie in den nächsten Wochen regelmäßig sehen, um die Dosierung bestimmter Arzneimittel anzupassen.

Außerdem empfehle ich vorab die Erstellung eines kompletten Blutbilds mit vollständigem Cholesterinstatus, HbA1c, Triglyzeriden, Nüchternblutzucker, Nüchterninsulin sowie eine

Blutdruckmessung und die Ermittlung aller Werte, die Sie und Ihr Arzt für wünschenswert halten. Falls dies erst vor Kurzem erfolgt ist, können Sie diesen Schritt natürlich auslassen. Auf jeden Fall sollten Sie einen zuverlässigen Vergleichswert haben, weil die Werte sich bald rasant verändern werden und Sie nie wieder Einblick in den Zustand bekommen, in dem Ihr Körper jetzt ist.

»Vorher«-Bilder machen

Wer abnehmen muss, sollte sich das aktuelle Gewicht anhand von guten »Vorher«-Bildern verdeutlichen. Manche Teilnehmer sind gern dazu bereit, anderen erscheint dieser Vorschlag wie eine Wurzelkanalbehandlung ohne Betäubung. Bitte vertrauen Sie mir. Ihre Ernährung umzustellen, ohne solche »Vorher«-Bilder zu schießen, ist, wie ein Kind großzuziehen, ohne Babybilder zu machen. Dieser Zeitpunkt kehrt nie wieder. Und die Umstellung klappt! Danach wird Ihnen kein Mensch mehr glauben, dass Sie je dick waren, und dann fehlt Ihnen der Beweis. Ich spreche aus Erfahrung! In meinen dicksten Zeiten habe ich nicht zugelassen, dass ich auf Bildern auftauchte. Mein bestes »Vorher«-Bild, das auf http://Book.BrightLineEating.com zu finden ist, entspricht NICHT meinem Höchstgewicht. Und ich lächele darauf. Am liebsten würde ich Himmel und Hölle in Bewegung setzen, um heute an ein Bild zu gelangen, das mich mit meinem dicken Bauch und allen Fettpolstern in ihrer ganzen Pracht zeigt und auf dem ich so unglücklich aussehe, wie ich mich damals fühlte. Irgendwann zwischendurch trug ich Kleidergröße 56. Mein bestes »So dick war ich mal«-Bild zeigt mich mit Kleidergröße 46. Hüten Sie sich vor diesem Fehler. Bitte.

Alternativ können Sie auch vor Beginn ein Video aufnehmen und dann bei jedem Meilenstein Ihre Fortschritte dokumentieren. Wie sehen Sie jetzt aus, bevor es losgeht? Was steckt in Ihrem Kühlschrank? Was in der Speisekammer? Wie geht es Ihnen? Werden Sie ruhig kreativ, um den Ist-Zustand auf Ihre persönliche Weise festzuhalten. Das kann ganz entspannt und ohne großen Aufwand geschehen, denn heutzutage bringt jedes Smartphone gute Videos zustande.

Vorräte durchforsten

Alles, was Sie demnächst nicht mehr essen werden, können Sie spenden, verschenken oder wegwerfen. Finden sich im Kühlschrank Dressings, Saucen oder andere Zutaten? Alles, wo Zucker oder andere Süßungsmittel unter den ersten drei Zutaten auftauchen, fliegt raus.

Wenn man allein lebt, ist dieser Schritt natürlich deutlich einfacher. Ansonsten räumen Sie so viel wie möglich aus und behalten nur das, was Ihre Familie oder Mitbewohner noch brauchen. Vielleicht können Sie ein Fach im Kühlschrank und im Küchenschrank für Ihr Essen reservieren. Oder umgekehrt. Die Lebensmittel für die anderen könnten ganz oben oder weit unten stehen. Sie können Ihre Angehörigen auch bitten, alle

Süßigkeiten und Snacks in einer Schublade oder einem Schrank zu verwahren, wo sie nicht in Sicht sind. In jedem Fall sollten Sie möglichst wenig Signalen zum Zugreifen ausgesetzt sein.

Einkaufen gehen

Ich bin kein sonderlich materieller Mensch. Ich brauche nicht das neueste oder coolste technische Spielzeug, und ich hasse es, wenn überall Zeug herumsteht. Ein paar Dinge werden Sie für den erfolgreichen Start erfahrungsgemäß jedoch brauchen. Das ist wie bei einer Everest-Besteigung: Ob Sie den Gipfel erreichen oder im Basislager festsitzen, steht und fällt mit der richtigen Ausrüstung. Bitte prüfen Sie, was Sie von den nachfolgenden Punkten bereits besitzen und was Sie noch anschaffen sollten.

1. Digitale Lebensmittelwaage. Sie brauchen kein ultramodernes Gerät mit Kalorienzähler, Nährwertinformationen oder Drucker. Eine gute alte Lebensmittelwaage ist völlig ausreichend. Nur digital muss sie sein. Sie sollen weder darüber nachdenken müssen, ob der Zeiger nun exakt auf der Linie ist, noch darüber, ob Ihre Handvoll Salat zu viel oder zu wenig ist. Digitale Waagen gibt es in der Haushaltswarenabteilung oder online. Das Display sollte ausziehbar sein, damit Sie auch Lebensmittel in einem großen Behälter oder auf einem großen Teller abwiegen können (das ist ausgesprochen hilfreich!). Außerdem sollte die Waage nicht schon nach einer oder zwei

Minuten automatisch abschalten – so können Sie in Ruhe Ihr Salatgemüse schnippeln und Stück für Stück hinzufügen, ohne jedes Mal von vorne anzufangen, weil die Waage zwischendurch abgeschaltet hat. Bei der Messgenauigkeit gibt es erhebliche Unterschiede zwischen den verschiedenen Produkten. Informieren Sie sich über unabhängige Testberichte.

2. Lebensmittelechte Kunststoffdosen für unterwegs. Bewährt haben sich leichte, mehrfach wiederverwendbare Kunststoffbehälter, die in Dreier- oder Fünferpacks erhältlich sind. Inzwischen sind solche Behälter auch mikrowellentauglich, spülmaschinenfest und zum Einfrieren geeignet. Die Chemikalien, die in der Mikrowelle giftig waren, sind nicht mehr enthalten. Wenn Sie dennoch Bedenken hegen, Lebensmittel in Kunststoffgefäßen zu erhitzen, können Sie mehrere Gefäße aus bruchfestem, mikrowellen- und ofenfestem Glas anschaffen. Dann müssen Sie nur mehr Gewicht mit sich herumschleppen. Für warmes (oder gekühltes) Essen lohnt sich auch die Anschaffung einer passenden Thermotasche.

Tipp: Zum Abpacken von Essig und Öl für den Salat können Sie online »sterile Probengefäße« bestellen, wie sie in Arztpraxen Verwendung finden. Sie haben die perfekte Größe und werden nie undicht.

3. Essensplaner. Am besten kaufen Sie ein hübsches Heft oder Büchlein, wo Sie alles eintragen, was Sie essen. Legen Sie es mit einem Stift direkt neben dem Kühlschrank bereit.

4. Dankbarkeitsbüchlein. In diesem kleinen Tagebuch oder Kalender schreiben Sie abends vor dem Einschlafen auf, wofür Sie dankbar sind. Wählen Sie auch hier als zusätzliche Motivation etwas, was Sie optisch anspricht. So bleiben Sie eher dabei. Unser Online-Companion hat einen Extraabschnitt für die Dankbarkeit und gibt täglich Anstöße, sich in dieser Kunst zu üben. Untersuchungen zufolge tut regelmäßiges Danken nicht nur der Psyche gut, sondern auch der Gesundheit, unseren Beziehungen und der Lebensqualität insgesamt.

5. Fünf-Jahres-Journal. 2010 fing ich an, abends nicht nur Einträge in mein Dankbarkeitsbüchlein zu schreiben, sondern auch ein Fünf-Jahres-Journal zu führen. Seither habe ich keinen Abend darauf verzichtet. Ich liebe es! Das System funktioniert so: Jeder Tag im Jahr bekommt eine Seite, und jede Seite ist in fünf Abschnitte unterteilt. Man hat nur ein paar Zeilen pro Abschnitt, um den Tag zusammenzufassen. Nach 365 Tagen fängt man wieder von vorne an und kann auf diese Weise lesen, was man vor einem Jahr geschrieben hat. Und so weiter. Gute Fünf-Jahres-Bücher sind heutzutage gar nicht so leicht zu finden. Stöbern Sie ein wenig herum, bis Sie etwas Passendes entdecken, das Sie fünf Jahre lang begleiten darf.

6. Körperwaage. Sie brauchen unbedingt eine gute, digitale Körperwaage. Analoge Waagen, auf denen eine Nadel ausschlägt, sind heutzutage wirklich veraltet. Die digitale Waage sollte in möglichst kleinen Schritten messen.

Moralische Unterstützung

Studien zufolge steigen die Erfolgschancen einer Diät, wenn Freunde oder eine Gruppe die eigenen Ambitionen unterstützen.[1] Trommeln Sie also Freunde zusammen und umgeben Sie sich mit Unterstützern. Im Optimalfall lesen Ihre Unterstützer Teil 1 dieses Buchs und absolvieren selbst den Verführbarkeitstest. Sprechen Sie miteinander, ob ihr Gehirn vielleicht anders tickt als Ihres. Noch besser wäre es, wenn einige Freunde sich mit Ihnen zusammen auf den Weg machen. Bauen Sie sich ein passendes Netzwerk auf.

Tag 1 festlegen

Nach diesen Vorbereitungen können Sie Ihren persönlichen Tag 1 festlegen. Dabei ist einiges zu bedenken, denn es ist ein echter Eiertanz. In mancherlei Hinsicht ist nie der richtige Tag. Es gibt immer ein Ereignis, bei dem Sie normalerweise an Essen denken, ob eine Hochzeit, ein Geburtstag, das Grillfest oder Weihnachten. Um langfristig unbeschwert und frei zu leben, brauchen Sie ein Konzept, das Urlaub, Kreuzfahrt und Partys gewachsen ist. Ich bin ständig auf Reisen und schaffe es trotzdem, meine klaren Grenzen einzuhalten. Ich gehe feiern und zu festlichen Anlässen, denn ich führe ein ganz normales Leben – genau wie Tausende erfolgreicher Teilnehmer, die vor Ihnen angefangen haben. Wir sind keine Einsiedler. Dieses Programm wirkt aus seinen klaren Regeln heraus und unterstützt Sie in jeder Hinsicht.

Schieben Sie den Start also nicht unnötig hinaus, nur weil gerade etwas Besonderes ansteht und Sie glauben, dass Sie das nicht durchhalten. Mein allererstes Boot Camp begann Ende Oktober. Die Teilnehmer waren also als Erstes mit Halloween konfrontiert und kurz darauf mit Thanksgiving. Dennoch war das Boot Camp ein Riesenerfolg. Unabhängig davon brauchen Sie natürlich einen gewissen Freiraum, damit Sie sich auf die Umstellung konzentrieren können. Wenn Sie also erst ein paar Dinge in die Wege leiten möchten, habe ich dafür durchaus Verständnis.

Das Tüpfelchen auf dem i

Ihr Arzt ist eingeweiht, Sie haben Ihre »Vorher«-Bilder oder Videos, die digitale Küchenwaage wartet auf ihren Einsatz. Auch Ihre Unterstützer stehen voll hinter Ihnen. Jetzt sollten Sie einkaufen gehen und alles holen, was Sie in den ersten Tagen benötigen. Kopieren oder fotografieren Sie die entsprechenden Seiten aus diesem Buch und kaufen Sie aus jeder Kategorie des Ernährungsplans ausreichend Lebensmittel für einen guten Start. Wahrscheinlich brauchen Sie mehr Gemüse, als Sie sich vorstellen können. Nehmen Sie daher ruhig größere Mengen und zur Sicherheit auch schockgefrostetes Gemüse und Dosenfrüchte (im eigenen Saft, nicht in Sirup).

Checkliste

1. Checkup beim Arzt
2. »Vorher«-Foto
3. Kühlschrank und Vorräte ausmisten
4. Kaufen, falls nicht vorhanden:
   a) Digitale Küchenwaage
   b) Fest verschließbare Dosen für unterwegs
   c) Essensplaner
   d) Dankbarkeitsbüchlein
   e) Fünf-Jahres-Journal
   f) Digitale Körperwaage
   g) Lebensmittel
5. Moralische Unterstützung
6. Tag 1 festlegen

Tag 1: So verläuft ein gelungener Tag

In vielen Religionen wie bei den Juden oder den Baha'i beginnt der neue Tag nicht um Mitternacht, sondern bei Sonnenaufgang. Für unser Konzept gilt dies auch. Ihr Erfolg am ersten Tag beruht maßgeblich auf den Vorbereitungen am Vorabend. Bitte beachten Sie diese tägliche Mini-Checkliste:

1. Werfen Sie einen Blick in den Kühlschrank. Was essen Sie morgen?
2. Nehmen Sie Ihren Essensplaner zur Hand und schreiben Sie oben hin »Tag 1«.

3. Schreiben Sie das morgige Datum dazu.
4. Tragen Sie alles ein, was Sie morgen essen wollen. Morgens, mittags und abends.

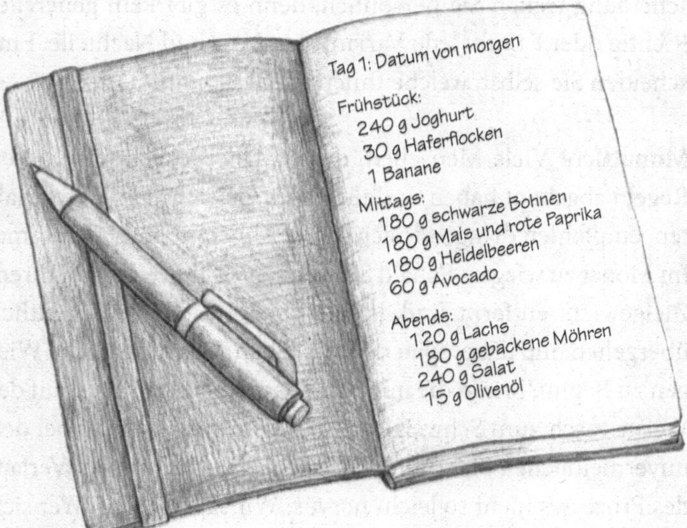
Tag 1: Datum von morgen
Frühstück:
240 g Joghurt
30 g Haferflocken
1 Banane
Mittags:
180 g schwarze Bohnen
180 g Mais und rote Paprika
180 g Heidelbeeren
60 g Avocado
Abends:
120 g Lachs
180 g gebackene Möhren
240 g Salat
15 g Olivenöl

Danach schlafen Sie erst einmal. Denn morgen geht es ab in die vierte Dimension.

Am Morgen von Tag 1 ermitteln Sie Ihr Ausgangsgewicht. Wiegen Sie sich immer gleich morgens, unbekleidet und unmittelbar nach dem Gang zur Toilette.

Wie oft wiegen?

Zur Häufigkeit des Wiegens gibt es drei Möglichkeiten. Die Entscheidung treffen Sie persönlich, denn es gibt kein generelles Richtig oder Falsch. Jede Variante hat Vor- und Nachteile. Entscheiden Sie selbst, welche Ihnen am besten hilft.

Monatlich: Viele Menschen, die ihr Übergewicht mit klaren Regeln abgebaut haben und ihr neues Gewicht seit Jahren halten, empfehlen dringend, sich in der Abnehmphase nur einmal im Monat zu wiegen. Sobald Sie weniger als fünf Kilo von Ihrem Zielgewicht entfernt sind, können Sie zu einmal wöchentlich übergehen und dabei später auch bleiben. Das monatliche Wiegen zu Beginn bringt die inneren Kommentare zur Zahl auf der Waage rasch zum Schweigen. Außerdem reagiert man bei den unvermeidlichen Plateauphasen und Schwankungen im Verlauf des Prozesses nicht so leicht nervös. Wir sagen gern: »Wer sich auf seine klaren Grenzen konzentriert, verliert Gewicht. Wer sich auf sein Gewicht konzentriert, verliert die klaren Grenzen aus dem Blick.« Vor allem aber nimmt das monatliche Wiegen der Waage die Macht, Ihnen den Tag zu vermiesen. Wenn Sie sich für diese Variante entscheiden, sollten Sie die Körperwaage nach dem Wiegen an Tag 1 aus dem Blickfeld räumen, zum Beispiel in einen Schrank. Markieren Sie den Tag, an dem Sie sich in einem Monat wieder wiegen wollen, im Kalender. Der Nachteil ist, dass Sie kurzfristig keine Rückmeldung bekommen, wie viel Sie schon abgenommen haben.

Täglich: Die zweite Möglichkeit ist tägliches Wiegen. Laut der amerikanischen Langzeitstudie zur Gewichtskontrolle (NWCR) ist diese Methode besonders unter den Personen verbreitet, die abgenommen haben und ihr neues Gewicht tatsächlich halten.[2] Zur Wirksamkeit von täglichem Wiegen gibt es handfeste Daten. Wenn Sie sich von dem Ergebnis nicht unter Druck setzen lassen und *unabhängig von der morgendlichen Zahl auf der Waage* an Ihrem Ernährungsplan festhalten, kann dieses Vorgehen gut passen. Man darf sich aber innerlich durch die unausweichlichen Schwankungen nicht aus dem Konzept bringen lassen. Unser Gewicht hängt auch davon ab, wie lange wir letzte Nacht geschlafen haben, von Stuhlgang und Wasserhaushalt sowie – bei Frauen vor der Menopause – von der normalen Hormontätigkeit.[3] Zur inneren Stabilisierung empfehle ich bei täglichem Wiegen unbedingt die Anfertigung einer grafischen Gewichtskurve. Studien zufolge ist ein grafischer Gewichtstrend ein unglaublich hilfreiches Instrument, um bei der eigenen Entscheidung zu bleiben.[4] So können Sie visualisieren, dass es weiterhin abwärtsgeht, auch wenn es unterwegs mal holprig läuft.

Andererseits kann tägliches Wiegen einen auch irritieren. Das wäre kontraproduktiv. Wenn Sie wissen, dass eine unangenehme Zahl Ihnen den ganzen Tag vermiest, nur weil das Gewicht mal ein bisschen gestiegen ist, sollten Sie nicht jeden Tag auf der Waage stehen. Insgesamt möchten wir erreichen, dass Sie weniger auf Ihr Gewicht fixiert sind, nicht mehr. In diesem Fall …

Wöchentlich: Die dritte Variante ist ein Mittelweg, der beide Vorteile in sich vereint. Sie gewinnen etwas Abstand von den täglichen Schwankungen, die belastend sein können, wenn man der Zahl zu viel Bedeutung beimisst, sehen aber dennoch Ihre Fortschritte, weil das Gewicht Woche für Woche sinkt. In diesem Fall sollten Sie einen festen Wiegetag wählen und dabei bleiben. Passende Apps können auch die Ergebnisse von wöchentlichem Wiegen speichern und grafisch darstellen.

Der Rest von Tag 1

Denken Sie über Ihren Tagesablauf nach. Müssen Sie bestimmte Mahlzeiten vorher zubereiten und mitnehmen? Gehen Sie lieber auf Nummer sicher. Wenn auch nur die leiseste Möglichkeit besteht, dass Sie unterwegs sind, sollten Sie Ihr Essen mitnehmen. Wer sich also vormittags zu einem längeren Spaziergang verabredet hat, sollte wie ein Pfadfinder für alles gerüstet sein. Packen Sie Ihr Mittagessen ein – samt Besteck und Teller, Serviette, einem scharfen Messer zum Aufschneiden der Frucht, Salz und Pfeffer sowie einer großen Flasche Wasser.

Am ersten Tag konzentrieren Sie sich vor allem darauf, genau die Mahlzeiten zu essen, die Sie sich vorgenommen haben. Und nichts zwischendurch! Wiegen Sie Ihr Essen präzise ab. 180 Gramm Gemüse sind weder 175 noch 185 Gramm. Wenn Sie dafür eine halbe grüne Bohne entfernen müssen, tun Sie es. Probieren beim Zubereiten ist verboten. Nicht einmal frisches Gemüse dürfen Sie während des Schneidens naschen. Gegessen wird erst, wenn Sie am Tisch sitzen und einige Male tief durchgeatmet haben. Machen Sie sich kurz bewusst, wie gut es sich anfühlt, Ihr Versprechen an sich selbst zu halten und das zu essen, was Sie wirklich essen wollen. Der Sinn dieser Genauigkeit besteht darin, dass Sie sich wieder als zuverlässig und glaubwürdig einstufen. Wenn Sie sich in Bezug auf Ihren Umgang mit Nahrung seit Jahren oder gar Jahrzehnten selbst belügen, sollten Sie daher keinesfalls in letzter Sekunde frischen Fisch statt Huhn auf den Tisch bringen. Fisch dürfen Sie gerne morgen essen.

Immer ein Tag nach dem anderen

Philosophisch betrachtet können wir nie abschließend festlegen, was wir an einem künftigen Tag tun werden. Wir wissen nicht, ob wir in einem Jahr Kuchen essen werden. Daher können wir nur entscheiden, ob wir genau jetzt Kuchen essen oder nicht. Es geht nicht um die Frage, ob wir etwas immer wieder tun müssen. Vielleicht fragen Sie sich gerade, ob Sie je wieder ein Stückchen Schokolade oder Pizza bekommen, ob Sie bei der Hochzeit Ihrer Enkelin Hochzeitstorte essen dürfen oder an Silvester ein Glas Sekt trinken können. Wenn heute *nicht* Silvester ist und *nicht* die Hochzeit Ihrer Enkelin ansteht, müssen Sie diese Entscheidung nicht heute treffen. Heute geht es ausschließlich darum, was Sie *heute* essen und trinken.

Als ich mit 20 dem Alkohol abschwor, gab es in der Gruppe einen knurrigen alten Mann, der auf den Zusammenkünften regelmäßig sagte: »Ich bin Jimmy, und ich bin Alkoholiker. Ich bin seit 35 Jahren trocken. Heute trinke ich nicht. Kann gut sein, dass ich morgen trinke, aber heute trinke ich nicht.« Und ich dachte: Warum beschreit er es?

Ich hatte noch gar nicht begriffen, dass es niemals ein »Morgen« gibt.

Wenn mich also jemand fragt: »Wollen Sie denn nie wieder ein Dessert essen? Wie lange halten Sie das durch?«, dann antworte ich: »Heute bleibe ich dabei, und bisher klappt alles bestens. Es geht mir richtig gut. Deshalb mache ich heute so weiter. Über später mache ich mir keine Gedanken.«

Der Zeitraum »heute« ist normalerweise sehr tröstlich. Nicht immer, aber meistens. Genau hier, genau jetzt sind wir in Sicherheit. Es geht uns gut. Ich denke einfach: *Was gehört zu meiner nächsten Mahlzeit? Kann ich mir vorstellen, wie ich sie verzehre? Kann ich mir ausmalen, genau das zu essen, was ich heute vorhatte?* Dann ist es kein Problem. Ich muss heute nicht beschließen, dass ich das ewig durchhalte.

Das muss ich übrigens überhaupt nie. Es geht immer nur um diesen konkreten Tag. Heute.

Fallstudie: Julia Carol

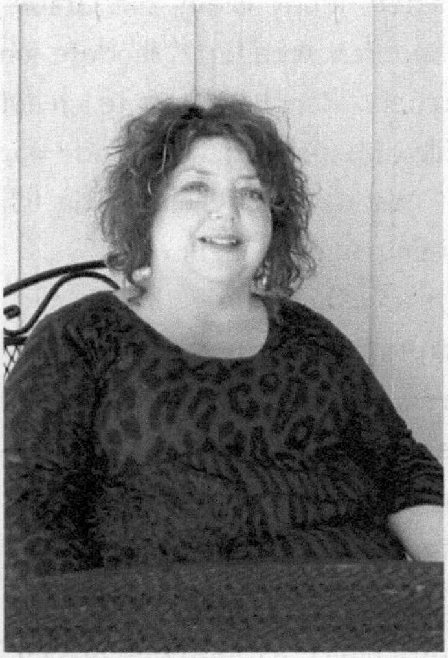

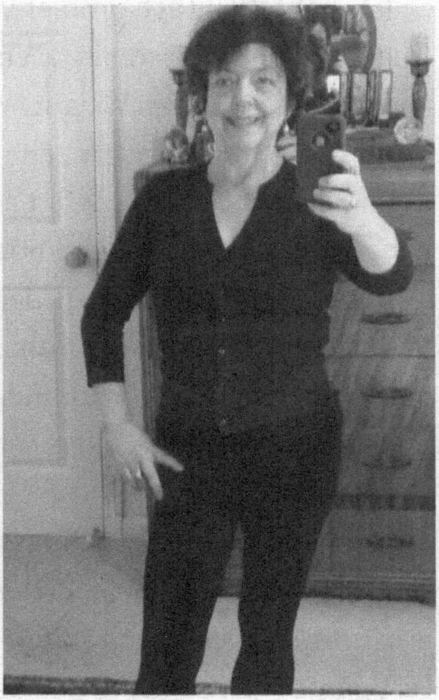

Höchstgewicht: 93 kg
Aktuelles Gewicht: 55 kg
Körpergröße: 1,59 m

Bis ins Teenageralter war ich zwar nicht übergewichtig, aber ganz wild auf Süßigkeiten. Das ging so weit, dass ich mich mit Kindern verabredete, die ich gar nicht sonderlich mochte, nur weil bei ihren Müttern jede Menge Süßigkeiten herumstanden. Als Jugendliche futterten meine Freunde und ich massenweise Junkfood wie Schokoriegel, frittiertes Zeug und Burger und tranken dazu süße

Limonade. Damals nahm ich kräftig zu, und so begann meine Diätkarriere.

Ich habe SlimFast probiert, Fasten, Jenny Craig, die Grapefruit-Diät, und als ich mit allem anderen scheiterte, landete ich immer wieder bei den Weight Watchers. Manchmal konnte ich auf diese Weise fünf oder gar zehn Kilo abbauen, doch am Ende war ich mit meiner Disziplin derart am Ende, dass nichts mehr ging. Ich nahm alles wieder zu – und noch ein paar Kilo mehr.

In den 1980er Jahren entdeckte ich *Living Thin Within* für mich und dachte, es käme darauf an, sich zu mäßigen und auf den eigenen Körper zu hören. »Hör auf, wenn du satt bist«, funktionierte bei mir aber nicht. Ich hatte immer Hunger.

Ich weiß nicht, wie oft ich mich den Weight Watchers angeschlossen habe, mich im Fitnessstudio anmeldete und mir schwor, *dieses* Mal mein Ziel zu erreichen. Im Laufe der Jahre ernährte ich mich zwar gesünder, strich das Fastfood und fast alle Fertigprodukte, aß mehr Gemüse und bessere Zucker- und Mehlprodukte (exklusives Biospeiseeis, kostspielige Fair-Trade-Schokolade und Brot und Backwaren aus der Bäckerei), wurde aber dennoch dicker und dicker.

Als ich 52 war, lautete meine Diagnose: Prädiabetes. Damals prickelten meine Füße, alle Gelenke waren steif, ich hatte Bluthochdruck (160/132 mmHg), extrem viel Cholesterin (332) bei ungünstigem LDL/HDL-Verhältnis, hohe Triglyzeridwerte, dazu Schlafapnoe, Schlafstörungen, Insulinresistenz und das metabolische Syndrom.

Ich kam mir vor wie eine Versagerin. So viele Dinge hatte ich in meinem Leben ändern können, sogar die Regeln für das Rauchen auf nationaler, staatlicher und lokaler Ebene. Ich hatte Klienten geholfen, *ihr* Leben und ihre Beziehungen zu verändern. Nur meinem eigenen Körper konnte ich nicht helfen.

Der Zustand meiner Gesundheit und meines Körpers beschämte mich. So harrte ich demoralisiert und ohne Hoffnung aus, fühlte mich alt und festgefahren und litt vor mich hin, bis ich Susan Peirce Thompsons Videos *Food Freedom* sah. Ihre Informationen über Leptinresistenz und unsere Dopaminrezeptoren klangen nachvollziehbar. Und als ich feststellte, dass ich auf der Verführbarkeitsskala bei 10 landete, wurde mir vieles klar. Als ich mich einschrieb, war ich von Anfang an fest entschlossen, die klaren Grenzen getreulich einzuhalten. Eine Stimme in meinem Kopf riet mir, dieses eine Mal einfach den Regeln zu gehorchen. Denn meine eigenen Methoden hatten nichts geholfen.

In den ersten paar Wochen war ich wie in Schockstarre. Ich ging einkaufen, und obwohl ich mich bisher für gesundheitsbewusst gehalten hatte, war mir plötzlich nicht mehr klar, was ich kaufen sollte und was nicht. Ich war ziemlich nervös und in Panik. Anfangs machten mir Heißhungerattacken zu schaffen, besonders abends. Zur Ablenkung sah ich einfach die Videos aus den Boot-Camp-Modulen. Jeden Abend notierte ich brav meinen Essensplan für den Folgetag. Ich besuchte die Facebook-Gruppe, und bald fand ich auch einen Buddy und eine Mastermind-Gruppe. Jeden Coaching-Anruf nahm ich wahr. Insgesamt ließ ich mich also so intensiv auf Bright Line Eating ein wie auf nichts anderes zuvor.

Bald begann ich, Gewicht abzubauen, und nach etwa sechs Wochen beobachtete ich weitere gesundheitliche Verbesserungen.

Mein Blutdruck ging deutlich zurück. Der Nüchternblutzucker normalisierte sich. Ich hatte Energie. Und ich konnte durchschlafen. Unten finden Sie meine Blutwerte sechs Monate vor der Ernährungsumstellung und ein gutes Jahr danach, als ich schon etliche Wochen mein Zielgewicht erreicht hatte:

6 Monate vor Beginn	14 Monate nach Beginn
Gesamtcholesterin: 323	Gesamtcholesterin: 155
Triglyzeride: 299	Triglyzeride: 85
LDL: 227	LDL: 99
HDL: 36	HDL: 39
Nüchternzucker: 103	Nüchternzucker: 85
Blutdruck: 160/132	Blutdruck: 96/64
Gewicht: 90 kg	Gewicht: 55 kg

Ich weiß noch, wie glücklich ich war, als ich mein Hochzeitsgewicht erreichte, als ich weniger wog, als in meinem Führerschein vermerkt war, weniger als mein Mann, weniger als mit jeder anderen Diät. Heute bin ich am Ziel. Einem Ziel, das ich als Erwachsene noch nie erreicht hatte.

Ich liebe es, im Bett meine Rippen und meine Hüftknochen zu spüren. Der Kleiderkauf ist eine Wonne. Manchmal muss ich in der Kinderabteilung suchen, weil ich so zierlich bin. Ich passe bequem in jeden Flugzeugsitz, schnarche nicht mehr und fühle mich 30 Jahre jünger. Trotzdem weiß ich genau, dass ich zwar dünn aussehe, aber noch lange nicht geheilt bin. Ich weiß, wer ich bin und was ich bin. Ich setze mich nicht unnötig Essenssignalen aus und bleibe dicht am Mutterschiff. Gleichzeitig fühle ich mich wahrlich unbeschwert und *frei.* Deshalb hoffe ich inständig, dass auch andere mit diesem Programm den gewünschten Erfolg haben – weil ich weiß, dass es geht. In meinen kühnsten Träumen hätte ich nicht gedacht, dass ich einmal schlank bin und anderen zum Erfolg verhelfen kann. Dafür werde ich ewig dankbar sein.

KAPITEL 10

Das nötige Werkzeug

Wenn ein guter Ernährungsplan alles wäre, was für die langfristige Gewichtskontrolle erforderlich ist, wären längst alle schlank. Aber der Ernährungsplan ist nicht das Wichtigste. Das glaubt zunächst keiner, aber es stimmt. Wirklich. Was bei Bright Line Eating zum Erfolg verhilft, ist das *umfassende System,* mit dessen Hilfe wir unser Leben so ausrichten, dass wir uns Monate und Jahre an den eigenen Plan halten können. Dieses System unterstützt und trägt uns lückenlos. Es hält uns bei der Stange. Auch hier geht es um Automatisierung, damit die Teile des Gehirns inaktiv bleiben, die den Saboteur auf den Plan rufen. Damit Sie Ihre Wahl so treffen, dass Sie dabei automatisch und mühelos abnehmen können. Irgendwann fällt Ihnen das nicht einmal mehr auf, weil es in Fleisch und Blut übergegangen ist.

Alltagsrituale

Die alltäglichen Rituale, die ich auf den folgenden Seiten vorstelle, sind für ein Leben mit klaren Grenzen eine große Hilfe. Falls Sie für den Reiz, der von industriell hergestellten Produkten ausgeht, sehr empfänglich sind, kennen Sie vermutlich das

Gefühl der Wehrlosigkeit gegenüber bestimmten Dingen, die Sie Ihrem Körper sehr lange zugeführt haben. Zusammen mit dem Ernährungsplan können Rituale diesem hilflosen Zustand Paroli bieten. Sie unterstützen die Heilung des Gehirns, stärken die Selbstbeherrschung und programmieren Sie innerlich auf Erfolg. Ich kann nur dringend empfehlen, diese Bausteine tatsächlich umzusetzen, denn sie haben starken Anteil an Ihrem Erfolg.

Morgenroutine

Am besten erweitern Sie Ihre Morgenroutine um drei kleine Punkte. Vielleicht müssen Sie dafür etwas früher aufstehen. Erstens: Machen Sie Ihr Bett. Für viele Menschen ist das selbstverständlich, aber wenn ich das in meinen Boot Camps vorschlage, ist das häufig ein Weckruf. Ich weiß nicht, ob es daran liegt, dass viele meiner Teilnehmer morgens seit vielen Jahren mit ihrem Zuckerkater kämpfen, doch aus unerfindlichen Gründen muss man Menschen wie uns daran erinnern, erst einmal das Bett zu machen. Wenn wir das tun, fängt der Tag schon gut an. Es ist eine Tätigkeit, die Respekt vor sich selbst und dem eigenen Zuhause vermittelt und dem Gehirn sofort meldet: »Ich bin jemand, der sein Zeug erledigt. Weiter so!«

Gedankenanstoß

Ich nehme mir seit vielen, vielen Jahren jeden Morgen ein wenig Zeit für einen inspirierenden Gedankenanstoß. Angefangen habe ich damit, nachdem ich den Alkohol aufgegeben und den Auftrag erhalten hatte, jeden Morgen ganz still in einem Meditationsbuch zu lesen. Damals begann mein Morgen mit einer großen Tasse Kaffee mit viel Kaffeesahne und Zucker und einer Zigarette. So las ich friedlich den Spruch des Tages und verband mich mit meiner Höheren Macht. Inzwischen ist das lange her, aber abgesehen vom Kaffee und den Zigaretten halte ich mich an die Grundelemente bis heute.

An dieser Stelle möchte ich betonen, dass Bright Line Eating absolut agnostisch ist. Nicht atheistisch. Nur keiner Weltanschauung verhaftet. Sie können selbst entscheiden, wie viel Spiritualität Sie in das Programm einfließen lassen möchten. Ich spreche zwar offen über das, was ich tue, doch mir ist sehr wichtig, dass Sie für die Teilnahme keineswegs gläubig sein oder bestimmte spirituelle oder religiöse Gebote einhalten müssen. Das alles bleibt ausschließlich Ihnen überlassen. Fakt ist jedoch aus wissenschaftlicher Sicht, dass Gebet und Meditation die Willenskraft stärken können.[1]

Im Prinzip können Sie lesen, was Ihnen guttut. Es gibt Bücher, die speziell Esssüchtigen jeden Tag einen Impuls geben, aber auch Meditationsanstöße für Frauen, Bücher, die unsere spirituelle Sehnsucht nähren, und vieles mehr. Wenn Sie religiös sind und Ihr Glaube Ihnen empfiehlt, morgens und abends in einer bestimmten Schrift zu lesen: wunderbar. Ergänzend empfehle ich Ihnen eine tägliche meditative Lektüre am Morgen, die Sie im Hinblick auf klare Regeln in der Ernährung unterstützt. Wenn Sie sich in den bisher vorgestellten Erkenntnissen zur Esssucht wiederfinden, brauchen Sie vielleicht etwas, das Sie diesbezüglich stärkt. Wer sich für Poesie begeistern kann, könnte bei Rumi fündig werden, einem absolut begnadeten epischen Dichter. Letztlich funktioniert alles, was Ihnen hilft, mit positiven Gedanken in den neuen Tag zu starten.

Meditation

Meditation ist unglaublich wertvoll. Untersuchungen zufolge hält sie das Gehirn jung, indem sie die Atrophie der grauen Masse hinauszögert,[2] die Aktivität im Default Mode Network (»Ruhezustandsnetzwerk«) herabsetzt, was uns weniger abschweifen lässt und glücklicher macht,[3] Depressionen, Angst und Schmerzen zurückgehen lässt,[4] die Konzentration und Aufmerksamkeit verbessert[5] und zur Suchtlinderung beiträgt.[6]

Von den vielen positiven Seiten des Meditierens haben Sie sicher schon gehört. Mitunter erscheint einem die Vorstellung, regelmäßig zu meditieren, dennoch einschüchternd. Mir zumindest ging es so. Jahrelang hatte ich im Hinterkopf, dass ich eigentlich gern anfangen würde zu meditieren, aber immer wieder schob ich es auf – bis mir eine Mentorin einen Weg aufzeigte, wie die Meditation weniger abschreckend wirkte. Sie erklärte mir, im Endeffekt ginge es nur darum, einfach still zu sitzen: »Mir ist es egal, ob du die Beine verschränkst oder auf einem Stuhl sitzt oder auf der Couch oder ob du Kopfstand machst. Wichtig ist, dass du ganz still hältst. Keine Bewegung. Keine Aktivität. Keine Ablenkung. Nichts. 30 Minuten lang.«

Da endlich war ich bereit. Sie trug mir auf, einen Kurzzeitwecker auf 30 Minuten einzustellen, und das tat ich auch. Viele Jahre lang bestand meine Meditationspraxis lediglich aus ruhiger Zeit. Ich bemühte mich nicht darum, während dieser halben Stunde irgendetwas zu regulieren. Hauptsache, ich blieb körperlich ganz still.

Das Erste, was ich fast augenblicklich zu spüren bekam, war das intensive Gefühl, mich in meiner eigenen Haut wohlzufühlen. Ich bin mit mir selbst im Reinen, auch wenn es mir scheußlich geht, wenn ich krank oder wütend bin, wenn ich richtig Hunger habe oder an Essen denke oder Heißhunger bekomme oder im Gedankenkarussell feststecke. Ich kann dasitzen, diese Gefühle haben und sie einfach da sein lassen. Das ist etwas, was ich 2003 – als ich mit dem Meditieren anfing – definitiv noch nicht konnte.

Das Schöne an dieser Stilleübung ist, dass man damit eine gewisse Pause zwischen den Reizen aus der Umgebung und der eigenen Reaktion darauf einübt. Im Optimalfall reicht diese Pause aus, um die eigene Reaktion zu *wählen,* anstatt einfach zu reagieren. Das kann ein Leben verwandeln, vertrauen Sie mir!

Was die Haltung angeht, so bin ich persönlich nicht biegsam genug, um im Lotussitz zu meditieren. Ich habe chronische Rückenprobleme und entwickele starke Schmerzen im oberen Rücken, wenn ich längere Zeit im Schneidersitz sitze. Deshalb habe ich jahrelang auf einem Stuhl gesessen. Nach der Geburt meiner Zwillinge stellte ich allerdings fest, dass ich einfach einschlief, wenn ich gut abgestützt war. Immerhin bin ich weiterhin stur jeden Morgen aufgestanden, um dann eben auf meinem Stuhl einzuschlafen. Das war so absehbar, dass ich es abends sogar in meine Planung einbezog: »Mal sehen. Wenn ich um 22 Uhr das Licht ausmache und um fünf Uhr der Wecker geht, bekomme ich sieben Stunden Schlaf. Mit der halben Stunde Meditation morgen früh macht das siebeneinhalb.« Ich habe es mit verschiedenen Stühlen und Tricks probiert, aber trotzdem bin ich jeden Morgen beim Meditieren eingeschlafen.

Bis ich eine Meditationsbank entdeckte.

Ich *liebe* meine Meditationsbank! Es ist ein gepolstertes, niedriges Bänkchen, das beim Knien auf dem Boden das Gewicht trägt. Mein Rücken rebelliert nicht mehr, weil das Becken genau im richtigen Winkel geneigt ist, sodass die Wirbelsäule in natürlicher S-Kurve oberhalb der Sitzhöcker ruht. Da man bei meiner Bank die Beine einklappen kann, ist sie reisetauglich. Und ich nehme sie regelmäßig mit. Die Meditationsbank ist für mich der Hit. Ich schlafe seit Jahren nicht mehr beim Meditieren ein.

Was die Atmung angeht, so zwinge ich mich normalerweise nicht zu Atemübungen, bin jedoch offen dafür und kann Sie nur ermuntern herauszufinden, welche Apps, Musik, Atemtechniken oder Mantras Ihnen das Meditieren erleichtern. Online gibt es vieles, was beim Einstieg den Weg ebnet. Man kann auf unzählige Weise meditieren, und aus meiner Warte sind alle Formen ein legitimer Weg zum Gipfel. Auch wenn Sie nach diesem Kapitel in Bezug auf Meditation immer noch skeptisch sind: Es gibt absolut schmerzlose Wege zum Einstieg, und der Aufwand lohnt sich unbedingt.

Übrigens brauchen Sie keineswegs gleich mit 30 Minuten zu beginnen. Wenn diese Zeit Ihnen unvorstellbar lang erscheint, wählen Sie ein Zeitfenster, das machbar klingt. Von mir aus zwei Minuten. Darauf können Sie dann aufbauen. Meditieren Sie morgen früh zwei Minuten und dann jeden Tag eine Minute länger. Nach nur einem Monat haben Sie Ihre halbe Stunde erreicht. Und auch diese halbe Stunde ist nicht in Stein gemeißelt, denn Untersuchungen zufolge profitiert man bereits von zehn bis 15 Minuten Meditation pro Tag ganz erheblich.[7]

Mir ist selbstverständlich bewusst, dass der Tagesbeginn einem festen Ablauf ohne Extrazeiten folgt. Um morgens meditieren zu können, muss der Wecker früher klingeln. Die gute Nachricht ist, dass Sie bei einer Ernährung mit klaren Grenzen leichter aus dem Bett kommen, weil Sie dem Körper nach dem Abendessen keinen zusätzlichen Treibstoff mehr liefern. Damit schlafen Sie von Natur aus früher ein als bisher und wachen morgens weitaus fitter auf. Unter diesen Umständen lassen sich ein paar Minuten Meditationszeit morgens leichter herausschinden, als Sie glauben.

Obendrein bin ich nicht die Bright-Line-Eating-Polizei. Niemand hämmert morgens an Ihre Tür und fragt: »Heda, meditieren Sie auch wirklich?« Es ist *Ihr* Weg. Regelmäßiges Meditieren wird Ihnen dabei lediglich eine große Hilfe sein, weil es dazu beiträgt, die eigenen Emotionen und Gedanken zu regulieren, anstatt im Essen Trost zu suchen. Es verhilft zu einer Atempause.

Ihr Essen zusagen

Im letzten Kapitel ging es darum, wie wichtig es ist, am Vorabend aufzuschreiben, was man am nächsten Tag essen möchte, und sich dann exakt daran zu halten. Jetzt gehen wir einen Schritt weiter. Ich möchte, dass Sie sich zu diesem Essen bekennen. Das ist mehr, als es lediglich aufzuschreiben. Was in Ihrem Essensplaner steht, ist ein guter Vorsatz. Eine klare Zusage trägt dazu bei, diese Entscheidung durchzuziehen.

Die Essenszusage gehört zu den Schlüsselelementen von Bright Line Eating, denn sie entlastet die Willenskraft. Viele Studien zeigen, dass eine verbale oder öffentliche Festlegung auf bestimmte Handlungen, die man sich vornimmt, die Willenskraft unglaublich stärkt und die Erfolgschancen erhöht.[8] Es funktioniert. Und es ist eine sehr wertvolle Gewohnheit.

Sie können die Zusage abends ablegen, nachdem Sie den Essensplan für den Folgetag eingetragen haben. Oder Sie sprechen sie am nächsten Morgen aus, bevor der Tag losgeht. In jedem Fall sollten Sie sich auf eine Vorgehensweise festlegen, denn auch hier geht es um das Einüben von Gewohnheiten zur Entlastung der Willenskraft.

Sehen wir uns die verschiedenen Möglichkeiten einmal an:

1. Meine Teilnehmer legen ihre Zusage gern innerhalb unserer Online-Community ab. Dort finden Sie eine Menge Gleichgesinnte, die sich auf die gleiche Reise begeben haben. Ein echter Vorteil der Online-Community ist, dass sie jederzeit bereitsteht. Sie verpasst Ihren Anruf nicht

und steigt nicht aus dem Programm aus, sondern ist ständig greifbar. Auf die Plattform können Sie sich jederzeit verlassen. Damit ist sie eine wirklich gute Option.

2. Die zweite Methode ist, Ihren Plan einem anderen Menschen zuzusagen. Der Vorteil ist, dass dieser spezielle Mensch nun davon weiß und nachhaken kann. Sie werden tags darauf sehr stolz sein, wenn Sie ihm oder ihr berichten können, dass Sie es geschafft haben. Ein solcher »Vertrag« hat große Macht.
3. Der dritte Ansatz ist, die Einhaltung sich selbst oder Gott zuzusagen und dafür ein Ritual einzuführen. Wenn Sie ein gläubiger Mensch sind, können Sie niederknien, Ihren Essensplan laut vorlesen und sagen: »Gott, ich sage dir fest zu, morgen ausschließlich genau das zu essen, was hier steht, und weiter nichts.« Wenn Sie eher der höchsten Manifestation Ihres bestmöglichen Selbst vertrauen, könnten Sie etwas Ähnliches tun. Sie lesen den Essensplan laut vor und sprechen: »Ich sage meinem bestmöglichen Selbst zu, dass ich morgen nur genau dies essen werde.« Der einzige Nachteil dieser dritten Vorgehensweise ist, dass sie weniger öffentlich abläuft. Und die Forschung besagt, dass eine öffentliche Zusage gegenüber einem anderen Menschen oder einer Gemeinschaft (wie unserer unterstützenden Online-Community) eine echte Hilfe darstellt.[9] Wählen Sie bitte die Methode, die Ihnen intuitiv am sinnvollsten erscheint, und halten Sie sich daran. Auch hierbei geht es um Beständigkeit.

Abschließend rate ich Ihnen, die Methoden nicht zu mischen. Bleiben Sie bei dem Vorgehen, das Ihnen am ehesten zusagt. Denn wenn Sie es einem Freund zusagen *und* online posten, werden Sie sich an dem Tag, wo Sie es nicht auf beiden Kanälen schaffen, nur halb verpflichtet vorkommen. In diese Situation sollten Sie sich gar nicht erst bringen.

Ich selbst habe meine Zusage in den ersten paar Jahren jeden einzelnen Tag gesprochen. Inzwischen mache ich das nicht mehr. Auch Sie werden höchstwahrscheinlich irgendwann feststellen, dass es nicht mehr erforderlich ist. Gehen Sie jedoch nicht davon aus, dass dies sehr bald der Fall sein wird. Ich habe Jahre gebraucht, bis ich an dem Punkt war, wo ich mir so weit vertraut habe, dass ich auch ohne diese Zusage tagein, tagaus an meinem Plan festhalten würde. Nicht Monate, sondern Jahre. Deshalb rate ich Ihnen: Wählen Sie Ihre Methode, Ihr Vorhaben auszusprechen, setzen Sie diese um, machen Sie eine Gewohnheit daraus und beobachten Sie, was passiert. Das wird Ihnen sehr zugutekommen.

Das Abendritual

Das wichtigste Abendritual, das Sie von Anfang an einführen sollten, ist das abendliche Aufschreiben der Dinge, die Sie am nächsten Tag essen wollen. Machen Sie das mit Hilfe einer App oder des kleinen Essensplaners am Kühlschrank immer gleich nach dem Abendessen. Falls Sie Ihre Zusage abends sprechen, sollten Sie diesen Punkt gleich anschließen. Danach können Sie getrost entspannen, denn nun stellt der morgige Tag keine Last mehr dar. Sie brauchen morgen nur noch genau das zu essen, was Sie notiert haben. Fertig. Keine weiteren Entscheidungen, kein Wenn und Aber, wenn Sie müde und für das Willensloch empfänglich sind. Sie bleiben bei dem, was Sie zugesagt haben, als Sie entspannt und satt waren.

Sobald Sie dann zu Bett gehen, nehmen Sie ganz zum Schluss Ihr Dankbarkeitsbüchlein (oder Ihr Smartphone oder Tablet mit passender App) zur Hand und lassen den Tag Revue passieren. Wenn Sie noch nie ein Dankbarkeitstagebuch geführt haben, empfehle ich für den Einstieg die Übung »Drei gute Dinge«. Das geht ganz einfach: Schreiben Sie jeden Abend drei Dinge auf, die an diesem Tag *gut* gelaufen sind, und ein wenig dazu, *warum* sie geklappt haben. Diese Übung wirkt so simpel und kann dennoch so viel bewegen, weil sie unsere Blickrichtung ändert. Was in unserem Leben schiefgeht, nehmen wir sofort wahr – durch dieses Anpassungsverhalten hat der Mensch sein Überleben gesichert, ehe er an der Spitze der Nahrungskette stand. Heute jedoch kann es uns sehr unglücklich machen, immer das Negative zu sehen. Dr. Martin Seligman, Professor für Psychologie an der Universität Pennsylvania sowie Autor von *Flourish – wie Menschen aufblühen* und vielen anderen Titeln, sagt in einem Onlinebeitrag hierzu:

> »Dankbare Menschen sind tendenziell glücklicher, gesünder und haben ein erfüllteres Leben. Dankbarkeit hilft, besser mit Stress fertigzuwerden, und kann sogar den Puls positiv beeinflussen. In Studien waren Menschen, die

diese Übung nur eine Woche lang jeden Abend praktizierten, noch nach einem Monat sowie nach drei und sechs Monaten glücklicher und weniger deprimiert.«[10]

Diese drei Dinge müssen nichts Besonderes sein. Sie können auch schreiben: »Ich habe mein Frühstück genau gewogen. Es schmeckt mir wirklich gut. Es hat gereicht.«

Und dann überlegen Sie, *warum* es gut ging. Wie haben Sie es geschafft, Ihr Essen zu wiegen und ein sättigendes Frühstück innerhalb klarer Grenzen einzunehmen? Vielleicht weil Sie sich die nötige Zeit dafür genommen haben und gemerkt haben, dass Sie endlich gut für sich selber sorgen. Oder die Menge war zum ersten Mal genug, weil der Körper sich nach den guten Fortschritten von gestern und vorgestern tatsächlich umstellt. Das ist mit der Warum-Frage gemeint. Wie erklären Sie sich, wie das Gute zustande kam? Was haben Sie heute oder in der Vergangenheit getan, aus dem das Gute, was Sie aufgeschrieben haben, entstehen konnte?

Im nächsten Schritt fassen Sie Ihren Tag im Fünf-Jahres-Journal zusammen. Hier haben Sie wenig Platz; das geht also schnell. Aber vertrauen Sie mir: Zu beobachten, wie sich das Leben Tag für Tag und Jahr um Jahr entfaltet, ist eine außerordentlich wertvolle und befriedigende Lektion.

Wer mag, kann den Tag nun mit einer spirituellen oder inspirierenden Lektüre abschließen, damit der Geist vor dem Einschlafen positiv gestimmt ist. Aber das ist freiwillig.

Checkliste für den Abend

Bei unserem Programm brechen wir mit bestimmten alten Angewohnheiten, indem wir sie durch sinnvollere neue Gewohnheiten ersetzen. Mit Hilfe der abendlichen Checkliste etablieren, beobachten und zementieren wir diese neue Lebensweise. Die Liste enthält alle wichtigen Verhaltensweisen vom abendlichen Festlegen dessen, was wir essen wollen, über das morgendliche Bettenmachen bis hin zum Aufschreiben, wofür wir dankbar sind. All dies wird dauerhaft Teil Ihres unbeschwerten, freien Lebens werden. Eine beispielhafte Checkliste habe ich am Ende des Buches eingefügt. Vielleicht erstellen Sie auch Ihre eigene. Ich gehe davon aus, dass Sie Anpassungen vornehmen, denn es handelt sich um ein lebendes, atmendes Projekt, das im Fluss ist und auf jeden Einzelnen zugeschnitten sein sollte. Die Liste kann sich von Monat zu Monat ändern (meine eigene ändere ich bestimmt alle drei Wochen). Es handelt sich also um eine Vorlage für den eigenen Gebrauch.

Warum dürfen Sie Ihre abendliche Checkliste anpassen? Sie soll möglichst klar widerspiegeln, was Ihnen wirklich wichtig ist und welche Bereiche Sie im Auge behalten möchten. Wenn dort also etwas aufgeführt ist, was Sie rein theoretisch gern tun würden, aber derzeit nicht umsetzen, ist das äußerst kontraproduktiv.

Meiner Erfahrung nach gibt man die abendliche Checkliste leicht auf, wenn man sie falsch anwendet. Sie soll uns nicht vor Augen führen, was wir tun *sollten* oder was wir *eigentlich* gern tun würden, sondern lediglich das, was wir uns nachvollziehbar gerade geschworen haben. Wenn Sie tatsächlich nur jeden Abend Ihren Essensplan niederschreiben, sich an Ihre klaren Regeln halten und mit dem Hund rausgehen, stehen drei Punkte auf der Liste. Und das ist absolut in Ordnung. In dem Augenblick, wo Ihre Seele verlangt: »Moment! Ich will jeden Abend etwas auf meine Dankbarkeitsliste schreiben«, sollten Sie diesen Punkt in Ihre abendliche Checkliste aufnehmen. Sie wird wachsen und sich verändern. Deshalb sollte man sie regelmäßig anpassen.

Auch den Wiegerhythmus können Sie individuell anpassen. Wer sich nicht täglich wiegt, sondern einmal in der Woche, kann an seinem Wiegetag zum Beispiel schreiben: »Ich habe mich heute genau einmal gewogen. Mein Gewicht ist XX kg. Seit letzter Woche hat es sich soundso verändert.« An jedem anderen Tag können Sie schreiben: »Heute habe ich mein Gewicht ignoriert und bin nicht auf die Waage gestiegen.« Oder Sie überlassen diesen Teil Ihrer App.

Gegen Ende der Checkliste für den Abend finden Sie einen Punkt zu ausreichend Schlaf. Wenn Ihnen sieben oder acht Stunden nicht reichen, können Sie das ändern. Falls Sie finden, dass Sie auch ohne Erinnerung genug Schlaf bekommen, dürfen Sie diesen Punkt streichen. Es geht darum, dass die Liste genau das enthält, was Ihnen momentan wichtig ist.

Bei regelmäßigem Einsatz kann die abendliche Checkliste erheblich dazu beitragen, dass Sie neue Dinge erreichen, die für Ihr Leben gerade bedeutsam sind. Hierzu kann ich ein persönliches Beispiel anführen. Vor einigen Jahren bekam ich kurz nacheinander zwei Strafzettel für zu schnelles Fahren. Das war nicht nur ein teurer Spaß, sondern auch sehr unangenehm. Ich hielt mich für ziemlich vernünftig und beherrscht – zweimal nacheinander von demselben Polizisten bei 90 Meilen/Stunde erwischt zu werden, war mir extrem peinlich.

Daraufhin ergänzte ich meine abendliche Checkliste um den Punkt: »Ich habe die zulässige Höchstgeschwindigkeit heute um maximal fünf Meilen überschritten.« Dieser Punkt blieb auf der Liste, bis geruhsames, angemessenes Fahren mir in Fleisch und Blut übergegangen war. Erst da nahm ich den Punkt wieder heraus.

Wenn Sie keine App für diese Liste verwenden, können Sie ein Klemmbrett besorgen, das Sie auf dem Nachttisch oder in der Nachttischschublade verwahren. Notieren Sie darauf alle gewohnheitsmäßigen Verhaltensweisen, die Sie im Tagesverlauf geschafft haben, bevor Sie schlafen gehen. Studien zufolge erledigen wir mehr von dem, was wir häufiger tun möchten, wenn wir anschließend schwarz auf weiß sehen, ob wir etwas gemacht haben oder nicht.[11]

Ich verwende inzwischen meine App dafür, aber früher hatte ich eine Papiervorlage, auf der ich den entsprechenden Punkt abhakte. Wenn ich etwas nicht geschafft hatte, umkringelte ich das leere Kästchen. So konnte ich immer auf Anhieb sehen, ob meine Bemühungen um klare Regeln erfolgversprechend blieben. Heute zeigt meine App mir das noch anschaulicher, und ich kann mir damit neue Ziele setzen, um das bisher Erreichte noch besser zu festigen.

Der Notfallaktionsplan

Der Notfallaktionsplan ist Ihr Erste-Hilfe-Kasten für den Notfall. Er ist kein Ersatz für die Arbeit an guten Gewohnheiten, die ich als »Wenn/dann«-Gewohnheiten bezeichne. *Wenn* ich also unterwegs bin und mich das Bedürfnis überkommt, dasselbe zu essen wie alle anderen, *dann* entschuldige ich mich kurz, verschwinde auf die Toilette und aktiviere mein Erste-Hilfe-Programm. Das werden Sie zumindest anfangs brauchen, wo sehr wahrscheinlich der Drang aufkommt, Dinge zu essen, die nicht auf Ihrem Plan stehen. Vielleicht passiert das stündlich, vielleicht einmal am Tag, vielleicht nur hin und wieder. Doch selbst wenn das Verlangen Sie jede Nanosekunde beherrscht – keine Sorgen, wir holen Sie da raus.

Die folgenden fünf Maßnahmen helfen nachweislich, der momentanen Versuchung zu widerstehen. Sie frischen die Willenskraft wieder auf und helfen Ihnen, sich zu fangen.

1. Sozialer Rückhalt. Das erste und wichtigste Hilfsmittel ist persönliche Unterstützung.[12] Haben Sie eine Freundin oder jemanden, der Ihnen den Rücken stärkt? Jemanden, den Sie anrufen oder dem Sie eine Nachricht schicken dürfen? Das wäre das Beste. Solchen Rückhalt gewähren wir einander auch innerhalb unserer Online-Community. Ob aus dem Restaurant oder von der Party aus, Sie können jederzeit schnell eine Nachricht dort einstellen. Solche Botschaften müssen nicht lang sein, um ihre Wirkung zu entfalten, nur eine schnelle, ehrliche Bitte um Hilfe: »Hey, ich kämpfe gerade wirklich mit mir. Bin auf einer

Party. Alles spricht mich an, aber ich sage euch allen hier und jetzt, dass ich nichts davon anrühren werde.« Wenn Sie so etwas posten, werden Sie umgehend jede Menge liebevollen Zuspruch erhalten. Und wenn Sie schließlich zu Hause eintreffen, können Sie all die Kommentare und unterstützenden Botschaften nachlesen, die Sie von den anderen bekommen haben. Auf diese Weise fühlt man sich intensiv eingebunden.

Bei meiner Entwicklung hin zu klaren Grenzen war der soziale Rückhalt für mich das wirksamste Instrument, um bei der Stange zu bleiben. Allerdings bin ich äußerst extrovertiert und erreiche auf der Verführbarkeitsskala eine 10. Vielleicht kommen Sie auch sehr gut zurecht, ohne jederzeit mehrere Hundert Menschen hinter sich zu wissen. Finden Sie heraus, wie viel Unterstützung Ihnen guttut. Mehr ist meistens besser. Nutzen Sie alles, was Sie bekommen können. Greifen Sie wirklich darauf zurück. Gewöhnen Sie sich an, Ihr Problem in der Community einzustellen, eine Freundin anzurufen oder jemanden anzuschreiben, wenn sich das Verlangen regt. Manche Teilnehmer führen ihren Erfolg in erster Linie auf die jederzeit verfügbare Anteilnahme der Community zurück. Sie stehen nie alleine da. Es gibt Tausende, die mit Ihnen auf dem Weg sind. Machen Sie mit.

2. Beten. Die zweite, wissenschaftlich bestätigte Methode, seine Willenskraft wieder aufzupolstern, ist Beten.[13] Wenn Sie freiwillig beten, ist das eine gute Nachricht. Beten Sie. Immer wieder. Lösen Sie sich aus der Situation und ziehen Sie sich irgendwohin zurück, wo Sie kurz ganz bei sich sein können. Bitten Sie

Gott, Sie von der Versuchung, jetzt etwas zu essen, zu erlösen. Bitten Sie Gott um Kraft. Sprechen Sie Ihr Lieblingsgebet. Setzen Sie sich einen Moment ruhig hin und bitten Sie einfach um Hilfe. Und dann nehmen Sie wahr, wie Sie den Rest des Tages bewältigen, ohne von Ihrem Plan abzuweichen. So mächtig ist das Gebet.

3. Meditieren. Auf einer Feier oder im Restaurant können Sie sich immer damit entschuldigen, Sie müssten mal zur Toilette. Setzen Sie sich dort kurz hin, atmen Sie mehrmals tief durch und lassen Sie Körper und Geist zur Ruhe kommen. Tiefenatmung oder eine kurze Meditation bringen einen sehr schnell wieder aufs richtige Gleis. Fünf Minuten reichen aus, um die Willenskraft neu aufzuladen.[14]

4. Dankbar sein. Überall auf der Welt, auf jedem Fest, bei jedem Anlass und in jedem Lokal können Sie bewusst danken. Notieren Sie ein paar Dankesworte auf der Rückseite einer Quittung. Tippen Sie sie im Smartphone ein. Sprechen Sie die Worte nur in Gedanken oder flüstern Sie sie einem Freund zu. Dankbare Gedanken lenken erstaunlich zuverlässig von unerwünschten Versuchungen ab.[15]

5. Anderen beistehen. Wenn Sie obendrein nicht mehr nur um sich selbst kreisen, sondern sich auf andere konzentrieren, wird es leichter, nicht ständig an Dinge zu denken, die nur für Sie wichtig sind. Engagieren Sie sich. Suchtartiges Essverhalten ist ein isolierendes Inselphänomen, das die Psyche betäubt und uns auf uns selbst zurückwirft.[16] »Anderen beistehen« kann dabei die ganze Palette beinhalten, mit der man anderen Menschen einen Gefallen tut oder ihnen hilft, von einer freundlichen Bemerkung oder einem Lächeln bis hin zu einem Ehrenamt in Ihrem Umfeld. So können Sie sich in kritischen Momenten an die Umstehenden wenden oder mit jemandem, der alleine dasteht, ein Gespräch beginnen. Spielen Sie mit den Kindern oder räumen Sie das Geschirr ab. Stellen Sie Fragen. Zeigen Sie echtes Interesse und seien Sie für andere präsent.

Über zehn Jahre lang bestand mein Dienst an anderen darin, Menschen aus meiner Community dabei zu helfen, die klaren Grenzen zu entdecken und zu befolgen. Jeden Morgen um halb sechs telefonierte ich nach meiner Morgenmeditation jeweils eine Viertelstunde lang mit all den Leuten, die mich um Hilfe gebeten hatten. Ich stand ihnen beim Abnehmen bei und hörte mir ihre Zusagen für den aktuellen Tag an. Das half ihnen, aber mir half es mindestens ebenso sehr, denn so wurde ich schon zu Beginn des Tages mit Dankbarkeit überhäuft und fühlte mich verbunden. Zudem erinnerte es mich daran, dass ich trotz aller Widrigkeiten und Herausforderungen ein nützlicher Mensch bin. Dieses Vertrauen wieder aufzubauen ist während der Abnehmphase unbezahlbar. Sehen Sie sich also um – es gibt jede Menge Einsatzmöglichkeiten. Wo ist das, was Sie zu bieten haben, willkommen?

Mit sozialem Rückhalt, Beten, Meditieren, Dankbarkeit und Beistand für andere haben wir somit fünf Strategien, mit denen wir der Versuchung im Notfall aus dem Weg gehen können.

Hinzu kommt eine sechste Methode, die Sie beliebig anpassen können, und zwar **Ablenkung.** Machen Sie einen Spaziergang, nehmen Sie ein Bad, stricken Sie oder puzzeln Sie. Manchen Menschen tut es gut, schon einmal ihr gesundes Essen für den nächsten Tag zuzubereiten, andere bleiben der Küche sicherheitshalber lieber fern. Was Sie tun, bleibt Ihnen überlassen. In jedem Fall ist Ablenkung hilfreich. Auch der Minzgeschmack der Mundspülung nach dem Zähneputzen ist für viele ein Signal, dass jetzt nichts mehr gegessen wird. Das ist ein guter Trick. Überlegen Sie sich rechtzeitig, womit Sie sich im Zweifelsfall ablenken könnten, wenn die Gedanken zum Essen schweifen.

Zu guter Letzt rate ich dazu, die einzelnen Schritte Ihres Notfallaktionsplans der Reihe nach zu notieren. Schreiben Sie einleitend: »Bevor ich von meinem Essensplan abweiche, verpflichte ich mich zu folgenden Schritten.« Es sollten mindestens fünf Punkte auf der Liste stehen, die Sie sich fest vornehmen. Diesen Zettel tragen Sie immer bei sich oder vermerken den Inhalt in einer App auf Ihrem Smartphone, um ihn jederzeit griffbereit zu haben.

Mastermind-Gruppen und Unterstützer

Im Idealfall besteht eine Mastermind-Gruppe aus vier Menschen, die wöchentlich zusammenkommen, um einander zu unterstützen, Ideen zu sammeln, einander Rechenschaft abzulegen und auf ihrem Weg mit klaren Grenzen zusammen zu wachsen. Meines Wissens stammt das ursprüngliche

Ablauf Mastermind-Runde (90 Minuten, vier Teilnehmer)

1. Gegenseitige Begrüßung (4 Minuten)
2. Der Organisator klärt, wer an diesem Tag Erster, Zweiter, Dritter und Vierter ist. (1 Minute)
3. Eröffnungsrunde: Der Organisator bittet jeden Einzelnen, die folgenden Sätze zu Ende zu bringen: (10 Minuten)
   - Heute und jetzt fühle ich mich ________________.
   - Mein »Gewinn« der letzten Woche war ____________.
   - In Bezug auf meine Zusage von letzter Woche kann ich sagen ____________________.
4. Der Organisator stellt einen Timer auf 16 Minuten. Der erste Teilnehmer nutzt diesen Zeitraum, um zu erzählen, wie es ihm geht und mit welchen Schwierigkeiten er oder sie gerade zu kämpfen hat, und holt sich von den anderen Unterstützung. Bewährt haben sich zehn Minuten zum Erzählen und sechs Minuten für Feedback und Unterstützung. Sobald der Timer piepst, ist der nächste dran. (64 Minuten)
5. Schlussrunde: Der Organisator bittet jeden Einzelnen, die folgenden Sätze zu Ende zu bringen: (8 Minuten)
   - Aus diesem Wochentreffen nehme ich mit ______________.
   - Diese Woche verpflichte ich mich dazu ______________.

   (Eine Person schreibt diese Zusagen an einem sicheren Ort nieder, damit sie in der folgenden Woche wieder zur Verfügung stehen. Menschen sind vergesslich.)

6. Termin festlegen. Vergewissern Sie sich, dass in der Folgewoche alle die übliche Telefonzeit wahrnehmen können, oder suchen Sie eine Alternative. Bestimmen Sie den Organisator der nächsten Telefonkonferenz. (3 Minuten)

Konzept aus Napoleon Hills Klassiker *Denke nach und werde reich*, erstmals erschienen im Jahr 1937.[17] Seitdem sind Mastermind-Gruppen besonders in der Geschäftswelt sehr beliebt.

Als ich vor einer Weile mein Zwölf-Schritte-Programm für Esssüchtige verließ, war mir sofort bewusst, dass ich ohne persönliche Treffen, Sponsorenamt und Rechenschaftspflicht in der Gefahr schwebte, dass meine Süchte wieder aufflammen könnten. Deshalb gründete ich eine Mastermind-Gruppe. Wir haben uns den Namen *Magnificent Mavens Mastermind Group* gegeben und kommen einmal die Woche für 90 Minuten über eine kostenlose Konferenzschaltung per Telefon zusammen. Erkundigen Sie sich nach einem passenden Angebot; es gibt viele Telefonanbieter für solche Zwecke. Dabei kommen alle Teilnehmer für eine bestimmte Zeit zu Wort, um zu schildern, wo sie stehen, und sich Feedback und Unterstützung zu holen. Den grundsätzlichen Ablauf sehen Sie im Kasten auf Seite 256. Die Mastermind-Runde ist kein lockeres Geplauder. Wenn man ihm diese oder eine ähnliche Struktur verleiht und sich daran hält, steigt sein Wert um das Zehnfache.

Bis heute kommen wir wöchentlich zusammen und sind fest entschlossen, einander auf diesem Weg zu unterstützen. Die Gruppe ist unglaublich bereichernd für mich, und ich kann dieses Vorgehen nur mit allem Nachdruck empfehlen. Wenn Sie drei andere zusammentrommeln können, die genauso darauf aus sind, es zu schaffen, wie Sie, finden Sie auf diese Weise bei jedem Schritt Unterstützung und Rückendeckung. Das ist nicht mit Gold aufzuwiegen. Falls Sie keine drei Teilnehmer finden, können Sie sich auch einen persönlichen Unterstützer sichern – wir bezeichnen so jemanden als »Buddy«. Dem Buddy können Sie zusagen, was Sie essen wollen, und ihn im Notfall kontaktieren. Viele unserer Teilnehmer kommen am besten zurecht, wenn sie sowohl eine Mastermind-Gruppe als auch einen Buddy haben (oder zwei oder drei). Je mehr Unterstützung, desto besser.

Falls sich niemand in Ihrer Umgebung auf Essen mit klaren Grenzen einlassen will, können Sie auch einer entsprechenden Online-Community beitreten oder diese ins Leben rufen. Darüber finden Sie auch passende Personen für Ihre Mastermind-Gruppe. Sie könnten bekanntgeben, wo Sie auf der Verführbarkeitsskala stehen, ob Sie eine spezielle Zeitzone, einen bestimmten Tag oder eine bestimmte Uhrzeit bevorzugen, ob es eine gemischtgeschlechtliche Gruppe sein soll oder eine gleichgeschlechtliche. Sobald Sie Ihre Gruppe ins Leben gerufen haben, werden Sie wahrscheinlich (wie ich) feststellen, dass der feste Rahmen und das Wachstumspotenzial für Ihr Vorhaben von unschätzbarem Wert sind.

Besonders wenn man leicht ins Stolpern gerät, stellt die Mastermind-Gruppe eine klare Struktur dar, mit deren Hilfe man leichter wieder zu den Regeln zurückfindet und sich dann wirklich daran hält. Wenn Sie selbst keine Probleme haben, ermuntere ich Sie dazu, einem oder zwei Menschen, denen es schlechter geht, eine Rettungsleine zuzuwerfen. So stehen wir einander bei.

Ich empfehle wärmstens, diese Instrumente ab dem ersten Tag in Ihr Leben einzubeziehen, denn sie gehören ebenso zum Konzept wie der Essensplan und die klaren Grenzen. Ich kann Ihnen versichern, dass dies den entscheidenden Unterschied macht, ob Sie Ihr Übergewicht verlieren und den Saboteur zum Schweigen bringen … oder nicht.

Wenn Sie sich darauf einlassen, werden diese Vorgehensweisen Ihnen helfen!

Fallstudie: Teresa Stawicki

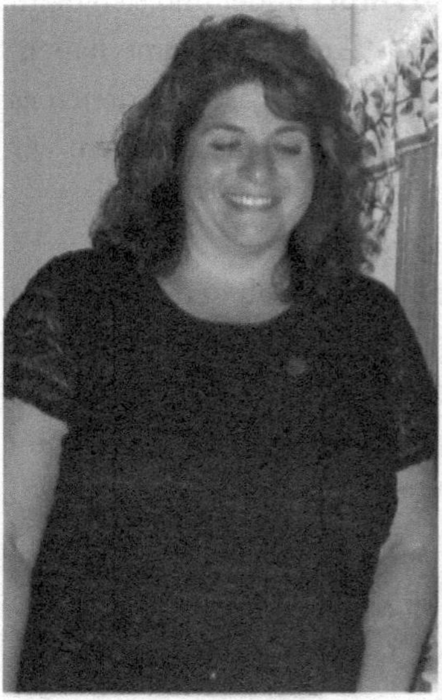
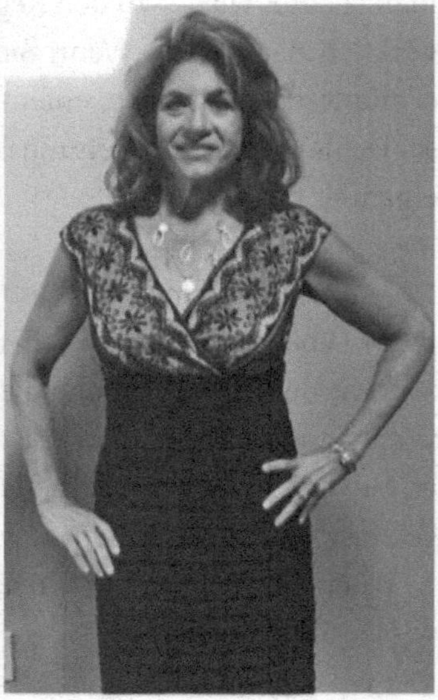

Höchstgewicht: 104 kg
Aktuelles Gewicht: 57 kg
Körpergröße: 1,57 m

Ich stamme aus einer italienischen Familie. Bei uns dreht sich alles um Pasta. Bei uns kann man nicht klingeln und ein Päckchen abgeben, ohne dass meine Mutter etwas zu essen anbietet. Als ich klein war, wurde ich zum Essen ermuntert, aber mit zwölf Jahren hieß es, ich dürfe nicht so viel essen, wie ich wollte. Scheinbar aus heiterem Himmel hörte ich von meinem Vater: »Du solltest nicht so viel essen.« Meine Mutter war übergewichtig, und ich glaube, mein Vater wollte mich davor beschützen, genauso dick zu werden wie sie. Als sie versuchten, meine Essensmenge zu kontrollieren, suchte ich natürlich anderswo nach Essbarem.

Ich aß außer Haus. Wenn ich ein paar Dollar übrig hatte, kaufte ich mir davon heimlich etwas Leckeres. Wir hatten nicht viel Geld, sodass es in meiner Familie wenig Extras gab. Schon der Besuch in einem Fastfood-Tempel war für mich ein echter Luxus. Oder ich naschte etwas aus dem Automaten in der Schule. Ich bemühte mich immer, Essen zu verstecken.

Als ich 14 war, versuchte ich erstmals abzunehmen. Damals wog ich ungefähr 67 Kilogramm. Ich kaufte ein Diätbuch und versuchte, alles zu machen, was darin stand. Ich hatte zwar nicht alles verstanden, nahm aber trotzdem fünf Kilo ab. Nachdem ich das geschafft hatte, aß ich natürlich genauso weiter wie vorher.

Mit 18 probierte ich es dann mit Weight Watchers. Mit immer wieder neuen Anläufen hungerte ich mich auf 58 Kilo herunter, während ich meinen ersten Freund umwarb. Doch kaum war er in mich verliebt, gab ich alles wieder auf. Wir heirateten, ich wurde nachlässiger, und schwupp wog ich 77 Kilo. Also fing ich wieder mit Weight Watchers an und nahm rund 16 Kilo ab. Ohne Diät konnte ich mein Gewicht jedoch nie halten. Und jedes Mal, wenn ich abgenommen hatte, kam alles zurück – plus fünf Kilo extra.

In meinem Kopf hörte ich die Stimme meiner Mutter: »Wenn du nicht schlank bist, wird dich keiner mögen.« Ich dachte, mein Gewicht würde bestimmen, wer ich bin.

Mit 27 wurde ich mit meiner Ältesten schwanger. Ich hatte Angst, noch dicker zu werden. Deshalb bemühte ich mich, die ganze Schwangerschaft hindurch auf Weight Watchers zu bleiben. Dann aber war ich fünf Monate später wieder schwanger. Bald hatte ich zwei Babys zu Hause, wir waren umgezogen, und ich blieb daheim und *aß*. Am zweiten Geburtstag meiner zweiten Tochter wog ich 104 Kilogramm. Damals war ich 30.

Ich fing *wieder* mit Weight Watchers an, konnte aber nur zwölf Kilo abbauen, weil ich natürlich alle meine Punkte für Desserts aufsparte. Sobald ich Süßes zuließ, schaltete mein Gehirn von Diät auf »hoffnungslos« um, und alles war vorbei.

Drei Jahre später probierte ich es erneut. Aber ich nahm nicht ab. Ich aß Zucker. Ich aß Mehl. Ich konnte nicht durchhalten. Und ich nahm alles wieder zu.

Mit Anfang 40 begann ich Sport zu treiben. Das verschaffte mir allerdings nur die »Erlaubnis«, weiter zu essen. Sechs Jahre lang wog ich zwischen 93 und 97 Kilo. Ich schaffte es einfach nicht unter 90. Dann probierte ich 2014 das Programm von Jonny Bowden und speckte elf Kilo ab ... bis zu jener Kreuzfahrt. Am Ende aß ich wieder die volle Portion Dessert und begann wieder zuzunehmen. Ich gab die Hoffnung fast auf.

Schließlich entdeckte ich Bright Line Eating. Nachdem ich begriffen hatte, dass mein Gehirn Zucker als Droge wahrnahm, ging alles wie von selbst.

Die größte Herausforderung für mich waren Zusammenkünfte mit anderen. Ich musste mich gegenüber meiner italienischen Verwandtschaft rechtfertigen und immer wieder sagen: »Nein, danke, so esse ich nicht mehr.« Manchmal musste ich mich richtig verteidigen, weil es immer hieß: »Ach, nimm doch ein bisschen Kuchen. Das schadet dir nicht.« Früher hätte ich nachgegeben. Inzwischen jedoch wusste ich, dass selbst ein Happen mir erheblich schaden würde. Besonders gegenüber meinen Eltern musste ich sehr deutlich werden. Als sie jedoch endlich sahen, wie ich abnahm, begriffen auch sie meine Situation und unterstützten mich. Meine Mutter machte sogar mit und hat jetzt elf Kilo abgebaut. Auch ihre Gesundheit hat sich dramatisch verbessert.

Mein Leben ist heute wunderbar. Ich habe es im Griff und bin voller Energie. Ich bin glücklich mit mir, denn ich bin wirklich ein anderer Mensch. Die Schmerzen in meinen Knien und Fersen sind verschwunden. Mein Cholesterinspiegel ist fantastisch. Auch mein Ruhepuls ist besser, und mein Blutdruck ist gesunken.

Vor allem aber hat mein Erfolg meinem Selbstbewusstsein sehr gutgetan. Ich habe keine Angst mehr. Ich habe mich sogar zu einem Kurs angemeldet und mich zur zertifizierten Lebensberaterin ausbilden lassen. Seit ich das alles klar durchschaue, ist mir bewusst, dass ich viel zu geben habe. Ich will anderen helfen. Bright Line Eating hat mein Leben verändert.

Teil 4

Der Fahrplan: Durchhalten!

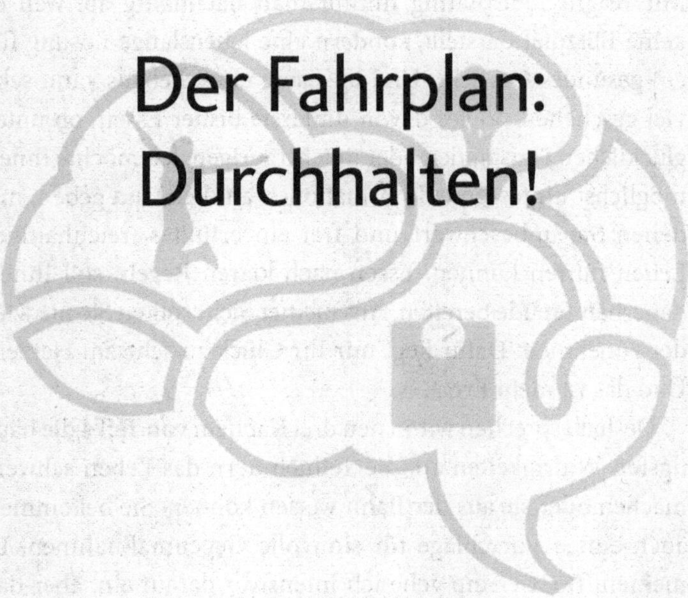

KAPITEL 11

Mit klaren Regeln auf Kurs bleiben

Mit Bright Line Eating nimmt man nachhaltig ab, weil es keine Blitzdiät darstellt, sondern eine lebenslange Lösung für ein gesundes Gewicht. Und im Laufe eines Lebens kann sehr viel geschehen. Vieles davon umfasste bisher Essen, ob unter glücklichen Umständen oder unter traurigen. Ich möchte Ihnen möglichst umfassende Informationen an die Hand geben, mit denen Sie unbeschwert und frei ein erfülltes, reichhaltiges Leben führen können. Essen nach klaren Regeln soll Ihnen dauerhaft Freude bereiten. Aus meiner Sicht sollten Sie nie wieder zunehmen. Dafür liegt mir Ihr Glück zu sehr am Herzen. Und das ist mein Ernst.

Deshalb sprechen wir in den drei Kapiteln von Teil 4 die häufigsten Widrigkeiten an, die Teilnehmern das Leben schwermachen oder sie aus der Bahn werfen können. Sie bekommen auch einige Vorschläge für sinnvolle Gegenmaßnahmen. In meinem Boot Camp gehe ich intensiver darauf ein, aber das würde hier den Rahmen sprengen. Dennoch erfahren Sie alles Grundlegende zu diesem Thema.

Damit sollten Sie in der Abnehmphase rechnen

In Kapitel 9 haben wir dieses Thema bereits kurz gestreift. Aus physiologischer Perspektive ist ein Gewichtsabbau aus mehreren Gründen harte Arbeit. Erstens erwerben wir keine neuen Fettzellen und bauen auch keine ab: Bei Gewichtsschwankungen dehnen sich vorhandene Fettzellen aus und ziehen sich wieder zusammen. Wenn Fettzellen schrumpfen, hat dies erhebliche Auswirkungen auf unser Wohlbefinden, denn dummerweise sind die Fettzellen sozusagen die internen Müllhalden des Körpers. Dort speichern wir die unterschiedlichsten Giftstoffe, manche buchstäblich über Jahre.[1]

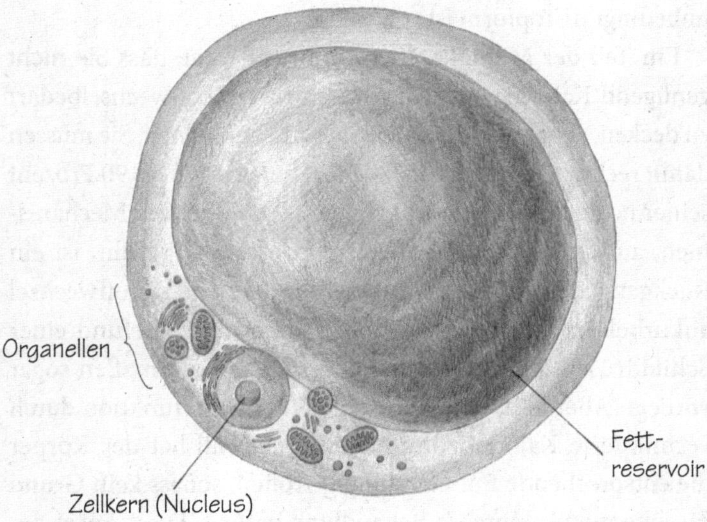

Sehen Sie das massige Fettreservoir in der Darstellung der Fettzelle? Es enthält nicht nur Fett, sondern auch giftige Rückstände. Wie verhalten sich solche Reservoirs, wenn die Fettzellen schrumpfen? In diesem Fall wandern sie an die Zellmembran und entleeren ihren Inhalt ins Blut.[2] Das Fett wird zur Energiegewinnung genutzt, und die Toxine werden in der Leber verarbeitet. Den ganzen Tag. Jeden Tag. Gift, Gift, Gift. Trinken Sie daher viel Wasser, um diese Giftstoffe leichter auszuscheiden. Und rechnen Sie damit, dass Sie müde sind. Machen Sie sich auch bewusst, dass Sie in der nächsten Zeit viel Energie aus Ihren Fettreserven entnehmen, die der Körper gar nicht gern zur Verbrennung preisgibt. Das ist ein weiterer Grund, weshalb man in der vorübergehenden Phase des Gewichtsabbaus nicht unbedingt in Topform ist.

Ein Teil der Müdigkeit beruht auch darauf, dass Sie nicht genügend Kalorien aufnehmen, um Ihren Stoffwechselbedarf zu decken, aber anders können Sie nicht abnehmen. Sie müssen damit rechnen, dass der Stoffwechsel auf etwa 70 bis 90 Prozent seiner normalen Tätigkeit herunterfährt.[3] Einer der Mechanismen, auf denen diese Stoffwechseldrosselung beruht, ist ein Rückgang des Schilddrüsenhormons, das den Stoffwechsel ankurbelt. In Blutuntersuchungen kann dieser Befund einer Schilddrüsenunterfunktion ähneln, die gewissermaßen sogar vorliegt. Allerdings ist es eine *temporäre* Unterfunktion durch verminderte Kalorienzufuhr. In diesem Fall hat der Körper die entsprechende Entscheidung getroffen, sodass kein Grund für eine medikamentöse Behandlung besteht. Diese Form der Schilddrüsenunterfunktion verschwindet auf ganz natürliche

Weise mit dem Übergang in die Erhaltungsphase, wo Sie wieder mehr essen, und ist eine normale körperliche Reaktion auf das Abnehmen. Ohne jeden Zweifel setzt Abnehmen den Körper unter Stress. Wir haben Ihnen jedoch einen Ernährungsplan an die Hand gegeben, mit dem Sie langfristig und dauerhaft abnehmen können, ohne sonderlich hungrig zu werden. Jetzt fragen Sie sich womöglich: »Muss ich mir deswegen Sorgen machen? Wird mein Stoffwechsel sich je wieder davon erholen?« Manche Studien gehen davon aus, dass es nicht so ist. Hierzu zählt eine inzwischen berühmte Studie, derzufolge der Stoffwechsel sich bei Absolventen von *The Biggest Loser* nie mehr von dem extremen Kalorienentzug erholt hat, dem diese ausgesetzt waren.[4] Ich möchte betonen, dass wir so etwas bei Bright Line Eating bisher nie beobachten konnten. Sobald die Teilnehmer ihr Zielgewicht erreicht und stabilisiert haben, können sie überraschende Mengen an Nahrung verzehren, haben kaum jemals mit Süßhunger zu kämpfen und zumeist wenig bis keinen Hunger. Somit gibt es meiner Ansicht nach keinerlei Bedenken. Langfristig tun Sie Ihrer Gesundheit den größten Gefallen, wenn Sie Übergewicht abbauen. Die negativen Folgen während der Abnehmphase sind lediglich vorübergehend.

Dass wir zu Beginn der Ernährungsumstellung so müde sind, liegt in meinen Augen auch daran, dass wir uns daran gewöhnt haben, mit Hilfe von Koffein und Zucker regelmäßig über unsere körperlichen Grenzen hinwegzugehen und uns immer wieder zu puschen. Wenn das entfällt, kann es sich anfühlen, als wäre man gegen eine Wand gelaufen. Der Körper verlangt endlich nach der Ruhe, die er in Wahrheit schon sehr lange braucht.

Wenn Sie also müde sind, ruhen Sie sich aus. Falls das nicht möglich ist, schonen Sie sich. Ziehen Sie sich die in Kapitel 7 erwähnten imaginären Plüschpantoffeln an. In den ersten Tagen und Wochen sind Samthandschuhe im Umgang mit sich selbst sehr hilfreich, weil diese Phase wirklich anstrengend ist. Aber sie geht vorüber! Meiner Erfahrung nach, die aus der Beratung von Tausenden herrührt, vergeht sie zumeist am 90. Tag. Manchmal dauert es länger, häufig läuft es schon vorher besser. Manche Teilnehmer überspringen die Phase der Abgeschlagenheit sogar ganz und fühlen sich mit der neuen Ernährungsform ab dem ersten Tag rundum prächtig. In jedem Fall können Sie sich darauf verlassen, dass die klaren Regeln Ihnen irgendwann jeden Tag rund um die Uhr massenweise Energie bescheren. Üben Sie sich daher bitte in Geduld und halten Sie den Ball flach.

Was Sie anderen sagen sollten

Ihr Körper wird sich verändern, und irgendwann werden Sie Fragen hören. Das erscheint mitunter aufdringlich oder lästig, ist aber nicht böse gemeint. Menschen sind von Natur aus neugierig und vielleicht auch persönlich interessiert. Wie Sie darauf reagieren, ist Ihre Sache. Ich bin ein sehr offener Mensch und erkläre gern, was ich warum tue. Wenn Sie ganz direkt gefragt werden, warum Sie dies oder das nicht essen, und Sie ungern näher darauf eingehen möchten, können Sie antworten: »Ich weiß inzwischen, dass ich auf bestimmte Lebensmittel allergisch beziehungsweise überempfindlich reagiere.« Das ist die reine Wahrheit. Die Aussage, ich würde *empfindlich* auf Zucker und Mehl reagieren, ist eine Untertreibung. Wenn ich Zucker und Mehl zu mir nehme, reagiere ich zwanghaft, entwickele ein unstillbares Verlangen und werde kugelrund. Das ist die allergische Reaktion meines Körpers.

Zudem habe ich nach langen Phasen, in denen ich keinerlei Zucker und Mehl zu mir nehme, bei einer Reexposition wirklich dramatische Reaktionen hinter mir, darunter grippeartige Symptome, Nesselsucht, Kopfschmerzen und andere körperliche Reaktionen. Daher bin ich inzwischen ernsthaft davon überzeugt, dass ich gegen Zucker und Mehl allergisch bin. Sie bekommen mir nicht. Ob das nun eine Metapher ist oder physiologische Realität, ist letztlich unwichtig. Hilfreich ist die Aussage: »Ich weiß, dass ich auf bestimmte Dinge allergisch reagiere. Ohne Zucker und Mehl geht es mir deutlich besser.«

Falls Sie andere Beschwerden oder Erkrankungen haben, zum Beispiel Arthritis, Migräne oder Schlafstörungen, die durch Ihre neue Ernährung gelindert werden, können Sie sich auch darauf berufen. Sagen Sie doch: »Ich habe versuchsweise Zucker und Mehl aus meiner Ernährung gestrichen, und meine Kopfschmerzen sind viel besser geworden. Deshalb bleibe ich jetzt dabei.«

Halten Sie sich dabei vor Augen, dass es den anderen letztlich gar nicht wichtig ist. So interessant sind Sie nicht, denn die Leute haben mit sich selbst genug zu tun. Daher schlage ich etwas anderes vor: Wenn jemand ernsthaftes Interesse zeigt, liegt das vielleicht daran, dass bei ihm oder ihr ebenfalls ein

Ernährungsproblem vorliegt. Nutzen Sie die Gelegenheit, Hilfestellung zu leisten. Zeigen Sie den Weg aus der Misere des Überessens auf. Selbst wenn Sie nur sagen: »Ich esse keinen Zucker und kein Mehl mehr«, haben Sie einen Samen gesetzt, aus dem auf lange Sicht etwas Wunderbares wachsen kann.

Kochen für die Familie: Verantwortung aufteilen

Dieses Thema liegt mir meiner drei kleinen Töchter wegen besonders am Herzen. Zudem weiß ich einiges darüber, weil ich viele Jahre einen College-Kurs zur Psychologie des Essens gehalten habe, der auch eine Einheit zur Psychologie der Kinderernährung umfasste. Die Koryphäe auf diesem Gebiet ist aus meiner Sicht die Ernährungswissenschaftlerin Ellyn Satter,* deren Ernährungsphilosophie sich grundlegend von Bright Line Eating unterscheidet. Falls Sie also dort nachschlagen möchten, sollten Sie sich vorab wappnen. Satter glaubt nicht an Esssucht, sondern propagiert »kompetentes Essen«.[5] Ein kompetenter Esser darf bei den regulären Mahlzeiten essen, was er will und so viel er will, solange er konzentriert und aufmerksam bleibt. Über Übergewicht solle man sich dabei keine Gedanken machen. Wir haben uns unterhalten und sind übereingekommen, dass wir in dieser Hinsicht uneins sind. Bei mir hat kompetentes Essen nie geholfen,

* Siehe: https://www.ellynsatterinstitute.org/wp-content/uploads/2016/11/Handout-Joy-of-eating-2016.pdf

und ich gehe davon aus, dass Menschen mit sehr anfälligem Gehirn damit ebenfalls scheitern dürften. Wer auf der Verführbarkeitsskala weit unten liegt, könnte damit guten Erfolg erzielen. Unabhängig davon empfehle ich ihren Ansatz für die Kinderernährung. Mir ist zwar bewusst, dass es heutzutage sehr viele übergewichtige oder fettleibige Kinder gibt, aber Kinder sind keine Erwachsenen. Deshalb halte ich es für falsch, sie zu klaren Grenzen anzuhalten – man sollte es nicht einmal unterschwellig versuchen. Bright Line Eating beruht auf einer persönlichen Entscheidung. Es ist ein Programm für Menschen, die dies wollen, nicht für Menschen, die es brauchen.

Andererseits möchten wir unseren Kindern ein gesundes Essverhalten nahebringen. Wie können wir das erreichen? Eine der besten Voraussetzungen sind regelmäßige Mahlzeiten. Wenn Sie als Mutter oder Vater klare Grenzen einhalten, ist das wunderbar, denn in diesem Fall gibt es absolut zuverlässig Frühstück, Mittagessen und Abendessen. Diese Regelmäßigkeit wird auch den Kindern in Ihrem Leben guttun.

Ein zentraler Punkt bei Satter, der mir in Bezug auf die Ernährung meiner Kinder wirklich geholfen hat, ist das, was sie als »geteilte Verantwortung« bezeichnet.* Dabei unterscheidet sie eindeutig zwischen dem, was in Bezug auf das Essver-

* Ein PDF-Dokument, das unter https://www.ellynsatterinstitute.org/wp-content/uploads/2016/11/handout-dor-tasks-cap-2016.pdf abrufbar ist, erläutert, wie Ellyn Satter sich diese geteilte Verantwortung vorstellt. Mehr dazu auf https://www.ellynsatterinstitute.org/how-to-feed/the-division-of-responsibility-in-feeding/

halten von Kindern in *meiner* Verantwortung liegt, und dem, was *ihre* Verantwortung ist. Die Eltern entscheiden, wann die Mahlzeit stattfindet, wo sie stattfindet und was auf den Tisch kommt. Wann, wo, was. Sobald das Essen auf dem Tisch steht, haben die Eltern ihren Teil erledigt. Dann entscheidet das Kind aus eigenen Stücken, ob und wie viel es davon essen will.

Zum Glück erfuhr ich von diesem Konzept der geteilten Verantwortung schon, als meine Zwillinge (die Erstgeborenen) noch im Säuglingsalter waren. So habe ich auf meine Kinder in ihrem ganzen Leben keinen Druck ausgeübt, etwas zu essen. Niemals. Sie mussten nie ihr Gemüse essen, bevor sie etwas von dem bekamen, was sie für »lecker« hielten, oder bevor sie aufstehen durften. Sie mussten auch nicht mindestens einen Löffel voll von allem essen. Sie mussten nicht aufessen, was auf dem Teller war. Sobald das Essen auf dem Tisch steht, werde ich in dieser Hinsicht blind, taub und stumm. Ich achte nicht einmal darauf, was sie nehmen oder nicht nehmen.

Wenn ich also eine stärkehaltige Beilage auf den Tisch bringe und sie nur Reis mit Butter essen wollen, dürfen sie das. Von mir aus dürfen sie das bei jedem Essen und ihr Leben lang. Die gute Nachricht ist: Das tun sie nicht. Satter entdeckte (und ich kann es bestätigen), dass Kinder, die frei zwischen verschiedenen Optionen wählen dürfen, sich an Nahrung herantasten können. Sie probieren dies und das und finden heraus, ob sie es mögen. Ich lobe meine Kinder nicht, wenn sie ihr Gemüse essen. Ich ziehe auch nicht die Augenbrauen hoch, wenn sie nur polierten Reis und Butter nehmen. Das ist absolut ihre Sache.

Ein zweiter Aspekt von Satters Ansatz ist, dass es keine Extrawürste gibt. Wenn die Kinder nicht mögen, was es gibt, folgt in ein paar Stunden die nächste Mahlzeit. Sie bekommen Frühstück, Mittagessen und Abendessen sowie vormittags und nachmittags eingeplante Zwischenmahlzeiten am Tisch. Manchmal meutern sie und schimpfen: »Aber das schmeckt mir nicht. Bei diesem Essen gibt es nichts, was ich mag.« Meine Antwort darauf lautet: »Ihr müsst nichts essen, was ihr nicht mögt.« Womit die Diskussion zu Ende ist, weil sie wissen, dass es stimmt. Ich zwinge ihnen kein Essen auf. Nicht einen Bissen. Nach dem Abendessen gibt es allerdings auch nichts mehr. Meine Kinder wissen, dass sie nicht den ganzen Tag vor sich hin futtern können. Sie dürfen nicht einfach in die Küche spazieren, die Schränke aufmachen und sich selbst bedienen.

Wenn die Kinder schon älter und es gewohnt sind, sich in der Küche jederzeit zu bedienen, ist geteilte Verantwortung vielleicht schwerer einzuführen. In diesem Fall müssen Sie sich möglicherweise darauf beschränken, ein gutes Vorbild zu sein und zu den Hauptmahlzeiten etwas Anständiges auf den Tisch zu bringen. Falls Sie jedoch kleine Kinder haben, denen Sie bisher bestimmte Lebensmittel aufgezwungen haben, dürfen Sie damit getrost aufhören. Ihre Kinder werden davon profitieren und kompetentere Esser werden. Zugleich fällt von den Eltern eine schwere Last ab.

Bei den Hauptmahlzeiten ergänze ich meine eigenen Bausteine – Proteine, Gemüse, Salat, Frucht – für die Familie mit einer großen Schüssel stärkehaltiger Nahrung. Für Kinder (und andere Erwachsene der Familie) eignen sich dafür zum Beispiel

Vollkornreis oder Vollkornnudeln, Quinoa, Kartoffelpuffer oder Süßkartoffeln. Kinder brauchen gewisse Mengen Stärke. Sie können nicht nur von Proteinen und Gemüse leben wie jemand, der als Erwachsener gerade abnimmt.

Wenn Eltern oder Großeltern sich mit den wissenschaftlichen Hintergründen von Bright Line Eating befassen, reagieren sie angesichts der Nahrungsauswahl ihrer Kinder oder Enkel bisweilen nervös. Das geht mir genauso. Was Kindern in Restaurants, in »Kindermenüs« oder in der Schule vorgesetzt wird, ist erschütternd.

Dennoch möchte ich sie ein wenig beruhigen. Zum einen schadet es Kindern nicht, Mehlprodukte zu essen. Im Grunde genommen ist Mehl Glukose. Glukose verursacht Probleme, wenn sie nicht unmittelbar zur Energiegewinnung genutzt wird, aber kleine Kinder verbrauchen sehr viel Energie. Das meiste Mehl, das sie verzehren, gelangt prompt in Form von Glykogen in die Muskeln, wo es ebenso prompt verbrannt wird.

Beim Zucker stellt sich die Sache etwas anders dar. Ich halte es folgendermaßen: Bei uns gibt es keinen Fruchtsaft, und ich kaufe weder Limonade noch Desserts. Mittag- und Abendessen schließen nicht mit einem Dessert ab, nicht einmal mit einem Stück Obst. Wenn es Obst gibt, gehört es zur Hauptmahlzeit. So beuge ich der Wahrnehmung vor, dass ein vollwertiges Essen mit etwas Süßem abgerundet werden sollte.

Meine Kinder bekommen echten Ahornsirup für ihre Vollkornpfannkuchen. Sie bekommen auch Honig. Aber das war's auch schon. Bei uns stehen nie Kekse oder Kuchen herum, auch keine Chips oder anderes überflüssiges, süßes Zeug.

Wenn die Kinder auswärts essen oder irgendwo eingeladen sind, gibt es da natürlich auch ungesunde Dinge. Im Großen und Ganzen mache ich wenig Aufhebens davon. Solange es bei Ausnahmen bleibt, nimmt das Gehirn davon keinen Schaden.[6] Eine Neuverdrahtung findet erst durch ständigen, chronischen Zugang zu solchen Lebensmitteln statt. Das Beste, womit ich aufwarten kann, ist also ein dauerhaftes Gegenprogramm. Die aktive Verteufelung bestimmter Produkte wäre schlimmer, denn sie führt nachweislich dazu, dass die »verbotenen Früchte« umso verlockender erscheinen.[7] Ich möchte in erster Linie, dass meine Töchter mit einer halbwegs entspannten Einstellung zum Essen aufwachsen. Natürlich achte ich darauf, sie möglichst wenig mit meinem eigenen Essproblem zu konfrontieren. Ich spreche zum Beispiel ganz bewusst *nie* über meinen Körper oder mein Gewicht oder das, was ich esse oder nicht esse, wenn sie in der Nähe sind. Ich lasse auch nicht zu, dass sie mir gegenüber in ungesunder Weise über ihren Körper reden. Als sie noch ganz klein waren, schnappte ich hin und wieder auf, wie sie sagten, sie hätten einen »fetten« Bauch, manchmal auch andere abfällige Begriffe. Ich weiß nicht, ob ihnen überhaupt schon klar war, was sie da sagten. Wahrscheinlich plapperten sie nur nach, was sie in der Schule von anderen Kindern aufgeschnappt hatten. Das habe ich sofort unterbunden. »Nein, danke«, erwiderte ich. »In unserem Haus ist das Gewicht bitte kein Thema.« Es kam dann einfach nicht mehr vor, toi, toi, toi.

Eine letzte Bemerkung zu dem, was andere essen. Viele Esssüchtige sorgen sich wegen der Essgewohnheiten ihrer Angehörigen oder Mitbewohner. Meine Einstellung hierzu lautet: Selbst wenn es wirklich gute Gründe gibt, warum jemand, der mir am Herzen liegt, aus meiner Sicht sein Essverhalten ändern sollte, spreche ich dies bewusst nicht an. Aus anderer Menschen Essen halte ich mich raus. Das ist im wahrsten Sinne des Wortes nicht mein Bier. Allerdings bin ich für mein eigenes Essen verantwortlich, denn wenn ich mit jemandem zusammenlebe, der einen Teil des Kochens übernimmt, kann ich ihn nicht zwingen, sich umzustellen. Was ich mir koche, ist meine Sache, nur ich bin für das verantwortlich, was in meinen Mund darf. Punktum.

Dies gilt auch innerhalb unserer Community. Viele Menschen, die das Programm erfolgreich abschließen, gehen ganz anders vor als ich. Sie essen Dinge, die ich nie essen würde, und auf eine Weise, wie ich es nicht tun würde. Oder sie essen Dinge *nicht,* die bei mir dazugehören. Auch das geht mich nichts an. Wenn ich mich nicht ausdrücklich auf mich selbst konzentrieren und dabei die anderen bedingungslos akzeptieren würde, wäre ich verloren.

Das ist übrigens ein gutes Beispiel, wie klare Regeln uns zu weit mehr verhelfen als nur zum Abnehmen. Wir schärfen den Blick für die eigenen Grenzen, reagieren weniger co-abhängig und können unser Essverhalten von sozialem Engagement trennen. Unterminieren Sie nicht den eigenen Triumph, indem Sie sich in die Kämpfe anderer hineinsteigern.

Abstände zwischen den Mahlzeiten

Vielleicht fragen Sie sich, wann Sie essen sollten. Die Faustregel lautet: Morgens wird gefrühstückt, mittags gibt es Mittagessen und abends Abendessen – mit etwa vier bis sechs Stunden Abstand dazwischen. Mittag- und Abendessen sollten also mindestens vier Stunden und möglichst nicht später als sechs Stunden nach der vorherigen Mahlzeit stattfinden. Das ist aber lediglich ein Anhaltspunkt, keine starre Regel. Manchmal nehme ich die nächste Mahlzeit schon etwas eher ein, manchmal wird der Abstand länger als sechs Stunden. Doch grundsätzlich sind vier bis sechs Stunden ein passender Zeitraum.

Ein Abstand von mindestens vier Stunden zwischen Mahlzeiten ist sinnvoll, weil man die Nahrung aus der letzten Mahlzeit dadurch gründlicher verdaut.[8] Wenn man früher wieder isst, dürfte der Löwenanteil der letzten Mahlzeit noch nicht verdaut sein. Für das Verdauungssystem ist es besser, wenn der Magen halbwegs leer ist, ehe neue Nahrung zugeführt wird.

Auch bei komplexen Tagesabläufen – zum Beispiel wegen Schichtarbeit – lassen sich sinnvolle Abstände einrichten. Zu den erprobten Vorschlägen gehören:

- Lösen Sie sich von der Regel »Gegessen wird zur üblichen Essenszeit«, und orientieren Sie sich an der Vier-bis-sechs-Stunden-Regel. Nach einer Nachtschicht frühstücken Sie also innerhalb von zwei Stunden nach dem Aufwachen, selbst wenn das Frühstück sich dadurch auf den Nachmittag verschiebt. Die anderen Mahlzeiten folgen dann im entsprechenden Abstand.

- Lösen Sie sich von der Vier-bis-sechs-Stunden-Regel. Wenn Ihr Job keine regelmäßigen Pausen hergibt, müssen Sie vielleicht lange ohne Mahlzeit auskommen. Das ist nicht schlimm. So schnell ist noch keiner verhungert.
- Essen Sie nur zwei statt drei Hauptmahlzeiten. Für manche Menschen ist das die beste Lösung, weil sie auf der Arbeit einfach nicht zum Essen kommen. Sie kommen mit zwei Hauptmahlzeiten erheblich besser zurecht. Normalerweise empfehle ich das eigentlich nicht, aber ich kenne Personen, bei denen das funktioniert.
- Essen Sie vier statt drei Hauptmahlzeiten. Manche Menschen fahren genau umgekehrt besser: Weil ihr Arbeitspensum höchstens eine Pause von zehn bis 15 Minuten zulässt, fehlt auch ihnen die Zeit für eine richtige Hauptmahlzeit. Also teilen sie eine Mahlzeit in zwei kleinere Portionen.

Sie verstehen schon. Es geht darum, dass man sich der jeweiligen Lebenssituation angemessen anpasst. Die vier klaren Regeln umfassen *Zucker, Mehl, regelmäßige Mahlzeiten* und *Mengen.* So lange Sie echte Mahlzeiten zu sich nehmen, ohne zwischendurch zu grasen oder zu naschen, bewegen Sie sich im richtigen Rahmen. Alles ist gut!

Bei Krankheit

Bei einer Erkältung müssen Sie den Schnupfen weder füttern noch aushungern – essen Sie einfach wie gewohnt weiter. Bei einer richtigen Grippe oder einem Magen-Darm-Infekt mit Erbrechen ist das etwas anderes. Auch dann empfehle ich, sich grundsätzlich an die drei Mahlzeiten zu halten. Allerdings brauchen Sie vielleicht andere Nahrung als sonst. Eine Möglichkeit wäre, quasi dreimal am Tag zu frühstücken. Haferbrei und Bananen schafft der Magen vielleicht, solange Huhn und Salat noch keine Option sind. In solchen Zeiten müssen Sie natürlich auch nicht aufessen. Wenn Sie lediglich einen Löffel Haferbrei herunterbekommen, hören Sie danach einfach auf. Brühe ist kein Problem, solange Sie 240 Milliliter abwiegen und die Brühe als Mahlzeit einnehmen. Ansonsten bleiben die klaren Linien bestehen: keine Cola, keine Salzstangen.

Ein Hinweis zur Darmspiegelung: Ich habe nie gesehen, dass jemand durch das Trinken der entsprechenden Lösungen getriggert wurde. Befolgen Sie also einfach die Vorgaben. Wenn es heißt, dass Sie vor der Untersuchung nur klare Flüssigkeiten zu sich nehmen dürfen – also klare Brühe oder weißen Cranberry-Saft, im Verhältnis 1:1 mit Wasser verdünnt, plus die Vorbereitungslösung –, trinken Sie diese eben als Ersatz für Ihre üblichen Mahlzeiten.

Tauschgeschäfte

Klare Regeln überbrücken das Willensloch, weil wir unsere Essensentscheidungen damit nicht mehr spontan treffen. Aus diesem Grunde wird unter keinen Umständen getauscht, nur weil man den Kühlschrank öffnet und denkt: »Also, auf Paprika habe ich gerade überhaupt keinen Appetit. Ich glaube, ich esse doch lieber Spargel.« Das nagt an der Integrität. Andererseits gibt es durchaus legitime Gründe für kleine Tauschgeschäfte beim Ernährungsplan.

1. Nehmen wir einmal an, es steht mittags Fisch auf dem Plan. Wenn Sie nun den Kühlschrank öffnen und feststellen, dass der Fisch schlecht geworden ist, dürfen Sie ihn a) nicht essen, aber auch b) nicht losfahren und frischen Fisch kaufen. Wählen Sie ein anderes Protein, legen Sie es auf die Waage und machen Sie ganz normal weiter.
2. Es gibt etwas, das ich als die »Mama-Ausnahme« bezeichne. Vielleicht habe ich für den Abend gebratenes Huhn, Paprikastreifen mit Zwiebeln und Salat aufgeschrieben. Aber dann bekommt meine Tochter Ohrenschmerzen, und wir sitzen den ganzen Nachmittag beim Kinderarzt und müssen anschließend noch in die Apotheke. Wenn ich nach einem solchen Tag um halb sieben endlich zu Hause ankomme, fange ich nicht mehr an, Zwiebeln zu schälen, sondern öffne eine Dose Mais und schiebe gefrorene Veggie-Burger in die Mikrowelle. Natürlich bestelle ich keine Pizza, doch es gibt durchaus

Fertig- oder Halbfertigprodukte, die meine klaren Grenzen nicht sprengen. Auch ohne Kinder kommt man von Zeit zu Zeit in unverhoffte Situationen, wo es absurd wäre, das zugesagte Essen nicht gegen etwas Einfacheres auszutauschen. Das ist nicht schlimm.

3. Mitunter gibt es soziale Faktoren, deretwegen wir sinnvollerweise unsere Essensplanung verändern. Bei dieser Option kommt es jedoch auf die nötige Weitsicht an. Wenn wir heutzutage den ganzen Tag zu Hause gesessen haben und mein Mann sagt: »Wollen wir nicht zum Mexikaner gehen?«, sage ich bereitwillig: »Ja, gerne.« Ich esse in mexikanischen Restaurants seit Jahren passende Gerichte und tausche dann auf die Schnelle. Für mich ist das kein Problem, aber ich tue das nicht jeden Tag. Und in den ersten paar Jahren dieser Ernährungsform war ich keineswegs so spontan. Damals aß ich genau das, was ich mir vorgenommen hatte, und hätte höchstens vorgeschlagen, am nächsten Tag oder am Wochenende mit ihm auszugehen, damit ich das vorher zusagen konnte. Ich habe lange gebraucht, bis ich mir das Recht zu spontanen Essensentscheidungen wieder zubilligen konnte. Wenn ich allerdings in den frühen Tagen mit meinen Freundinnen unterwegs war und wir aufgrund von Faktoren, die ich nicht beeinflussen konnte, am Ende im Restaurant landeten, habe ich natürlich auswärts gegessen. Wichtiger ist, keine Mahlzeit zu überspringen, damit der Saboteur Ihnen nicht einreden kann, dass Sie später mehr essen dürfen.

Hungrig oder satt

Es gibt zwei typische Probleme, mit denen die Ernährungsumstellung ins Kippen geraten kann, doch beide lassen sich bewältigen. Das eine ist Hunger, das zweite die Sattheit. In meinen Augen ist Hunger ebenso wenig ein Notfall wie Übersättigung. Beides sind lediglich Empfindungen. Man kann sich daran gewöhnen und sich bis zu einem gewissen Grad sogar damit anfreunden.

Zu Beginn der Umstellung haben viele Menschen so oft so viel gegessen, dass sie schon ewig keinen körperlichen Hunger mehr kennen. Und wenn sie diesen doch einmal wahrgenommen hatten, lösten sie dieses »Problem« unverzüglich durch Essen.

Bei Bright Line Eating verzichten wir auf solche Lösungen. Wir warten auf die Essenszeit. Es ist durchaus wahrscheinlich und möglich, dass Sie vorher Hunger verspüren. Dies gilt besonders während der Abnehmphase, in der Sie nicht ausreichend Nahrung aufnehmen, um die Bedürfnisse Ihres Stoffwechsels zu decken. Nur deshalb verbrennen Sie Fett. Nur so nehmen Sie ab. Unter diesen Umständen ist Hunger absolut möglich.

Tatsächlich durchlaufen manche Menschen die Abnehmphase, ohne jemals Hunger zu haben. Andere berichten, dass sie mit schöner Regelmäßigkeit eine bis zwei Stunden vor den Mahlzeiten Hunger bekamen. Und ein paar wenige waren häufig richtig hungrig. Doch wie man es dreht und wendet, Hunger ist kein Notfall, sondern nur eine interessante Empfindung.

Wenn Sie anderer Ansicht sind und Hunger bei Ihnen geradezu Panik auslöst, sollten Sie den Grund dafür herausfinden. Vielleicht können Sie Tagebucheinträge schreiben oder sich mit dem Gefühl vertraut machen. Hunger ist kein vernichtender Schmerz, sondern eher ein niedliches Gefühl, sozusagen ein eingeschnapptes Herumgrummeln. Ein flaues Gefühl im Bauch, das zudem normalerweise von selbst vergeht. Nach einer Viertel- oder halben Stunde kann es vollständig verflogen sein, nicht weil man etwas gegessen hätte, sondern weil Hunger eben kommt und geht. Häufig hilft ein einfaches Glas Wasser oder eine Tasse Kräutertee darüber hinweg. Deshalb möchte ich Sie ermuntern, Hunger in einem anderen Licht zu sehen. Atmen Sie in ihn hinein. Was kommt in Ihnen hoch, wenn Sie sich fragen, warum der Hunger Sie derart erschreckt?

Der Gegenpart von Hunger ist die Sättigung. Dabei muss ich einräumen, dass ich jemand bin, der gerne bis oben hin satt ist. Bis zur Entwicklung klarer Grenzen fand ich dieses kugelrunde Gefühl an Thanksgiving außerordentlich beruhigend. Inzwischen aber weiß ich aus der langen Arbeit mit anderen, dass manch einer sich mit einem richtig vollen Bauch grässlich fühlt. Bei mir sind Rückmeldungen eingetroffen, dass die Mahlzeiten, die wir bei Bright Line Eating brauchen, dieses unangenehme Gefühl auslösen. Wenn Sie beispielsweise früher Bulimie hatten und das Gefühl eines überfüllten Magens für Sie ein mächtiger Trigger ist, dürfen Sie ruhig etwas weniger essen.

Dennoch ermuntere ich auch diese Betroffenen, das unerwünschte Gefühl einfach auszuhalten. Versuchen Sie, damit Freundschaft zu schließen. Akzeptieren Sie es. Schreiben Sie darüber. Was ist so erschreckend oder so unangenehm an Ihrem vollen Bauch? Welche Assoziationen werden dadurch in Ihnen hervorgerufen?

Wahrscheinlich haben Sie auf Hunger oder Sättigung bisher nicht unbedingt so reagiert, wie es für Sie am besten war. Jetzt bietet sich die Gelegenheit, dies zu ändern.

Merksätze und Mantras zum Thema Essen

Auch Gedanken über all das »Nicht-mein-Essen« da draußen können Sie verändern. Dafür bieten sich Mantras an. Zum Mantra kann jeder selbst gewählte Satz werden, dem wir die nötige Macht verleihen und auf den wir uns bei Bedarf berufen. Drei dieser Sätze haben mir in Bezug auf klare Regeln wertvolle Dienste geleistet. Der erste lautet: »Du isst jetzt nichts, egal was. Egal was, du isst jetzt nichts.« Natürlich wollte ich dadurch nicht magersüchtig werden. Es ging nur darum, nichts zu essen, was nicht auf meinem Plan stand. Dieses Mantra kann sehr beruhigend sein, wenn es am Nachmittag hoch hergeht und man ständig an Versuchungen vorbeikommt. »Du isst jetzt nichts, egal was. Egal was, du isst jetzt nichts.«

Das zweite Mantra hat sich bei mir besonders auf Festen bewährt. »Das ist nicht mein Essen. Für mich ist das Gift.« So etwas spreche ich natürlich nicht laut aus, sondern sage es nur stumm zu mir selbst. Solche Speisen nicht als köstliche Leckerbissen, sondern als tödliches Gift einzustufen, ist sehr wirkungsvoll und entspricht sogar der Wahrheit. Mir persönlich vergiften diese Dinge tatsächlich das Leben. Sie vergiften meinen Körper. Sie stürzen mein Gehirn in Heißhunger und Zwanghaftigkeit. Sie nagen an meinem Selbstbewusstsein. Mir wird schlecht davon, und ich sterbe Jahre oder Jahrzehnte früher, wenn ich sie weiterhin so esse wie früher. Für mich *sind* sie Gift.

Das dritte Mantra ist: »Danke, Gott, das ist nicht mein Essen.« Wer Gott aus dem Thema heraushalten möchte, kann auch sagen: »Zum Glück ist das nicht mein Essen«, oder nur: »Das ist nicht mein Essen.« In unserer Online-Community wurde daraus die viel verwendete Kurzformel »Nicht mein Futter« (NMF). Dieses Kürzel brauchen wir nicht einmal mehr auszuschreiben. Alles, was wir nicht essen, ist NMF und auch nicht mehr Lebenszeit und Würdigung wert.

Diese Mantras sind Teil einer globaleren Diskussion zu innerer Stärke und NMF, die wir ruhig führen sollten und zu der die folgende Geschichte passt. Sechs Monate nach Etablierung meiner klaren Regeln hielt ich mich in Sydney auf und war nur noch gut zwei Kilo von meinem Zielgewicht entfernt. Ich war erschöpft, weil ich eine starke Schilddrüsenunterfunktion hatte, die nicht angemessen behandelt wurde, und der Wunsch zu essen wurde übermächtig. Jeden Tag kämpfte ich fast rund um die Uhr wacker gegen mein Verlangen an, und bis dahin war mir das auch geglückt. Eines Tages wartete ich nun auf den Bus zur Universität New South Wales, wo ich eine Postdoktorandenstelle in der Forschung hatte. Ich stand vor einem Café, wo Kuchen im Fenster stand – jede Menge Kuchen. Wenn ich an dieser Bushaltestelle warten musste, ging ich meistens zum Nachbargeschäft (einem Buchladen, glaube ich), damit ich nicht ständig den Kuchen sah.

An diesem Tag jedoch war ich so abgekämpft und hatte solches Heimweh, dass ich mir gestattete, die Auslage mit dem Kuchen zu betrachten. Dabei sah ich nicht nur hin, sondern ich ging die verschiedenen Sorten gründlich durch. Ich stellte mir vor, wie der eine riechen und der andere schmecken würde und welchen ich mir holen würde, wenn ich Kuchen essen wollte. In meinem Kopf war das alles absolut hypothetisch. Ich sagte mir sogar: »Das schadet nichts, denn ich werde das ja nicht essen. Ich sehe es mir nur an.«

Ich stieg in den Bus und fuhr zur Arbeit. Am nächsten Morgen wartete ich wieder an dieser Bushaltestelle. Diesmal ging ich hinein und bestellte mir Kuchen. Aber es blieb nicht bei dem einen Stück, sondern ich aß weiter. Von jetzt auf gleich rutschte ich in eine drei Monate lange Auszeit, in der ich alles wieder zunahm, was ich verloren hatte, und noch mehr. In nur drei Monaten stieg meine Kleidergröße von 36 auf 56. Das war die schlimmste Zeit meines Lebens. Ich konnte einfach nicht aufhören zu essen.

Ein paar Monate später jedoch konnte ich das Ruder wieder herumreißen und alles Übergewicht abbauen. Seitdem bin ich schlank. Was ich aus dieser Erfahrung mitgenommen habe, ist die Macht der Gedanken. *Ich kann mir Fantasien über Essen schlichtweg nicht leisten.* Sobald ich merke, dass meine Gedanken ins NMF-Land abdriften, blockiere ich diesen Bereich. »Das ist nicht mein Futter. Für mich ist das Gift. Du isst jetzt nichts, egal was. Egal was, du isst jetzt nichts.«

Buchstützen

Zum Abschluss dieses Kapitels will ich Ihnen noch einen kleinen Trick verraten, der in jenen prekären Situationen helfen kann, wenn Sie befürchten, dass Sie versehentlich etwas essen, was nicht auf Ihrem Essensplan stand. Kritische Zeitpunkte sind beispielsweise der erste Kinobesuch seit Einführung Ihrer klaren Grenzen, Einkaufen in einem Laden, wo verführerische Dinge locken, eine Einladung zur Hochzeit oder ein Essen bei Freunden. Alles Mögliche also. Wenn Sie vorher wissen, dass so etwas droht, gebe ich Ihnen als Werkzeug zwei Buchstützen an die Hand. Buchstützen stehen normalerweise an beiden Enden einer Bücherreihe im Bücherregal. Bei einem besonderen Anlass geben wir uns damit einen klaren Rahmen.

Stellen Sie sich vor, es ginge um eine Hochzeit. Vor dem Fest könnten Sie Ihrem Buddy eine SMS schicken oder bei Ihrer Community eine Nachricht eintragen: »Ich gehe heute Abend zu einer Hochzeit, und ich mache mir Sorgen, weil ich bisher auf jeder Hochzeit NMF gegessen habe. Das wird bestimmt nicht einfach, aber ich habe mir meinen Notfallaktionsplan fest eingeprägt, und ich sage hiermit zu, dass ich ihn bei einer starken Versuchung aktiviere.«

Nach der Veranstaltung loggen Sie sich wieder in der Community ein oder schicken eine zweite Nachricht an Ihren Buddy: »Ich habe mich an meine klaren Grenzen gehalten. Es geht mir super. Danke für die Unterstützung!« Schon das Wissen, dass Sie am Ende die Klammer schließen und Ihren Triumph durchgeben werden, wird Ihnen über die Fallstricke hinweghelfen.

Fallstudie: Meg Queior

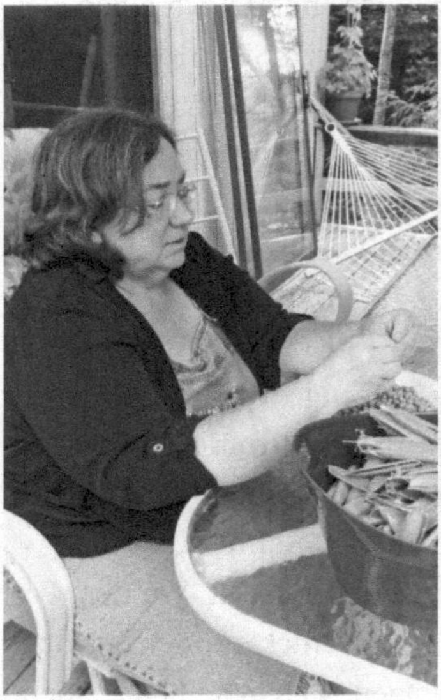

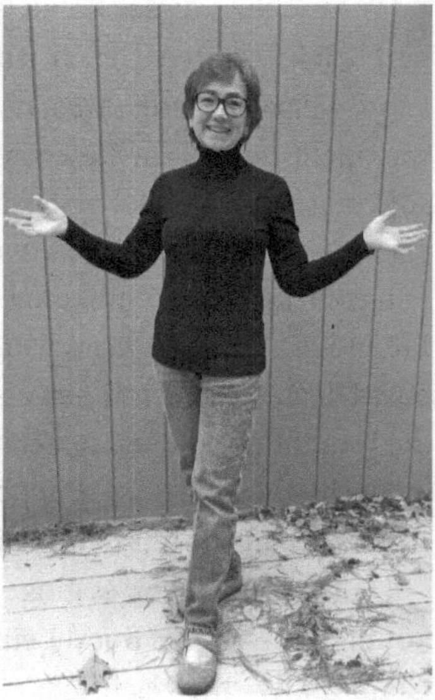

Höchstgewicht: 118 kg
Aktuelles Gewicht: 57 kg
Körpergröße: 1,57 m

Viele Kindheitserinnerungen sind bei mir mit Essen verknüpft. Zu meinen frühen Erinnerungen zählt, wie ich mich bei meiner Großmutter in die Speisekammer stahl, um Kandiszucker aus der Tüte zu stibitzen. Als ich älter wurde, hat Essen mich beruhigt und meine Angst besänftigt. Auch daran erinnere ich mich. Als Jugendliche bekam ich Diätpillen und die Grapefruit-Diät verordnet, obwohl ich nur mäßiges Übergewicht hatte. Dass ich abnehmen musste, war jedenfalls fest in mein Selbstbild eingewebt.

Zwischen 20 und 30 gönnte ich mir manchmal nur einen Joghurt am Tag. Damit nahm ich dann mal zwei oder drei Kilo ab, aber nie auf Dauer – wie auch? Zwischen 30 und 50 wurde mein Essverhalten immer schlimmer. Ich machte jede Modediät und jeden Ansatz zum Abnehmen mit: Weight Watchers (mehrfach), Pritikin, Atkins, die Mittelmeerdiät, Jenny Craig (als lebenslanges Mitglied) und sogar eine Zwölf-Schritte-Gruppe. Damit erzielte ich kurzlebige, bescheidene Erfolge, nahm anschließend aber alles wieder zu. Und noch mehr.

Nachdem ich die 50 überschritten hatte, wog ich um die 100 Kilogramm. Ich brauchte Blutdrucksenker, wurde immer unbeweglicher und erhielt auf beiden Seiten neue Kniegelenke. Damals hatte ich jede Hoffnung aufgegeben, mein Essproblem und mein Gewicht je in den Griff zu bekommen. Dann aber erzählte mir eine Freundin von Susans Konzept. Bright Line Eating brachte etwas fertig, was nicht einmal ein Zwölf-Schritte-Programm für Esssüchtige geschafft hatte. Entscheidend für mich waren die Erklärungen zu den Vorgängen im Gehirn bei Esssucht. Susan trug mir nicht nur auf, etwas Bestimmtes zu tun, sondern sie erläuterte auch den Grund dafür. Das war für mich ausschlaggebend. Früher hatte ich mich als Zuckerjunkie bezeichnet – für mich war das eine Metapher gewesen. Ich hatte nicht gewusst, dass ich damit den Nagel auf den Kopf getroffen hatte.

Bright Line Eating ist für mich ein Wunder. Innerhalb von nur einer Woche war der Süßhunger verschwunden. Jedes Werkzeug, das Susan erklärte, nahm ich sofort dankbar an. Mit dem Gewicht ging es stetig bergab. Inzwischen entspricht mein Hunger meiner

Nahrungsaufnahme. Ich genieße mein Essen, ich bin zufrieden und dankbar, und ich mache so weiter.

Nachdem ich 39 Kilo abgebaut hatte, geriet mir ein Bild aus meinen dicksten Zeiten in die Hände. Das hat mir die Augen geöffnet. Mir wurde bewusst, wie sehr ich meinen Zustand geleugnet hatte und mich davon abhielt, meine damalige Realität wirklich zu bewältigen. Jeder musste es gesehen haben, ganz sicher, und ich wusste durchaus, dass es eine Belastung war, doch in meinen schwersten Zeiten *sah* ich nicht, wie viel Gewicht ich mit mir herumschleppte, wenn ich in den Spiegel blickte. Mir das einzugestehen war ziemlich erschütternd. Seitdem kann ich die komplizierten Zusammenhänge zwischen Leugnung und Sucht besser einschätzen.

Inzwischen habe ich mein Gewicht halbiert. Bei mir ging das langsam, aber stetig. Es hat also eine Weile gedauert, aber das macht nichts, denn es war eine spannende Reise. In vielerlei Hinsicht ist es für mich einfach. Ich habe nicht zu kämpfen, sondern kann das Programm einfach Tag für Tag ohne größere Mühe umsetzen. Meine Gesundheit hat sich erheblich verbessert. Ich brauche keine Medikamente mehr, meine Blutwerte bewegen sich im gesunden Bereich, der Blutdruck ist gesunken, und meine neu entdeckte Mobilität ist jeden Tag ein echtes Geschenk.

Vor Kurzem habe ich viel über die runde Meg nachgedacht, wer sie war und wie es ihr ging. Mir ist wichtig, dass ich sie ehre und nicht ablehne oder verleugne. Ich verurteile sie auch nicht mehr, sondern habe gelernt, mir liebevoll zu begegnen, ob in Bezug auf meinen damaligen Umfang oder auf den heutigen.

Mit 65 Jahren und einem endlich passenden Körper öffnet sich mir das Leben auf vielerlei, zutiefst befriedigende und immer wieder überraschende Weise. Ich bin lebenslustig wie seit Jahrzehnten nicht mehr. Und zum ersten Mal in meinem Leben habe ich mit dem Essen meinen Frieden gemacht. Ich bin davon überzeugt, dass die klaren Regeln mir das Leben retten, und dafür bin ich unglaublich dankbar.

KAPITEL 12

Ausgehen, Reisen und Feiern

Ein Leben mit klaren Grenzen ist robust und flexibel genug, um es ohne große Opfer den Rest des Lebens in der realen Welt durchzuhalten. Ich selbst bin ein sehr geselliger Mensch, der gerne außer Haus isst, religiöse Festtage in der eigenen Gemeinde feiert und sowohl aus beruflichen als auch aus privaten Gründen viel reist. Dennoch stehe ich eisern zu meinen Grenzen. Es ist möglich, alles gleichzeitig zu haben, doch das bedarf einer gewissen Vorbereitung und Planung. In diesem Kapitel befassen wir uns damit, wie sich klare Regeln außerhalb der eigenen vier Wände umsetzen lassen.

Restaurantbesuche

Ehrlicherweise empfehle ich, in den ersten 30 Tagen der Ernährungsumstellung nicht aushäusig zu essen. Es ist eine große Hilfe, wenn man die klaren Regeln gründlich eingeübt hat, ehe man sich in ein Lokal wagt. Natürlich können Sie auswärts essen, aber das wird immer etwas schwieriger sein als eine häusliche Mahlzeit. Schließlich können Sie schlecht eine Waage mitnehmen und müssen daher ein gesundes Augenmaß entwickeln. Hierbei ehrlich zu bleiben und den Restaurantbesuch nicht als Chance zum Überessen zu missbrauchen, kann im Einzelfall ein echtes Problem darstellen.

Sie müssen gegenüber sich selbst absolut aufrichtig bleiben, um im Restaurant nicht über die Stränge zu schlagen. Wenn Sie im Verlauf der Woche immer wieder zu große und zu fette Mahlzeiten zu sich nehmen, bleiben Sie dick, und es geht Ihnen langfristig nicht gut. Deshalb lohnt es sich, von Anfang an gute Gewohnheiten für den Restaurantbesuch einzuüben. Ohne zu schummeln.

Wählen Sie das Restaurant mit Bedacht. Am besten werfen Sie vorher online einen Blick in die Speisekarte. Finden Sie etwas für jede Kategorie aus Ihrem Essensplan? Wenn Sie beispielsweise noch in der Abnehmphase sind, brauchen Sie abends Protein, gekochtes Gemüse und einen Salat. Wer Fleisch mag, ist im Steakhaus auf der sicheren Seite, denn dort finden Sie alle drei Bestandteile. Falls es für eine Kategorie kein Angebot gibt, dürfen Sie gegebenenfalls innerhalb enger Vorgaben tauschen. Eine Möglichkeit wäre das Motto »Pflanze gegen Pflanze«: Sie dürfen also rohes und gekochtes Gemüse oder aber Gemüse und Obst gegeneinander tauschen. Falls das Restaurant beim Mittagstisch kein Stück Obst bereithält, wäre stattdessen ein Salat denkbar. Wer allerdings sein Zielgewicht erreicht hat und kein passendes Getreide findet, sollte bei dieser Mahlzeit darauf verzichten.

Auch bei der Bestellung sollten Sie gut achtgeben. Sagen Sie von vorneherein, dass Sie weder Mehl noch Zucker essen. Bestellen Sie den Salat ohne Croutons und Käse, nur mit Essig und Öl. Wenn Sie nicht sicher sind, was in bestimmten Speisen steckt, fragen Sie nach. Bitten Sie um eine schlichte Zubereitung ohne Saucen, und bestellen Sie Fisch oder Huhn ausdrücklich ohne Panade.

Im Einzelfall muss das Essen dann auch mal zurückgehen. An meinem 29. Geburtstag, nur wenige Wochen nach meiner Umstellung auf diese Ernährungsform, war ich mit meinem Mann in New York City auf Urlaub. Auf der Suche nach einem netten Restaurant spazierten wir durch Little Italy in Manhattan, wo Männer mit starkem Akzent uns mit großer Überredungskunst in ihre Lokale zu lotsen suchten. Wir jedoch interessierten uns vor allem für die Speisekarten. Ich wählte ein Restaurant, wo chilenischer Seebarsch auf der Karte stand, mein Lieblingsfisch. Bei der Bestellung sagte ich ausdrücklich, dass ich weder Mehl noch Zucker esse und dass ich gegrillten Fisch wünschte, der nicht zuvor in Mehl gewendet wurde. Das Essen kam erst nach einer Ewigkeit. Wir waren den ganzen Tag gelaufen, und als es endlich auf dem Tisch stand, war mir ganz flau vor Hunger. Zu meiner Bestürzung war mein Fisch rundherum paniert. Normalerweise kann ich für mich selbst sprechen, aber mein Mann war so fassungslos über diesen Fehler, dass er das Wort ergriff: »Sie sagte doch, dass sie kein Mehl isst!« Woraufhin der Kellner erwiderte: »Das ist kein Mehl! Das ist *kein Mehl*! Das ist *Panade.*« Heute muss ich lachen, wenn ich daran zurückdenke, aber damals war es nicht witzig. Inzwischen leben so viele Menschen glutenfrei, dass solche Missverständnisse vermutlich kaum noch vorkommen. Seien Sie jedoch gewarnt. Sagen Sie stets klipp und klar, was Sie essen können und was nicht.

Wenn das Essen kommt, schätzen Sie bitte die Mengen ab,

bevor Sie zum Besteck greifen. Normalerweise sind nicht genug Salat und Gemüse dabei; die Proteinportion hingegen ist zu groß. Bitten Sie Gott um Beistand oder appellieren Sie an Ihr Höheres Selbst, damit Sie absolut ehrlich urteilen können. Dann schneiden Frauen vom Fleisch 120 Gramm ab und Männer 180 Gramm. Den Rest *nehmen Sie vom Teller* und legen ihn auf einen separaten Teller. Den dürfen Sie gern zusätzlich ordern.

Ergänzend zu dem kleinen Gebet hilft mir ein zweiter Trick dabei, im Restaurant ehrlich zu bleiben. Ich stelle mir einen Wiegewettbewerb vor, ähnlich Wettbewerben wie »Wie viele Gummibärchen sind in diesem Glas?«. Bei einem Wettbewerb bemühe ich mich ernsthaft um das beste Ergebnis. Schließlich will ich gewinnen. In einem Restaurant stelle ich mir vor, dass ich so genau wie möglich schätzen muss, damit mein »Eintrag« der Sieger ist.

In meinem Boot Camp habe ich Zeit und Raum, genauer auf verschiedene Küchen einzugehen. Grundsätzlich klappt es beim Mexikaner, beim Chinesen, beim Thailänder, beim Japaner, beim Inder und, doch, auch beim Italiener. Hierzu habe ich ein paar Tipps.

Im mexikanischen Restaurant kann man problemlos Burritos statt Tortilla nehmen und dazu Zutaten gemäß der eigenen Kategorien bestellen. Auch hier zählt das Abschätzen der Mengen zu den schwierigsten Aufgaben. Machen Sie es sich einfacher, indem Sie sich mit einer Sorte Proteine begnügen und diese mit viel gekochtem Gemüse, Salsa, Mais und Salat ergänzen. Da Sie Ihre 180 Gramm Früchte plus 180 Gramm Gemüse mittags zu stolzen 360 Gramm »Gemüse« kombinieren (oder abends 180 Gramm Gemüse plus 240 Gramm Salat zu 420 Gramm »Gemüse«), können Sie darum bitten, den Rest des Tellers bis oben hin mit Gemüse jeglicher Art vollzuladen. Als Fettquelle bitten Sie um Guacamole oder saure Sahne. Alles bestens! Auch mit Fajitas ist man auf der sicheren Seite, nur keine Tortillas. Auch hier bleiben Sie lieber bei einer Proteinsorte. Wenn Sie also Fajitas mit Huhn bestellen, lassen Sie den Käse und die Bohnen weg.

In einem chinesischen oder thailändischen Restaurant können Sie zum Gemüse entweder Fleisch oder Tofu wählen. Bestehen Sie aber ausdrücklich darauf, dass die Sauce weder Zucker noch Mehl noch Maisstärke enthält. Meiner Erfahrung nach ergibt ein Teller im Asiarestaurant eine gute Mahlzeit im Rahmen klarer Grenzen.

Japanische Restaurants sind schwieriger, weil hier in vielen Gerichten Zucker versteckt ist. Zum Beispiel enthält das Salatdressing vermutlich Zucker, aber beim Japaner können Sie nicht auf Essig und Öl ausweichen und müssen den Salat gegebenenfalls ohne Dressing essen. Auch Sushi-Reis ist zuckerhaltig. In der Erhaltungsphase dürfen Sie jedoch Sashimi und eine Portion Reis essen. Wer sich mit Sashimi nicht anfreunden kann, wählt als Proteinquelle eine Beilagenportion Edamame. Die Beilage *ohitashi* besteht weitgehend aus gekochtem Spinat. Ohne Sauce ist das eine gute Gemüseportion. Wenn ein Hibachi-Grill vorhanden ist, sind Sie gerettet, denn ein typisches Hibachi-Gericht besteht aus Proteinen, Gemüse und Reis (für alle in der Erhaltungsphase), meist auch aus Salat (nur das Dressing sollten Sie separat bringen lassen). Bestehen Sie bereits bei der Bestellung auf einer Zubereitung ohne Teriyaki-Sauce, denn die ist sehr zuckerhaltig.

Indische Restaurants sind besonders geeignet, wenn sie ein Mittagsbüfett anbieten. Allerdings ist das Essen fettreicher, als Sie zu Hause kochen würden. Deshalb sollten Sie während der Abnehmphase nicht zu oft beim Inder essen. Gerichte mit Makhani-Sauce sind zuckerhaltig. Vegetarier können als Proteinquelle auf Dal (Linsen) oder Chana Masala (Kichererbsen) zurückgreifen. Für Fleischesser stehen Huhn, Ziege, Lamm oder Rindfleisch zur Auswahl, dazu oft auch Fisch und Krabben. Außerdem gibt es viel Gemüse. In der Abnehmphase sind nur vegetarische Gerichte mit hohem Kartoffelanteil ungeeignet.

Wenn ich »Italiener« sage, denke ich nicht an Pizza und Nudeln – wobei es in Pizzerien in der Regel auch sehr gute Salate gibt. Achten Sie auf gegrillten Fisch, Huhn oder Steak und bestellen Sie Knoblauchspinat und Salat als Beilage.

Für das Essen im Restaurant dürfen Sie sich zwei Mantras einprägen: »Weniger ist mehr« und »Im Zweifelsfall weglassen«. Unser Ziel besteht darin, das Restaurant mit einem guten Gefühl zu verlassen, ohne nachträglich herumzurätseln, was es wohl zu essen gab. Wenn Sie anschließend noch über das Menü nachdenken, plagt Sie Ihr Gewissen. Schreiben Sie darüber, besprechen Sie es mit Ihrer Mastermind-Gruppe oder Ihrem Buddy und überlegen Sie, was Sie nächstes Mal anders machen können. Erstellen Sie einen »Nächstes Mal werde ich …«-Plan, um solche Situationen in Zukunft besser zu meistern. Zum Beispiel: »Wenn ich das nächste Mal Fajitas bestelle, bitte ich um einen zweiten Teller und schiebe das heiße Fleisch und das Gemüse darauf, damit ich gar nicht erst in Versuchung gerate, das ganze Fett aufzulöffeln.«

Reisen

Planung ist für uns auf Reisen eine absolute Kardinaltugend. Also planen Sie. Wer auf die Planung verzichtet, läuft planlos in den Untergang. Das Gegenteil trifft allerdings auch zu: Wer vorausschauend agiert, kann beruhigt auf Reisen gehen. Zu meinen Planungen in Bezug auf klare Regeln für unterwegs gehören folgende Punkte.

Vorab Kontakt aufnehmen

Bei einer Hotelübernachtung vergewissere ich mich vorher telefonisch, ob mein Zimmer mit Mikrowelle und Kühlschrank ausgestattet ist. Wenn nicht, ist das nicht schlimm, hat aber Einfluss darauf, welche Lebensmittel ich mitnehme. Bei einer Konferenz oder einer Gruppenreise können Sie vorher nachfragen, was für Mahlzeiten bereitgestellt werden. Gibt es mittags nur ein vorbereitetes Sandwich? Das wäre weniger hilfreich. Beim Salatbüfett hingegen, wo viel Gemüse und Bohnen vorhanden sind, lassen sich die klaren Regeln leicht einhalten. Nach ein paar Anrufen bei Caterern und Veranstaltern wissen Sie, ob Sie selbst etwas mitbringen sollten. Jetzt können Sie besser planen. Häufig ist es durchaus möglich, vor Ort etwas Passendes zu bekommen, wenn Sie vorher Bescheid geben. Nach dem Telefonat dürfen Sie der Reise entspannt entgegensehen.

Wahl der Unterkunft

Im Zweifelsfall übernachte ich am liebsten an einem Ort mit Küche. Airbnb ist in dieser Hinsicht eine Riesenerleichterung. Die meisten Hotels, die längere Aufenthalte anbieten, haben Küchenzeilen. Oder ich schlafe bei Freunden oder Angehörigen, wo ich die Küche mitbenutzen darf. Ein Hotel geht natürlich auch, aber eine Küche ist ein echter Vorteil.

Frühstück unterwegs

Auf Reisen habe ich gern mein eigenes Frühstück dabei. Für mich ist es am einfachsten, wenn ich morgens gar nicht über das Essen nachdenken muss. Diese Energie verbrate ich lieber mittags oder abends. Meine digitale Waage habe ich immer dabei, dazu diverse Päckchen mit Zutaten, die ich schon zu Hause abgewogen habe. Als Proteine wähle ich zumeist ein Päckchen mit 60 Gramm gemischten Nüssen, gerösteter Edamame und gerösteten Kichererbsen (Männer bekommen 90 Gramm). Im Hotel kombiniere ich ein solches Tütchen mit 30 Gramm »Shredded Wheat & Bran« und einer mitgebrachten Frucht. Meistens ist das ein Apfel, denn die sind am leichtesten zu transportieren. Wenn das Zimmer mit Mikrowelle und Kühlschrank ausgestattet ist, kann man auch Haferflocken und hart gekochte Eier mitnehmen.

Alles mitbringen

Mitunter fahre ich übers Wochenende oder sogar vier Tage auf eine Konferenz, wo ich nicht jede Hauptmahlzeit im Hotelrestaurant einnehmen möchte. Dann packe ich gegebenenfalls mein komplettes Essen ein: Gemüse, Proteine, Früchte und Getreide mit allem Drum und Dran. Das ist machbar und zugleich eine gute Option für diejenigen, die zum Beispiel wegen einer Herzerkrankung oder Reflux und Sodbrennen empfindlich auf Öl und Salz reagieren. In solchen Fällen ist Selbstversorgung eine echte Alternative.

Es gibt dafür zwei Vorgehensweisen. Sie können alle Lebensmittel vor der Reise abwiegen und jede Mahlzeit in einer eigenen Vorratsdose einpacken. Das klappt am besten, wenn man mit dem Auto fährt und eine große Kühlbox mit Rollen dabeihaben kann. Im Hotel können Sie diese zur Eismaschine fahren und wieder auffüllen. Das Schmelzwasser lassen Sie in die Badewanne ablaufen.

Bei einer Flugreise nehmen Sie das Essen ungewogen in der Originalverpackung mit. Außerdem brauchen Sie Ihre digitale Lebensmittelwaage und verschiedene Proviantbehälter. Das Abwiegen findet erst am Zielort statt.

Nichts mitbringen

Natürlich können Sie auch ganz ohne Vorräte auf Reisen gehen. Das gilt besonders für erfahrene Grenzenzieher. Vielleicht möchten Sie sich und der Welt einfach vertrauen. Ich mache das häufig und fahre gut damit, aber ich reise auch sehr viel. Seit meiner Ernährungsumstellung habe ich über 100 Reisen hinter mir. Ich nehme viel auf mich, um eine passende Mahlzeit aufzuspüren, und inzwischen kann ich mir in dieser Hinsicht auch fest vertrauen. Ich werde nicht wortbrüchig und esse, was auf den Tisch kommt, wenn es Zucker oder Mehl enthält oder wenn noch gar keine Essenszeit ist. Das mache ich einfach nicht. Auch nicht am Ende des Tages, wenn die Willenskraft zur Neige geht, alles schiefgegangen ist, der Mietwagen nicht anspringt, der Koffer fehlt und ich am Abend eine Pizza vor der Nase habe. Ich tue es nicht.

Heute vertraue ich meiner neuen Integrität, aber das hat lange gedauert. Solange die klaren Grenzen noch neu sind, sollte man sich vor jeder Reise gründlich überlegen, wo es unterwegs und am Ziel passende Mahlzeiten geben müsste. Alles andere wäre unklug. Tun Sie, was nötig ist, um Ihre überaus kostbaren Grenzen zu sichern. Das lohnt sich. Und auch erfahrene Reisende profitieren von einer vorausschauenden Planung, wenn ihr Leben gerade sehr stressig ist. Das habe ich vor Kurzem selbst erfahren, nachdem die Bewegung von Bright Line Eating explodierte und ich urplötzlich mit einigen Dutzend Angestellten dasaß. Es warteten Tausende auf meinen Rat, und wir mussten komplexe Fragen zur Internettechnik lösen. Die vielen Entscheidungen zehrten in ungeahntem Maße an meiner Willenskraft. Deswegen konnte ich auf Reisen nicht mehr regelmäßig in Restaurants einkehren, sondern musste wie früher vorher am Zielort anrufen, mich nach dem Menü erkundigen und aktiv dafür sorgen, dass ich unterwegs nirgendwo eine Wahl haben würde. Ich musste auch meine Waage ins Restaurant mitnehmen, sogar in meiner Heimatstadt. Anfangs kommt man sich dabei merkwürdig vor, aber ich kann Ihnen versichern, dass niemand hinsieht. Es gibt sehr praktische Waagen für unterwegs. Die rechtzeitige Anschaffung lohnt sich, dann brauchen Sie im entscheidenden Moment nicht *noch* eine Entscheidung zu treffen. Auch das gehört zu guter Planung.

Flugreisen

Wenn ich weiß, dass ich zur Essenszeit im Flieger sitze, habe ich *immer* mein Essen dabei. Ich vertraue einfach nicht darauf, dass ich im Flugzeug etwas Passendes bekomme. Achten Sie dabei jedoch auf die Vorschriften. Je nach Zielland dürfen Sie eventuell kein Gemüse und keine Früchte einführen.

Nicht erlaubt sind flüssige Nahrungsmittel. In diese Kategorie fallen beispielsweise auch Joghurt oder Einzelbehälter mit Salatdressings. Geben Sie also die Sauce im Zweifelsfall vorher über den Salat.

Pflanzliche Produkte für unterwegs

Proteine. Kleine Ziptüten mit Nüssen, Samen, gerösteten Kichererbsen oder gerösteter Edamame (Sojakerne) sind auf Reisen sehr praktisch. Inzwischen gibt es auch vakuumverpackte Produkte mit Kichererbsen in indischer Gewürzsauce oder Ähnlichem, wie man sie im indischen Restaurant bekommt. Man reißt sie einfach auf und macht sie heiß. Nach dem Öffnen sollte das Produkt jedoch im Kühlschrank gelagert werden. Bis dahin sind die Beutel im Koffer bestens aufgehoben.

Getreide. In der Erhaltungsphase gibt es mittags und abends Getreide. Seeds of Change hat ein Produkt aus Quinoa und Vollkornreis entwickelt, das man in die Mikrowelle geben oder notfalls sogar kalt essen kann (deshalb lohnt sich der vorherige

Anruf mit der Frage nach der Mikrowelle). Die Beutel müssen nicht in den Kühlschrank und werden niemals undicht. Das macht sie auf Reisen ideal. Praktisch sind auch kleine Tüten mit Vollkorn- oder Haferflocken, die Sie fertig gewogen mitnehmen können.

Gemüse. Beim Gemüse ist das Mitbringen nicht so einfach, weil es vielfach schwer und voluminös ist. Packungen mit jungen Möhren oder Zuckerschoten sind eine gute Lösung. Oder man schnippelt vorher Brokkoliröschen oder anderes Gemüse zurecht, das man dann direkt aus der Tüte isst.

Fett. 15 Gramm Nüsse oder Samen sorgen auf Reisen für die nötige Fettzufuhr.

Tierische Produkte für unterwegs

Fleisch und Milchprodukte bieten sich auf den ersten Blick nicht unbedingt als Proviant an. Es gibt jedoch ein paar Ausnahmen, zum Beispiel ganz klassisch die hart gekochten Eier, die auch ungekühlt lange haltbar sind. Ein Dutzend Eier sind schnell gekocht und ergeben bei Frauen sechs Portionen Proteine, bei Männern immerhin noch vier. Einfach abtrocknen, in eine Tüte stecken und im Koffer oder Handgepäck mitnehmen. Käse ist ebenfalls sehr praktisch, besonders fix und fertig verpackte Käsestreifen oder -würfel von je 30 Gramm. Frauen packen zwei solcher Streifen ein, Männer drei. So haben Sie unterwegs eine mundgerechte Menge Proteine, die ohne Kühlung eine ganze Weile hält. Dasselbe gilt für Thunfisch aus dem Beutel.

Haltbarkeitsgrenzen

Kurz nachdem ich angefangen hatte, beim Essen klare Regeln einzuhalten, zog ich nach Sydney. In meinen zwei Jahren in Australien lernte ich zuallererst, dass Essen nicht annähernd so schnell verdirbt, wie man es uns in Amerika eingetrichtert hat. Ich flog viermal in die Staaten und zurück und einmal um die ganze Welt. Jedes Mal habe ich für diese Flüge mein gesamtes Essen mitgenommen. Einmal summierte sich die Reisezeit von Amerika nach Sydney dank eines 13-stündigen Zwischenstopps in Tokio wegen eines verpassten Weiterflugs auf anderthalb Tage. So aß ich meinen Lachs schließlich 41 Stunden nach der Zubereitung. Zwischendurch konnte ich ihn nicht kühlen, nicht einmal in einer Kühltasche. Das war kein Problem. Lebensmittel halten länger, als wir vermuten. Vertrauen Sie Ihren Sinnen und Ihrem gesunden Menschenverstand.

Zeitzonen wechseln

Die zweite Lektion, die ich auf meinen Reisen zwischen Sydney und Amerika gelernt habe, ist die Einteilung von Mahlzeiten beim Wechsel der Zeitzonen. Zu Hause frühstückt man vielleicht um sieben, nimmt das nächste Essen mittags um zwölf ein und das Abendessen um sechs Uhr. So isst man etwa alle fünf bis sechs Stunden. Über Nacht hingegen gibt es nichts – in der Regel etwa 13 Stunden lang. Bei meinem ersten langen Flug nahm ich meine drei Hauptmahlzeiten also ungefähr in diesem Rhythmus ein, mit vier bis sechs Stunden Abstand, und ließ dann eine große Lücke bis zum nächsten Frühstück. Das war keine gute Idee, denn auf dieser Reise schlief ich keine acht

Stunden, und es war eine unglaubliche Quälerei, so lange auf die nächste Mahlzeit zu warten.

Inzwischen weiß ich, dass wir auf Reisen alle Flugstunden als wache Zeit einstufen sollten. Das Überqueren mehrerer Zeitzonen ist anstrengend, und ich nehme mir nicht mehr vor, im Flugzeug acht, zehn oder 13 Stunden ohne Mahlzeit auszuharren.

Stattdessen habe ich ein System entwickelt, anhand dessen sich ermitteln lässt, wie viele Mahlzeiten man bei einem Langstreckenflug zu sich nehmen sollte. Dabei geht es mir nicht um eine Reise durch die Staaten, bei der nur drei Zeitzonen zu bewältigen sind. In solchen Fällen bleibt man am besten bei den üblichen drei Mahlzeiten am Tag. Je nach Richtung werden sie einfach etwas weiter auseinandergezogen oder etwas mehr komprimiert. Bei der Durchquerung von sechs, zehn oder mehr Zeitzonen hingegen ist es notwendig, die Mahlzeiten klug zu verteilen, weil die Kategorien Frühstück, Mittag und Abendessen hier wegen der Tag- und Nachtumkehr nicht mehr greifen.

Überlegen Sie zunächst, welche Mahlzeit Sie in der Abflugzeitzone als Letztes einnehmen. Das ist die Ankermahlzeit. Bei einem Abflug abends um acht wäre das beispielsweise das Abendessen. Diese Mahlzeit nehmen Sie zur gewohnten Zeit und einige Stunden vor dem Flug ein. Die nächste Ankermahlzeit findet am Zielort statt, sagen wir mal um 14 Uhr lokaler Zeit. Dann essen Sie sich am besten rechtzeitig vor der Landung angenehm satt, weil Sie hinterher noch durch den Zoll und an Ihr eigentliches Ziel weiterreisen müssen, wo Sie sich vielleicht erst orientieren müssen. Das Abendessen nehmen Sie dann zur üblichen Zeit der neuen Zeitzone zu sich.

Damit haben Sie eine Ankermahlzeit am Abflugort und eine Ankermahlzeit bei der Ankunft. Addieren Sie nun die gesamten Reisestunden (also die Flugdauer) dazwischen und teilen Sie das Ergebnis durch sechs. Während des Fluges brauchen Sie alle sechs Stunden etwas zu essen. Wenn Sie diesen Zeitraum auf alle fünf oder alle vier Stunden komprimieren müssen, nur zu. Hauptsache, Sie essen während des Fluges in regelmäßigen Abständen von vier bis sechs Stunden.

Das persönliche Programm einhalten

Eines ist sehr wichtig: Denken Sie daran, dass Sie auf Reisen nicht nur zumindest einen Teil Ihrer Nahrung mitnehmen sollten, sondern auch Ihr individuelles Programm. Klare Regeln gelten überall, und Sie wollen doch nicht die Dinge, die Ihnen zu Hause Halt geben, zurücklassen und ohne Ihr Werkzeug und das komplette System für ein unbeschwertes, freies Leben an einen anderen Ort reisen.

Ich zum Beispiel packe zuallererst meine Meditationsbank ein. Hinzu kommt mein Smartphone mit dem *Bright Line Eating Daily Companion,* der meine abendliche Checkliste, meine Tagebuch-App, die Dankbarkeits-App, den Notfallaktionsplan, die Telefonnummern meiner Buddys und meiner Mastermind-Gruppe sowie den Zugang zur Online-Community enthält.

Dank des digitalen Zeitalters stehen uns überall die nötigen Instrumente zur Verfügung, um stark und mit anderen in Verbindung zu bleiben. Zumal ich auf die harte Tour gelernt habe, dass es für mich unterwegs eventuell wichtiger ist als zu Hause, mein Handwerkszeug zu benutzen. Reisen ist anstrengend, und die Tage sind häufig bis oben hin vollgestopft. Wenn ich dann nicht bewusst darauf achte, mental, emotional und spirituell gut mit mir umzugehen, geht die Willenskraft rasant zur Neige, und ich bin nicht mehr entspannt, sondern mit den Nerven am Ende.

Also habe ich meine Waage dabei. Und mein Arsenal an Hilfsmitteln. Und ich lebe so, wie es gut für mich ist, wo auch immer ich bin. Es kommt alles mit!

Feiertage

Für viele neue Teilnehmer sind anstehende Feiertage – ob Ostern, Weihnachten oder bei uns in Amerika Thanksgiving – ein Riesenproblem. Seien wir jedoch realistisch: Thanksgiving ist einfach ein Donnerstag (Weihnachten mitunter ebenso!). An jedem anderen Tag können Sie sich auch an Ihre klaren Grenzen halten. Also geht es auch hier nur um kluge Planung und ausreichend Unterstützung. In unserer Community haben alle gleichzeitig damit zu kämpfen. Wir stehen zueinander! Essen Sie also Truthahn (oder Gans), aber ohne Sauce, und achten Sie auf einfaches, ganz normal zubereitetes Gemüse. Wenn Sie zum Essen eingeladen sind, können Sie auch selbst eine Schüssel voll mitbringen. Gerösteter Butternut-Kürbis schmeckt immer köstlich. Oder Sie steuern einen frischen Salat bei, vielleicht sogar mit frischer Ananas. In der Erhaltungsphase dürfen Sie auch Kartoffelbrei oder Vollkornreis essen. Falls es Ihnen peinlich ist, bei Ihren Gastgebern die Waage herauszuziehen, gehen Sie einfach vor wie im Restaurant und üben Sie sich im klugen Schätzen. Innerhalb der Familie wissen sicher alle Bescheid – setzen Sie Ihre Waage ein, um Ihres Seelenfriedens willen.

Ein traditionelles Thanksgiving-Essen passt im Prinzip richtig gut zu unseren klaren Grenzen. Es ist fast immer etwas dabei, was Sie essen dürfen. Kniffliger ist vielfach der Zeitpunkt des Essens. Wenn es Ihnen schwerfällt, erst nachmittags um drei zu essen, sollten Sie vorher mit den Gastgebern sprechen und fragen, ob es wohl möglich wäre, das Essen entweder gegen ein Uhr oder gegen fünf Uhr anzusetzen, wo es besser zu den üblichen Essenszeiten passt.

Sie denken: »Unmöglich. Das kann ich nicht. Nicht an Thanksgiving«? Sie sind nicht allein! Diese Reaktion ist sehr verbreitet. Mein allererstes Boot Camp begann im Oktober, aber *alle* Teilnehmer haben die Feiertage überstanden und trotzdem weiter abgenommen. Laut der NWCR-Langzeitstudie haben Menschen, die sich auch an Wochenenden und Feiertagen an ihre Diät halten, weniger Stress und nehmen erheblich seltener wieder zu.[1] Wenn Sie also auf Dauer ein unbeschwertes, freies Leben wünschen, sollten Sie die klaren Grenzen auch an Feiertagen beachten. *Es ist nicht so schlimm, wie Sie glauben.* Sobald Sie zum ersten Mal erfolgreich einen Feiertag durchgehalten haben, werden Sie extrem stolz auf sich sein – während es allen anderen grässlich geht, weil sie zu viel gegessen haben. Die anderen stöhnen und ächzen und liegen schlapp herum, während Sie rundum zufrieden sind. Vielleicht können Sie ja jemanden zu einem Spaziergang überreden oder beim Abwasch helfen.

Vor einem Phänomen möchte ich jedoch warnen, weil ich es ebenso kenne wie Hunderte meiner Boot-Camp-Teilnehmer. Oftmals bringen Esssüchtige ein Familienfest, einen Urlaub oder ein anderes wichtiges Ereignis erfolgreich hinter sich, nur um dann später in den eigenen vier Wänden zur »Belohnung« einen Essanfall zu erleiden. Das gilt als Rückfall und ist keineswegs selten. Seien Sie also *nach* einer Reise, einer Party oder den Feiertagen besonders auf der Hut.

Familienfeste

Hochzeiten, Geburtstage und andere besondere Anlässe lassen sich mit Hilfe klarer Grenzen viel leichter bewältigen. Sie wissen vorab, was Sie essen werden, nämlich genau das, was auf Ihrem Plan steht. Es geht also nur darum, wie Sie das bekommen, was Sie brauchen.

Die erste Faustregel sind die üblichen Essenszeiten. Wenn die Hochzeitsfeier erst um 19 Uhr losgeht, gibt es vielfach erst gegen 21 Uhr das Essen. Das ist einfach zu spät, und deshalb sollten Sie lieber vorher essen. Auf Rückfragen antworten Sie einfach: »Oh, so spät abends habe ich einfach keinen Hunger mehr.« Ist die Geburtstagsparty um 15 Uhr angesetzt, essen Sie dort nichts und passen auf, dass Sie zum Abendessen zu Hause sind. Sicherheitshalber sollten Sie jedoch ein abgepacktes Abendessen im Auto haben, falls Sie am Ende doch lieber länger bleiben möchten.

Die Veranstaltung umfasst eine Mahlzeit innerhalb Ihrer normalen Essenszeiten? Dann sollten Sie unbedingt so planen, dass Sie dort essen können. Rufen Sie vorab an und sprechen

Sie offen darüber, was es gibt. Bei einer Hochzeit können Sie sich den Namen des Caterers geben lassen. Caterer haben in der Regel kein Problem damit, Gäste mit bestimmten Bedürfnissen zu versorgen – das ist ihr Job. Heutzutage ernähren sich viele nach speziellen Ernährungsvorgaben, ob wegen Zöliakie oder Diabetes oder weil sie Paleo-Anhänger sind. Glauben Sie mir, die Caterer kennen das. Besprechen Sie also einfach, was geplant ist, und fragen Sie nach dem, was Sie brauchen.

Bei der Veranstaltung selbst achten Sie bitte auf die Anwesenden und nicht auf das Essen. Lassen Sie sich auf dieses kleine Spiel ein: Können Sie drei neue Leute kennenlernen, sich die Namen merken und sich zu jedem zwei interessante Fakten einprägen? Prüfen Sie auf dem Heimweg, ob Ihnen dies gelungen ist. Sie werden staunen, wie sehr die neuen zwischenmenschlichen Verbindungen dazu beitragen, dass Sie den Abend genießen.

Bitte nehmen Sie auch wahr, was Ihnen an dem Ereignis gefällt, nachdem Sie sich nun auf klare Grenzen eingelassen haben. Ist es ein Kleid, das Ihnen endlich wieder passt? Ist es das Tanzen, bei dem Sie sich nicht Ihres Körpers schämen? Treten Sie Unbekannten selbstsicherer gegenüber? Viele Mitglieder unserer Community sagen, dass sie an Feiertagen und bei besonderen Anlässen auch selbst das Gefühl haben, etwas feiern zu können, nämlich ihr neues Leben.

Fallstudie: Nathan Denkin

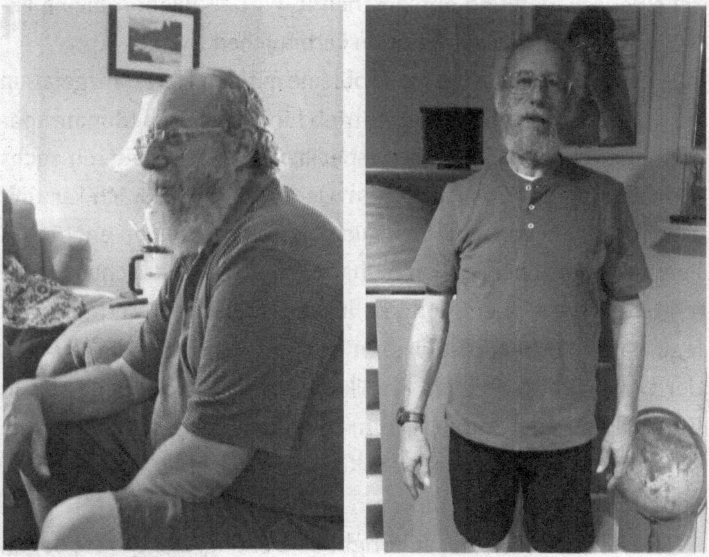

Höchstgewicht: 107 kg
Aktuelles Gewicht: 70 kg
Körpergröße: 1,83 m

Ich zähle zu den Leuten, die ursprünglich von Natur aus schlank waren. Das mag beneidenswert klingen, aber der Nachteil ist, dass sich allmählich schlechte Gewohnheiten einschleichen, die man nicht wieder loswird. Bis mir bewusst wurde, dass ich 107 Kilo wog, hatte ich mich über Jahrzehnte hinweg falsch ernährt. Ob Pizza, Eis oder Double Bacon Cheeseburger, ich war ganz wild darauf. Nachdem bei mir Morbus Crohn diagnostiziert wurde, nahm ich wegen der Kortikosteroide noch schneller zu. Bandscheibenschäden und entsprechende Wirbelsäulenprobleme ließen mich auch weniger Kalorien verbrauchen.

Mit 66 stellte man bei mir Probleme mit den Herzkranzgefäßen fest. Das war ein erheblicher Antrieb für mich. Sechs Monate später hatte ich auf 83 Kilo abgespeckt, aber nach weiteren sechs Monaten lag das Gewicht schon wieder bei 91 Kilo. Ich kam mir ziemlich dumm vor, zumal ich mich bis dahin für einen eher intelligenten Menschen gehalten hatte. In der Grundschule hatte ich eine Klasse übersprungen, in der Highschool und am College hatte ich Begabtenklassen besucht. Ich hatte einen Ph. D. der Universität Caltech in Physik und einen Job bei Bell Labs. In Bezug aufs Essen verhielt ich mich jedoch völlig schwachsinnig. Mir wurde klar, dass ich meinem Körper so manches angetan hatte, mit dem ich jetzt leben muss.

Mit 67 stieß ich dann auf Bright Line Eating. Der größte Segen daran war für mich sicher, endlich zu begreifen, warum ich mein Gewicht bisher nicht dauerhaft abbauen konnte. Das klingt gar nicht so eindrucksvoll, aber wenn man nicht akzeptieren kann, dass man so lange die falschen Entscheidungen getroffen hat, ist es wichtig, die Gründe dafür zu kennen. Vorher erschien mir schon ein Zielgewicht von 82 Kilo sehr ambitioniert. Dass ich endlich ein Gewicht anstreben konnte, das für meine Gesundheit angemessen ist, war schon einmal ein faszinierender Gedanke. Dass ich es sogar erreichte? Dafür fehlen mir die Worte. Seit das Gewicht runter ist, sind meine Triglyzeride um 36 Prozent gefallen. Der Blutdruck ist so stark gesunken, dass ich den Betablocker absetzen musste, den ich wegen meines Vorhofflimmerns nahm. Die Aspirindosis zur Blutverdünnung haben wir von 325 Milligramm auf 81 Milligramm zurückgeschraubt. Meine Ärzte haben mittlerweile meist mehr Fragen zu meiner Ernährung als zu meiner Gesundheit! Vor allem aber habe ich viel mehr Energie und schlafe besser.

Als Wissenschaftler staune ich besonders darüber, dass ich Antworten auf Fragen erhielt, die ich zuvor nicht einmal gestellt hatte. Ich habe mich womöglich zum ersten Mal im Leben verstanden, auch, warum ich bestimmte Entscheidungen so getroffen habe, obwohl sie meinem eigenen Besten zuwiderliefen.

Ein unbeschwertes, freies Leben umfasst für mich viel mehr als mein Gewicht oder bestimmte Ernährungsthemen. Inzwischen kann ich das Gelernte auf allen Ebenen einsetzen, um gesünder und glücklicher zu leben.

KAPITEL 13

Vom Umgang mit Ausrutschern

Man möchte meinen, die Frage laute weniger, *ob* es zu Ausrutschern kommt, sondern *wann*. Ich kenne jedoch viele Menschen, die ihre klaren Grenzen in 30 oder gar 40 Jahren nie überschritten haben. Sobald ihre Einhaltung zum eigenen Leben gehört, gibt es keinerlei Grund, die eigenen Grenzen zu übertreten. Niemals. Einen Tag nach dem anderen.

Das ist ein Punkt, den ich nachdrücklich betone, denn man übersieht leicht, wieso es wirklich möglich ist, sich über Jahre an den eigenen Ernährungsplan zu halten, ohne je davon abzuweichen. Dazu muss man nicht fanatisch sein. Der Grund ist, dass der Plan funktioniert. Erinnern Sie sich an Kapitel 7, wo es darum ging, dass eingefleischte Gewohnheiten keine psychische Energie verbrauchen? Sie können auch viele Jahre zweimal täglich die Zähne putzen. Das ist dasselbe.

Auf diesen Vergleich möchte ich näher eingehen, weil er so bildlich ist. Viele Menschen putzen Tag für Tag morgens und abends ihre Zähne. Ich gehe davon aus, dass wir alle das für sinnvoll halten, ohne diese Verhaltensweise als Grundstein für Gesundheit, Vernunft und Lebensglück zu betrachten. Wir malen uns auch nicht aus, wie furchtbar es wäre, wenn wir hin und wieder mal nicht die Zähne putzen. Trotzdem bleiben wir dabei, morgens und abends und jeden Tag, weil wir erstens davon ausgehen, dass es uns mit Zähneputzen besser geht als ohne, und weil man zweitens bei einer einmal eingeübten Gewohnheit gerne bleibt.

Die Vorteile von Bright Line Eating gehen über einen frischen Atem und gesundes Zahnfleisch weit hinaus. Bei vielen Menschen setzt die Einhaltung der Grundvorgaben des Programms eine ganze Flut an Veränderungen in Gang. Hartnäckiges Übergewicht, das Jahrzehnte am Körper klebte, schwindet. Der Medikamentenbedarf geht zurück. Man hat jede Menge Energie, chronische Gesundheitsbeschwerden verschwinden, das Selbstbewusstsein steigt, und das Herz quillt über vor Dankbarkeit. In den Umkleidekabinen der Kaufhäuser finden Freudentänze statt, Schränke werden entrümpelt, und wir schlagen jeden Morgen glücklich die Augen auf.

Dahinter jedoch verbirgt sich bei vielen die Furcht – eine bange Unsicherheit oder im Einzelfall lähmende Panik –, dass die kleinste Abweichung vom Essensplan die ganze schöne Struktur zunichtemachen und uns wieder auf Start zurückschicken könnte. Ob berechtigt oder unberechtigt, ob rational oder irrational, ist diese Furcht die magnetische Kraft, die unsere Gabel von jedem Bissen weglenkt, der nicht auf dem Plan steht. Denn keine kurzfristige Befriedigung wäre diesen Ausgang wert.

Die Gewohnheiten von Bright Line Eating gehen uns so in Fleisch und Blut über wie das Zähneputzen. Einen Großteil der Standhaftigkeit erhalten wir damit ohne jeden Aufwand. Es ist einfach. Früher Abflug? Kein Problem. Die Beutel mit dem Reiseproviant haben wir schon am Vorabend abgewogen. Wir müssen sie nur noch ins Handgepäck stecken. Hochzeit am Freitag? Am besten gleich heute den Caterer anrufen und das eigene Essen klären. Ein Ausflug mit dem Auto? Super! Die Kühltasche ist gepackt. Alle vier bis sechs Stunden winkt eine Pause mit eigenen Mahlzeiten an den Picknickplätzen der Raststätten.

So hält uns eine Kombination aus Automatismen, Begeisterung über die Gesundheit und Freude in unserem neuen Leben und erschrockenes Zurückscheuen vor einer Rückkehr in die alte Existenz bei der Stange.

Trotz alledem ist mir nach über 20 Jahren in verschiedenen Zwölf-Schritte-Programmen für Esssüchtige und nach der Begleitung von mehreren Tausend Teilnehmern meiner Boot Camps sehr wohl bewusst, dass viele, viele Menschen irgendwann ihre klaren Grenzen übertreten. Hierzu kann ich dreierlei sagen:

- Es lohnt sich nicht. Wenn Sie es also noch nicht getan haben, lassen Sie es.
- Betrachten Sie einen Fehler als eine Erfahrung, die Sie stärker macht, nicht als Katastrophe.
- Denken Sie daran, dass Sie *immer* zu Ihren klaren Grenzen zurückkehren können, auch wenn dies manchen leichtfällt und anderen schwer.

Ich war meinen klaren Grenzen nicht von Anfang an absolut treu. Ich habe einen steinigen Weg hinter mir und mich intensiv damit auseinandergesetzt, was meinem Gehirn hilft und was nicht. Deshalb kann ich meine persönlichen Erfahrungen weitergeben, was geschehen kann, wenn man seine klaren Grenzen über Bord wirft. Zuvor allerdings möchte ich daran erinnern, dass ich auf der Verführbarkeitsskala eine 10 erreiche. Für mich sind die Folgen also schlimmer als für Leute mit einer 4. Je tiefer Sie auf der Verführbarkeitsskala angesiedelt sind, desto weniger wahrscheinlich ist es ohnehin, dass Sie sich entscheiden, unter allen Umständen bei den klaren Grenzen zu bleiben.

Nach dem Zwischenfall mit dem Kuchen in Australien, auf den mein schmerzlicher, massiver Gewichtszuwachs folgte, bekam ich irgendwann meine Hashimoto-Krankheit, eine autoimmun bedingte Schilddrüsenunterfunktion, und meine extreme Nebennierenerschöpfung in den Griff und machte mich erneut ans Abnehmen. Nachdem mein Gehirn zum zweiten Mal geheilt war, machte ich eher die typischen Erfahrungen meiner Teilnehmer: Ich hatte richtig viel Energie und kaum Heißhunger. Es ging mir immer besser, und danach hielt ich meinen Plan etwa zwei Jahre lang ohne Zwischenfälle exakt ein.

Am fünften Dezember 2005 jedoch wurde ich während einer Yoga-Stunde plötzlich ohne jede Vorwarnung ohnmächtig und kippte um wie ein gefällter Baum.* In der Notaufnahme kam

* Ich hatte kurze Zeit vorher auch auf alle Saucen und Würzmittel sowie auf Salz verzichtet, um mein Essen so schlicht und rein wie möglich zu mir zu nehmen. Meine Familie neigt zu niedrigem Blutdruck, und ich wusste nicht, dass mein Blutdruck damals bei 75/50 mmHG lag. Hinzu kam, dass ich zu Ohnmachten neige (neurokardiogene Synkopen). Die Lösung ist einfach und wurde mir von diversen Ärzten nahegelegt: Ich muss mein Essen salzen, und zwar kräftig. Lektion gelernt.

ich zu mir, verlor aber immer wieder das Bewusstsein. Jedes Mal fragte ich: »Was ist passiert? Wo bin ich?«, und nach den Erklärungen meiner Mutter fiel ich wieder eine Weile ins Koma, kam dann zu mir und fragte erneut: »Was ist passiert? Wo bin ich?« Mein Gehirn schwoll an.

Mittendrin muss ich den Ärzten und Pflegern offenbar gesagt haben: »Ich war süchtig. Geben Sie mir bitte keine Drogen.« Laut meiner Mutter und meinem Mann sagte ich das offenbar immer wieder mit großem Nachdruck: »Sie dürfen mir keine Medikamente geben. Ich war süchtig.«

Als ich endlich wieder ganz bei mir war, bekam ich jedoch furchtbare Schmerzen. Dem Ersten, den ich sah, sagte ich: »Ich habe solche Schmerzen!!! Warum bekomme ich nichts dagegen?« Die Antwort lautete: »Nun, Sie haben es uns ausdrücklich untersagt.« Woraufhin ich sagte: »Das ist lächerlich. Jetzt bin ich anderer Ansicht!« Womit ich am Ende doch ein Schmerzmittel erhielt. Gott sei Dank!

Nach der Entlassung aus dem Krankenhaus tat ich etwas sehr Ungewöhnliches. Ich verschwand schnurstracks im nächsten Lebensmittelladen und kaufte dort genau die Lebensmittel, mit denen ich mich früher vollgestopft hatte. In Massen! Mein Mann tobte. Er hatte das ganze Auf und Ab meiner Esssucht mit mir durchgestanden, wie ich allmählich zugenommen hatte, alles wieder verloren hatte, in Australien alles wieder zunahm und schließlich erneut alles abbaute. Damals hatte ich mich zwei Jahre lang erfolgreich von Mehl und Zucker ferngehalten. Für ihn war es eine schauerliche Vorstellung, dass ich all dies nun wegwerfen und mich wieder mit Eis und Kuchen vollstopfen würde. Auf seine Frage, was um alles in der Welt ich da täte, antwortete ich widerspenstig: »Ich habe Hunger. Ich muss etwas essen. Ich will essen. Lass mich in Ruhe.« Ich kaufte nicht nur Eis und Kuchen, sondern auch Zigaretten. Und in den nächsten zweieinhalb Wochen war ich nur am Essen und Rauchen. Pausenlos. Es war furchtbar.

Dann kam der erste Kontrolltermin beim Neurologen. Die erste Frage des Arztes lautete: »Haben Sie Probleme mit der Impulskontrolle?«

Ich heulte sofort los.

Wie sich herausstellte, hatte ich mir bei dem ungebremsten Aufprall auf dem Hartholzboden nicht nur einen Schädelbasisbruch zugezogen, sondern mein Gehirn war auch einmal nach hinten und dann wieder nach vorne geschnellt. Beim Zurückfedern war es gegen die Schädelvorderseite geprallt, die innerlich so rau ist wie ein Korallenriff. Dabei wurden die Frontallappen heftig in Mitleidenschaft gezogen. Sie waren geschwollen, hatten keinerlei Spielraum und waren kaum funktionsfähig.

Der Arzt erklärte mir: »Im präfrontalen Kortex sind Impulskontrolle, Urteilsvermögen und Entscheidungsfindung verankert. Auf diese Eigenschaften haben Sie derzeit keinen Zugriff. Es wird noch etwa zwei Wochen dauern, bis die Schwellung abklingt. Danach werden Sie feststellen, dass alle Schaltkreise, die Sie im Verlauf der Jahre durch gute Gewohnheiten angelegt haben, noch da sind. Keine Sorge. Momentan jedoch kommen Sie an diesen Bereich Ihres Gehirns nicht heran.« Mit dem präfrontalen Kortex kannte ich mich natürlich aus, sodass seine Worte für mich absolut einleuchtend klangen. Das war eine große Erleichterung.

Tatsächlich endete mein suchthaftes Essen zwei Wochen nach diesem Arzttermin. Es war, als würde ein Schalter wieder umgelegt. Ich fing wieder an, mein Essen zu wiegen und abzumessen, und hielt mich an meine Regeln. Es war einfach.

Wichtig für mich ist, dass ich in diesem Zeitraum weder Drogen noch Alkohol anrührte. Ich war damals seit mehr als elf Jahren clean und nüchtern. In meinem tiefsten Inneren war ich ein Mensch geworden, der niemals – unter keinen Umständen – Drogen oder Alkohol anrührt. Selbst als große Teile meines Gehirns dem Bewusstsein nicht zugänglich waren, arbeitete ein anderer Teil weiter und schützte mich vor einem Rückfall.

Zucker und Mehl hingegen mied ich damals erst seit gut zwei Jahren. Im Kern meines Wesens war ich noch kein Mensch, der unter keinen Umständen Zucker oder Mehl zu sich nimmt. Es ist interessant, wie lange es dauern kann, bis eine derartige Identitätsveränderung eintritt.

Interessant ist auch, dass mir gegen Ende dieser schlimmen Zeit, in der ich fraß und rauchte, irgendwann dämmerte, dass ich das Essen nicht einmal schmeckte. Überhaupt nicht. Daraufhin erwachte die Wissenschaftlerin in mir. Ich ging einkaufen und machte mehrere Geschmackstests mit verbundenen Augen. Schokoladeneis oder Vanilleeis? Ich schmeckte keinen Unterschied. Brie oder Erdnussbutter? Egal. Beides schmeckte gleich.

Offenbar hatte ich bei dem Unfall meinen Geschmackssinn eingebüßt.

Was mich nicht vor Essattacken bewahrte.

Ich aß immer weiter. Dass ich dabei nichts schmeckte, spielte keine Rolle. An diesem Punkt wurde mir endgültig klar, dass wir nicht überessen, weil es so gut schmeckt oder sich im Mund so gut anfühlt oder weil wir es mögen – mit Überessen kratzen wir an einer juckenden Stelle im Gehirn. Wir könnten uns genauso gut Zucker oder Mehl mit einer Nadel injizieren.

Der Neurologe bestätigte, dass ich bei dem Unfall meinen Geruchssinn und damit nahezu den gesamten Geschmackssinn verloren hatte. Als ich fragte, ob das je zurückkäme, wollte er nichts versprechen. Die Nervenfasern zwischen Nase und Gehirn seien durchtrennt. Wenn der Bruch der Nervenbahn relativ weit unten geschehen sei, würden die Nerven nachwachsen, falls er weiter oben säße, würden sie dies nicht schaffen. Die Chancen standen 50:50.

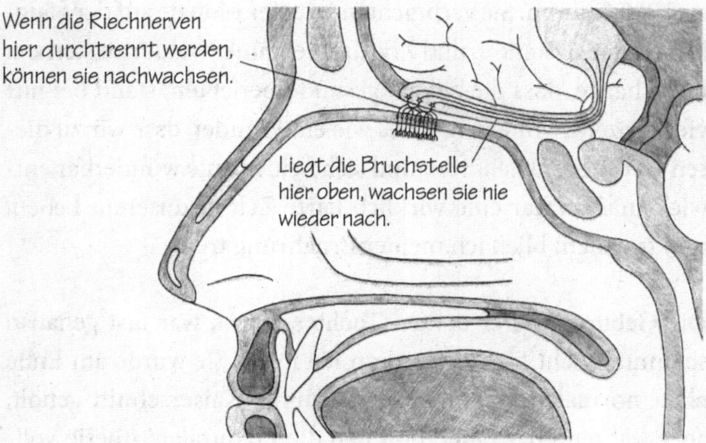

Zu meinem Glück kehrten mein Geruchs- und Geschmackssinn in den folgenden Jahren allmählich zurück. Restaurantkritiker werde ich jedoch gewiss nie, und ich könnte auch nie bestätigen, dass es irgendwo merkwürdig riecht. Da sind meine Eindrücke nur sehr rudimentär.

Nach dieser Episode hielt ich meine klaren Regeln sechs Jahre lang ausnahmslos ein. Nicht ein einziges Möhrchen am Nachmittag, kein Bissen, kein abgeleckter Löffel, kein Abschmecken, obwohl einige meiner schmerzlichsten und eindrücklichsten Erlebnisse in diesen Zeitraum fielen. Es ging damit los, dass ich für unfruchtbar erklärt wurde. Wir durchliefen mehrere Kinderwunschbehandlungen, und irgendwann erwarteten wir Zwillinge. Der errechnete Termin war der 16. August, doch am 25. April setzten bei mir die Wehen ein. Eine Woche später kamen Alexis und Zoe auf die Welt. Beide wogen nicht einmal 700 Gramm. Sie verbrachten fast vier Monate auf der Säuglings-Intensivstation, und Zoe drohte immer wieder zu sterben. Die Chance, dass die beiden gesund überlebten, stand bei nur vier Prozent. Mir erscheint es wie ein Wunder, dass wir zu diesen vier Prozent gehörten und sich beide heute wunderbar entwickeln. Das war eine wirklich harte Zeit in unserem Leben, und trotzdem blieb ich meiner Ernährung treu.

Die Geburt unserer dritten Tochter, Maya, war fast genauso schlimm, nicht für sie, sondern für mich. Sie wurde am Ende einer normalen Schwangerschaft durch Kaiserschnitt geholt, aber während der Operation ließ die Epiduralanästhesie vollständig nach. Das heißt, ich habe fünf Stunden lang *alles* gespürt. Anschließend wurde es noch schlimmer, denn ich litt drei Wochen unter spinal bedingten Kopfschmerzen, die schlimmer waren als jede Migräne. So etwas tritt ein, wenn das Loch an der Eintrittsstelle der Rückenmarksspritze sich nicht schließt und die Rückenmarksflüssigkeit dort ausläuft, sodass das Gehirn sozusagen trocken im Schädel herumklappert. Von den Schmerzmitteln bekam ich blutende Magengeschwüre und erbrach am Ende täglich Blut. Nebenbei sprangen zwei Dreijährige herum, die mich ebenso brauchten wie das Neugeborene, das mich die ganze Nacht wachhielt.

Trotzdem blieb ich bei meinem Plan. Ich mogelte kein einziges Mal. Zeitweise bestanden meine Mahlzeiten wegen der Magengeschwüre lediglich aus 120 Gramm poliertem Reis mit 240 Milliliter Vollmilch, um den Magen zu schützen, doch das wog ich präzise ab, selbst wenn ich mich dabei vor Schmerzen krümmte. Und mehr aß ich nicht.

Wie war das möglich?

Ich hatte ein starkes Fundament geschaffen und hatte sprichwörtlich gute Reserven. Alles war automatisiert. Mein Gehirn tat lediglich, was zu tun war. Am Vorabend das Essen aufschreiben. Es fest zusagen. Nur und genau das essen, was auf der Liste steht. Fertig.

Das heißt, es ist tatsächlich möglich, die klaren Grenzen über Jahre einzuhalten, egal was kommt.

Vom Umgang mit Regelverstößen

Damit Sie leichter verstehen, wie wir mit Verstößen gegen die klaren Regeln umgehen, brauchen wir einen kurzen Exkurs zu den Programmen, aus denen die Kernelemente von Bright Line Eating erwachsen sind.

Wie bereits erwähnt nahm das erste Zwölf-Schritte-Programm für Esssüchtige, mit dem ich es versuchte, zu Zucker, Mehl oder anderen Suchtauslösern nicht explizit Stellung. Wir trafen uns, redeten über unser zwanghaftes Essverhalten und unterstützten einander in den individuellen Bemühungen, *nicht* zu überessen. Aber jeder legte selbstständig fest, was darunter zu verstehen war. Es gab keine klaren Grenzen. Wir sprachen offen über das Essen, das wir zu viel zu uns nahmen, wie wir von unseren Plänen abwichen und mit welchem Ansatz wir es als Nächstes versuchen wollten. Das gehörte dazu. Ich erlebte viel gegenseitiges Einfühlungsvermögen, Kameradschaft und spirituelles Wachstum, aber keine körperliche Genesung. Für die meisten anderen Teilnehmer galt dasselbe. Als ich mich von diesem Programm löste, war ich genauso esssüchtig wie zuvor (oder noch mehr) und definitiv deutlich schwerer. Das waren acht Jahre meines Lebens.

Irgendwann entdeckte ich ein anderes Zwölf-Schritte-Programm, in dem es speziell um suchtartiges Essen ging. Hier fand ich Unmengen spezieller Hinweise zum Wiegen und Messen von Lebensmitteln sowie die Vorgabe, weder Zucker noch Mehl zu essen. Die Regeln waren eindeutig. Wenn man sie brach, durfte man 90 Tage auf keinem Treffen das Wort ergreifen. Man durfte auch keinen Dienst leisten, andere nicht unterstützen, und man wurde aus der eigenen Zwölf-Schritte-Arbeitsgruppe verstoßen.

Auf diese Weise wurde jede offene Diskussion über die Rückkehr in die Gemeinschaft nach einem Regelverstoß unterdrückt. Ich sah, wie Menschen, die Schwierigkeiten hatten, lange ohne jede Ausnahme durchzuhalten, immer weiter in den Schatten rückten. Sie wurden mehr und mehr an den Rand gedrängt, weil sie keine Stimme hatten. Und ich glaube, sie fühlten sich dadurch isoliert, beschämt und ausgegrenzt.

In meinem Programm haben wir eine Umgebung erschaffen, die das Beste beider Welten in sich vereint. Wir würdigen die Stärke der gemeinsamen Entschlossenheit, unsere klaren Grenzen einzuhalten. Wir wollen keinerlei Ausnahmen zulassen. Nichts soll uns aufhalten. So erzielen wir die gewünschte körperliche Genesung mit anhaltendem Gewichtsabbau und wahrer Gesundheit, die uns viel Freiheit und Glück verschafft. Menschen, die dieses Vorgehen nicht benötigen, erscheint das widersinnig, doch eine klare Struktur kann viel Freiheit mit sich bringen.

Gleichzeitig verstehen und würdigen wir die Lektionen, die wir aus unseren nicht perfekten Momenten mitnehmen. Auch diese Erfahrungen sind in unserer Gemeinschaft willkommen. Wenn jemand die Abstinenz durchbricht, wird er oder sie nicht isoliert, sondern es stehen ausreichend Unterstützer bereit, um niemanden allein zu lassen. Anderen ist es ähnlich ergangen, und sie können einem helfen, aus dieser Erfahrung eine persönliche Lektion mitzunehmen. In unseren Augen erwachsen viel

Kraft und Einsicht, Weisheit und Heilung daraus, dass wir innerhalb der Gemeinschaft über niemanden urteilen. Es geht nur um Liebe, Akzeptanz und die absolute Entschlossenheit zu dauerhaftem Wachstum.

Vier sinnvolle Reaktionen

Denken Sie an all die Jojo-Diäten, die Sie sehen. All diese Menschen bauen jede Menge Übergewicht ab, nur um dann alles wieder zuzunehmen.

Daraus kann man eines lernen: *Das Wichtigste an jedem Versuch ist die Frage, wie man auf einen Fehlschlag reagiert.*

Zwischen einer erfolgreichen, hilfreichen, den Umständen entsprechenden Reaktion und einer nicht erfolgreichen, wenig hilfreichen, fehlangepassten Reaktion besteht ein Riesenunterschied. Der gleiche Unterschied liegt zwischen einem dauerhaft unbeschwerten, freien Leben und einem Rückzug in den Schatten, wo wir beschämt weiterfuttern und einen weiteren Fehlschlag in die Reihe unserer Misserfolge eintragen.

Um mit einer Übertretung der klaren Grenzen konstruktiv umzugehen und dabei stärker zu werden, stehen vier sinnvolle Verhaltensweisen bereit, die alle mit S beginnen.

1. Sofort reagieren

Wie schnell können Sie nicht nur weitermachen, sondern sich erneut komplett auf Ihr Ziel fokussieren? Verfallen Sie auf keinen Fall in die Denkweise: »Jetzt ist es sowieso egal.« In der

Psychologie des Essens[1] verstehen wir darunter die psychische Reaktion bei Menschen, die chronisch Diät halten und diese Ernährungsform durchbrechen. Nicht selten macht sich dann der Gedanke breit: »Jetzt kann ich auch gleich essen, was immer ich will. Meine Diät ist sowieso zum Teufel. Ich fange Montag wieder an.« Oder: »Ich hatte ein kleines Stück Pizza. Da kann ich auch gleich die ganze Pizza essen und noch einen dicken Eisbecher hinterher. Mit der Diät fange ich später wieder an.«

Nein. Kehren Sie zurück. Jetzt gleich. Nicht morgen früh. Nicht Montag und nicht am ersten Januar. Jetzt.

Sofort.

Selbstverständlich weiß ich, dass nicht jeder Moment für diesen Entschluss taugt. Manchmal stecken wir derart in den Klauen unserer Sucht fest, dass wir weder willens noch in der Lage sind, mit der Esserei aufzuhören. Das ist eben so. Doch selbst in solchen Momenten können wir hin und wieder zurücktreten und aufmerksam nach einer Möglichkeit Ausschau halten, über die wir wieder zu klaren Grenzen zurückfinden könnten. Wir können um diese Bereitschaft beten. Und wir können die anderen drei S-Reaktionen einsetzen. Sie helfen uns, die Kluft zu überwinden.

2. Selbstgespräch

Können wir innerlich liebevoll mit uns umgehen, anstatt uns selbst zu geißeln? Können wir mit uns selbst so freundlich sprechen wie mit einer Freundin, die uns in der Not anruft? Schlagen Sie im Gespräch mit sich selbst denselben Tonfall an wie mit einer Freundin, die sich unterwegs den Fuß verstaucht hat.

Sie würden Hilfe holen, alles einsetzen, was Sie haben, und dafür sorgen, dass sie sich hinsetzt und die Sache gelassen aufnimmt. Ein hilfreicher Gedanke wäre: »Ich habe gerade eine ganze Menge Zucker gegessen. Deshalb werde ich in den nächsten Tagen wohl ziemlich hart und irrational über mich denken. Mein Kopf will mich in Verzweiflungsfantasien abdriften lassen.« Keine Gedankenspirale. Wer sich wegen seines Überessens schämt, wird zu viel essen. Gehen Sie freundlich mit sich um. Machen Sie sich Mut. Sie sind kein schlechter Mensch. Nur Ihr Gehirn hat eine Fehlfunktion.

3. Sozialer Rückhalt

Meiner Erfahrung nach folgt nach einem Fehltritt prompt ein tiefes Bedürfnis, sich abzuschotten. Man will keinen Rückhalt. Man will sich nur verstecken, futtern und die Sache mit sich selbst ausmachen. Das ist keine gute Idee, denn im Schweigen gedeiht die Scham. Nach einem Ausrutscher ist es am besten, mit anderen Menschen Kontakt aufzunehmen, die denselben Regeln folgen wie Sie und die Sie auf dieser Reise begleiten. Teilen Sie Ihnen mit, was geschehen ist und wie es Ihnen geht. Lassen Sie sich dabei helfen, einen Plan zu erstellen, mit dem Sie wieder an Bord kommen. Vermutlich sehen die anderen viel klarer, was Sie gegenwärtig brauchen.

Möglicherweise benötigen Sie einen Buddy oder eine Mastermind-Gruppe. Ich musste mein Essen sehr lange täglich einem anderen Menschen zusagen. Persönlich am Telefon. Wenn Sie bisher nicht genug sozialen Rückhalt erfahren, sollten Sie noch einmal in Kapitel 10 den Abschnitt über Buddys und Mastermind-Gruppen nachlesen und entsprechende Kontakte aufbauen.

Falls Sie immer wieder rückfällig werden und einfach kein Ende absehbar ist, falls Sie auf der Verführbarkeitsskala bei 10 landen und sich völlig machtlos fühlen, sollten Sie einen radikal anderen Ansatz in Erwägung ziehen. Vielleicht brauchen Sie ein individuelles Coaching. Prüfen Sie, was Sie bisher umgesetzt haben, lesen Sie dieses Buch noch einmal von Anfang an und überlegen Sie, wie Sie in diesem Spiel die Oberhand bekommen können. Sie schaffen das!

4. Selbsterkenntnis

Mein Freund Pat Reynolds sagt: »Man kann jeden Bruch in einen Durchbruch verwandeln.« Er hat recht. In nahezu jedem Bruch der klaren Regeln steckt eine tiefgreifende Lektion. Wenn wir uns vor lauter Scham zurückziehen, übergehen wir vermutlich die Chance, aus dem Lapsus zu lernen. Nach jedem Ausrutscher sollten Sie daher unbedingt überlegen, was mit Ihrem Leben, Ihrer Psyche, Ihren Gedanken und Ihrem Verhalten gerade los ist. Wie konnte es dazu kommen? Höchstwahrscheinlich haben Sie nicht alle Möglichkeiten ausgeschöpft, die Ihnen zur Verfügung stehen. Haben Sie zu viel um die Ohren? Zu wenig Ruhe? Kommen Sie nicht zum Meditieren oder verzichten Sie auf die abendliche Checkliste? Oder sagen Sie nur äußerst ungern Nein, wenn Sie in Gesellschaft essen? Was es auch ist, Sie können daran wachsen.

Der Aktionsplan: »Ich darf Mensch bleiben«

Der Aktionsplan »Ich darf Mensch bleiben« umfasst zehn Fragen, mit deren Hilfe Sie nach einer Übertretung der klaren Grenzen erkennen, woran es lag, und sich weiterentwickeln können. Dieser Plan bringt auch auf sanfte Weise die negativen Gedanken zum Schweigen, die nach einem Ausrutscher leicht aufkommen. Die zehn Fragen finden Sie am Ende dieses Buchs in den Anhängen (ab Seite 378). In meinen Augen tragen sie viel dazu bei, wieder auf Kurs zu kommen, und ich ermuntere Sie, ständig eine Kopie davon bei sich zu tragen. Bewahren Sie sie bei Ihrem Notfallaktionsplan auf, denn sie sollten ständig griffbereit sein, auch auf einer Feier oder bei anderen sozialen Anlässen. Entschuldigen Sie sich kurz, ziehen Sie sich auf die Toilette zurück und gehen Sie im Geiste diese Fragen durch. Wenn es möglich ist, sollten Sie sogar etwas Raum für sich finden, um die Antworten auf diese zehn Fragen zu notieren. Im Optimalfall schreiben Sie alles ausführlich auf oder posten die Antworten sogar in der Online-Community. Ich bin sicher, dass andere sehr davon profitieren können, und wir unterstützen Sie gern bei Ihrem Neuanfang.

Zum Abschluss dieses Kapitels möchte ich betonen, dass es bei der Einhaltung klarer Grenzen kein Schwarz oder Weiß gibt. Manch einer kann sich vom ersten Tag an daran halten. Das weiß ich sehr zu schätzen, und ich habe alle Achtung davor. Als ich damals dem Alkohol und den Drogen abschwor, habe ich mich an diese klaren Grenzen gehalten. Und tue es seitdem. Am anderen Ende der Skala hingegen herrscht ein ständiger Kampf, und mitunter übersteht man kaum zwei Tage nacheinander ohne einen Fehltritt. Auch das kenne ich aus eigener Erfahrung. Damals in Sydney, als ich innerhalb von drei Monaten von Größe 38 auf Größe 56 kam, tat ich alles, was in meiner Macht stand, um nicht mehr zu überessen. *Ich konnte es nicht,* ehe der Tsunami der Esssucht wieder wich. Es war einfach so. Das sind zwei extreme Erfahrungen auf ein- und demselben Weg.

Die meisten von uns liegen die meiste Zeit irgendwo dazwischen. Dennoch ist bei Bright Line Eating jeder willkommen. Bei uns wird das gesamte Erfahrungsspektrum wertgeschätzt, und man kann an jedem Punkt etwas dazulernen. Wenn man selbst zu kämpfen hat, kommt es einem leicht so vor, als ob alle anderen erfolgreicher wären und niemals die Regeln überschreiten oder sich verführen lassen. Umgekehrt fragen sich Menschen, die nie einen Rückschlag hatten, wieso scheinbar alle anderen Probleme bekommen und bewusst neu anfangen müssen, und fühlen sich in ihrer Entschlossenheit ziemlich allein. Doch bei uns wird niemand allein gelassen. Tatsächlich gibt es ständig Hunderte, wenn nicht Tausende, die auf jede denkbare Weise auf unsere klaren Grenzen reagieren.

Wenn Sie jedoch gut damit zurechtkommen, *beschützen Sie Ihren Erfolg.* Denn ich kann Ihnen garantieren, dass Ihr Saboteur versuchen wird, hin und wieder eine Ausnahme durchzusetzen. Fallen Sie nicht darauf herein. Dieser Weg ist von schmerzhaften Fallstricken gesäumt. Das Wissen, dass ein Neueinstieg jederzeit möglich ist, sollte keinesfalls eine Ausrede darstellen, um auch nur leicht von den klaren Grenzen abzuweichen, weil man ja hinterher gleich wieder weitermachen kann. Das Erste, was beim Übertreten der klaren Grenzen verpufft, ist Ihre Freiheit. Ab da geht es rasant abwärts. Ständiges Drama, die Scham über Ausrutscher und die Mühe des Neuanfangs können Sie nicht gebrauchen. Klare Grenzen sind deshalb so wertvoll, weil ihre Beständigkeit und Struktur uns ein unbeschwertes, freies Leben ermöglicht. Wir können damit der Mensch sein, der wir sein wollen, und mehr von dem tun, was uns im Leben wichtig ist. Es geht um weit mehr als um Ernährung, denn wir können uns selbst verwirklichen und uns engagieren. Das ist es doch, worauf es im Leben ankommt!

Wenn Sie dieses Kapitel jedoch gerade lesen, weil Sie Ihre klaren Grenzen überschritten haben, lassen Sie sich nicht einschüchtern. Ich versichere Ihnen, dass Sie es trotzdem schaffen können. Ihnen steht nach wie vor ein unbeschwertes, freies Leben offen. Denn bei unserer Lebensweise geht es nicht darum, perfekt zu werden. Wir lassen uns einfach von nichts aufhalten.

Fallstudie: Colleen Egan

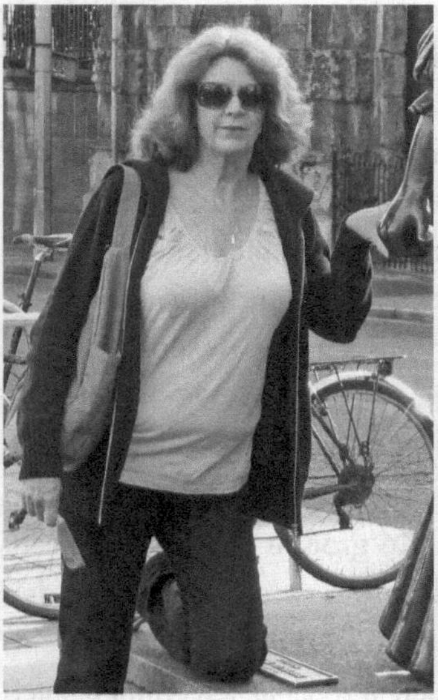

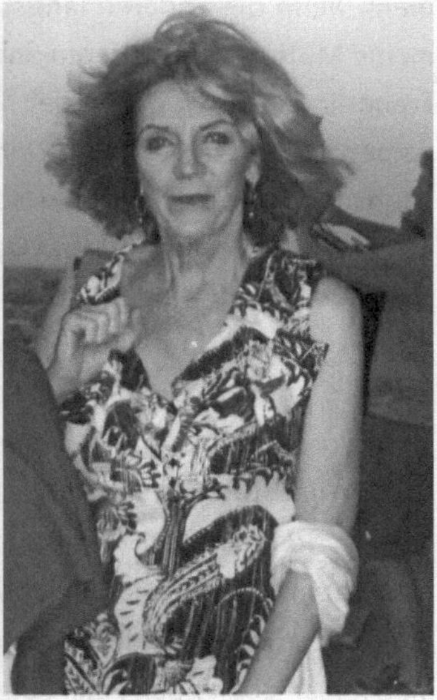

Höchstgewicht: 89 kg
Aktuelles Gewicht: 64 kg
Körpergröße: 1,75 m

Als ich fünf war, kletterte ich auf den Küchenschrank, um Zucker zu naschen. In meinen Grundschuljahren arbeitete mein Onkel für einen Hersteller von Salzgebäck und brachte bei seinen Besuchen Chipskartons mit. Ich hätte am liebsten alles gegessen. Zunächst stopfte ich so viel wie möglich in mich hinein, bis es mir weggenommen wurde. Später futterte ich dann heimlich noch mehr davon.

Mit elf Jahren wurde mir bewusst, dass Essen für mich ein Problem war. Ich aß mehr als jeder andere und wollte immer noch mehr, wenn die anderen längst fertig waren. Ich war größer als meine Mutter, meine älteren Schwestern, mein Bruder und meine Freundinnen. Ein Junge in der Nachbarschaft gab mir den Spitznamen »Jolly Green Giant«, der mir viele Jahre anhaftete. In der Highschool wollten wir alle so dünn wie Twiggy sein, sodass wir möglichst wenig aßen. Das half aber nichts! Da Twiggy jedoch von den Medien so hochgejubelt wurde, war sie unser großes Vorbild. In meinen Augen war ich eine riesengroße Versagerin.

Mit der Zeit begann ich, heimlich zu essen, wobei es stets um Zucker und Mehl ging. Auch die Einführung von tiefgekühlten Fertigprodukten und Fastfood hatte großen Einfluss auf mich. Man konnte immer auf die Schnelle etwas essen – einfach in den Ofen (oder später in die Mikrowelle). Wenn ein Snack nicht reicht, macht man eben noch einen. Sie sind ja so klein. Ich erinnere mich daran, wie Kochen als altmodisch galt. Die Medien zeigten nur die Vorteile der Fertigprodukte.

Mit zunehmendem Alter investierte ich immer mehr Energie in das Abnehmen. Ich kaufte diverse Bücher und Zeitschriften, mit deren Plänen ich auch kurzfristige Erfolge erzielte. Ich probierte es mit Blitzdiäten wie der Kohlsuppendiät. Einmal versuchte ich sogar, mich nur von Eis, Keksen und Kuchen zu ernähren, damit ich dessen überdrüssig würde. Sinnlos! Ich richtete mein Essen auf kleineren Tellern an. Ich legte zwischendrin meine Gabel ab und kaute absurd lange auf meinem Essen herum. Ich trank vor dem Essen einen Liter Wasser. Ich aß nur einmal am Tag. Ich aß eine Stunde vor dem Abendessen einen Apfel. Ich aß nur noch fettarme Fertigprodukte. Ich aß nur noch abgepackte Produkte, damit ich ganz genau Kalorien zählen konnte – brr. Ich las die Zutatenlisten, um keine Produkte mit viel Zucker und gehärteten Fetten zu mir zu nehmen. Ich fing an, mit »gesundem« Olivenöl zu kochen, und ich hörte auf Menschen, die offenbar die Antwort wussten, und bemühte mich, ihrem Rat zu folgen. Ich wollte gesund essen. Einmal fuhr ich mit einer meiner Schwestern in Urlaub, die ihr Gewicht im Griff hat. Als ich versuchte, das Gleiche zu essen wie sie, stellte ich fest, dass ich davon nicht satt wurde.

Verzweifelt kämpfte ich um das richtige Maß, doch nichts schien zu funktionieren. Ich wurde immer frustrierter, war wütend und desillusioniert. Vor einigen Jahren fand ich dann kurz nach Neujahr, dass es jetzt reichte mit den Gewichtszielen. Ich konnte nicht mehr »Diät halten«. Also verschenkte ich über 30 Diät- und Ernährungsbücher. Nie mehr Weight Watchers, nie mehr Jenny Craig. Mit Hungern, Jojo-Effekt oder Misserfolgen wollte ich nichts mehr zu tun haben. Da ich offenbar nicht in der Lage war, mein Essverhalten zu steuern, wollte ich mich wenigstens so akzeptieren, wie ich war.

Gleichzeitig wusste ich jedoch, dass ich etwas für meine Gesundheit tun musste. Ich hatte einen hohen Cholesterinspiegel und Prädiabetes. Das war ein massiver Konflikt. Meine Ärztin sagte, wenn ich nicht abnähme, müsse sie mir immer mehr Medikamente verordnen, bis ich am Ende Insulin bräuchte. Aber ich konnte nicht abnehmen. Trotz 40 Jahren Diätkarriere hatte ich immer noch gut 13 Kilo Übergewicht. Ich belegte einen Online-Kochkurs bei Katie

Mae, um zu lernen, wie man Gemüse kocht. Vielleicht würde es ja wie durch ein Wunder helfen, wenn ich mehr Gemüse aß?

Dieser vegane Kochkurs brachte die Wende. Einige Wochen später tauchte dort überraschend Susan Peirce Thompson als Gastrednerin auf. Das war eine Offenbarung für mich! Endlich fühlte ich mich verstanden. Die wissenschaftlichen Zusammenhänge, die sie darlegte, klangen einleuchtend. Ich wusste, dass ich auf der Verführbarkeitsskala weit oben stand.

Also probierte ich es zum letzten Mal mit einer Ernährungsumstellung, und diesmal klappte es. Ich bin nach wie vor dabei.

Als ich mit Bright Line Eating anfing, war mein HbA1c-Wert von 5,6 auf 5,2 gesunken, aber ich nahm Metformin. Damals nahm ich auch Simvastatin und hatte einen Gesamtcholesterinwert von 307 (Triglyzeride 126, LDL 216).

Zuerst setzte ich das Metformin ab. Ein halbes Jahr später hatte ich 13 Kilo abgebaut und einen HbA1c von 4,9. Auch das Simvastatin hatte ich abgesetzt. Nach einem halben Jahr lag das Gesamtcholesterin bei 205, ein Jahr später bei 193. Die Triglyzeride sind auf 73 gesunken, das LDL auf 113. Mein HDL liegt unverändert bei 65 bis 66.

Ich liebe mein neues Körpergefühl. Es ist herrlich, alles tragen zu können, was ich will. So selbstbewusst wie heute war ich noch nie, und ich freue mich immer, wie abwechslungsreich und reichlich ich essen kann. Ohne meine klaren Grenzen zu überschreiten, kann ich andere einladen, in Restaurants essen und auf Reisen gehen.

Vor allem aber ruhe ich mehr in mir selbst. Ich gehe liebevoller und ehrlicher mit mir selbst und anderen um. Der Drang, immer alles richtig zu machen, hat nachgelassen, und das tut allen meinen Beziehungen gut. Es kommt mir vor, als hätte ich im Leben noch einmal eine neue Chance erhalten.

Teil 5

Zielgewicht, Gewicht halten und Ausblick

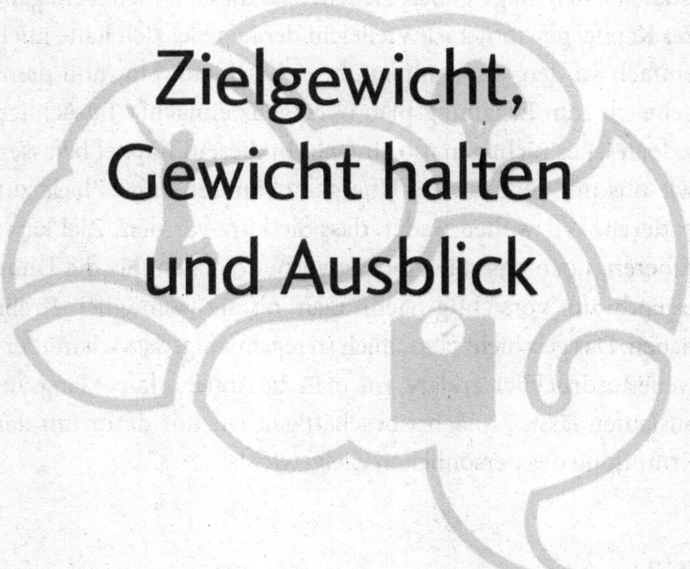

KAPITEL 14

Das Zielgewicht erreichen

Manch einen mag es überraschen, dass diesem Thema ein ganzes Kapitel gewidmet ist. Vielleicht denken Sie: »Ich halte mich einfach an den Abnehmplan, bis ich schlank bin, und dann gehe ich zum Erhaltungsplan über, ganz einfach!« Tatsächlich jedoch ist es nicht ganz so einfach. In diesem Kapitel befassen wir uns mit dem sanften Übergang von der einen Phase zur anderen. Wir wollen weder, dass Sie kurz vor dem Ziel kapitulieren, noch dass Sie am Ziel vorbeischießen, bis die Leute irgendwann vorsichtig nachfragen, ob Sie womöglich Krebs haben. Das geschieht tatsächlich so regelmäßig, dass ich mittlerweile ausdrücklich erkläre, wie man die Abnehmkurve langsam auslaufen lässt. Zunächst beschäftigen wir uns dafür mit der Ermittlung des persönlichen Zielgewichts.

Zielgewicht

Vorab möchte ich erwähnen, dass Ihr Zielgewicht wahrscheinlich deutlich niedriger liegt, als Sie momentan glauben. Verstehen Sie mich bitte nicht falsch. Ich möchte Ihnen nicht einreden, dünner zu werden, als es Ihnen angemessen erscheint.

Ich sage auch nicht, dass dünner besser wäre. Es ist lediglich so, dass ich wieder und wieder feststelle, dass die individuelle Vorstellung, welches Gewicht einem selbst möglich oder am gesündesten erscheint, durch jahrelanges Übergewicht und wiederholte Versuche, etwas daran zu ändern, verzerrt ist. Deshalb ist man mit ambitionierten, vorurteilsfreien Zielen verständlicherweise vorsichtig. Viele Menschen haben den Blick dafür verloren, wie ein gut proportionierter Körper bei ihnen aussehen sollte. Das ist nicht schlimm.

In dieser Hinsicht bietet Bright Line Eating eine neue Wahlmöglichkeit. Das Zielgewicht ist Ihre Entscheidung. Ich selbst kenne einen Punkt, an dem mein Körper vor meinem inneren Auge »verschwindet«. Dann denke ich kaum noch darüber nach. Wenn ich mich setze, frage ich mich nicht, ob jemand von der Seite eine Speckrolle sieht. Beim Ankleiden achte ich auf Farbe, Schnitt und Stil (oder Bequemlichkeit), nicht auf die Frage, ob bestimmte Körperpartien kaschiert werden.

Wenn Sie im Erwachsenenalter je einen gut proportionierten Körper hatten, selbst wenn Sie dafür bis in die Schulzeit zurückdenken müssen, hatten Sie damals vermutlich Ihr Zielgewicht. Das können auch 70-jährige wieder erreichen. Lachen Sie nur! Ich habe es viel zu oft miterlebt und zweifle nicht mehr daran.

Wenn Sie hingegen seit dem Kindesalter nie einen »passenden« Körper hatten, können Sie sich bei der Berechnung, in welche Richtung Sie denken sollten, an einer Formel orientieren.[1] Oder auch nicht. Meine Boot-Camp-Teilnehmer setzen sich häufig einfach eine erste Zielmarke, obwohl sie wissen, dass sie diese vielleicht noch nach unten verschieben möchten, wenn sie ihr näherkommen. Ich halte das für eine ausgesprochen vernünftige Vorgehensweise. Das eigentliche Gewichtsziel könnte im Einzelfall zu abschreckend sein. Vor Kurzem habe ich eine Frau beraten, die mit 1,57 Meter Körpergröße als Erwachsene nie unter 90 Kilogramm gewogen hatte. Die Vorstellung, dass ihr Zielgewicht irgendwo im Bereich von 50 Kilo liegen könnte, klang für sie zunächst völlig abwegig. Sie hat gute Chancen, dies irgendwann zu erreichen, aber ihr momentanes Etappenziel sind 63 Kilo. Und das ist gut. Was derzeit unmöglich erscheint, kann in sechs Monaten greifbar nah liegen.

Wie aber nähert man sich am besten dem Zielgewicht, wenn man kurz davor ist? Nach all den Jahren vergleiche ich das Ausschleichen der Abnehmphase inzwischen gern mit der Landung eines Flugzeugs. Man war eine ganze Weile auf Flughöhe unterwegs. Jetzt gehören ein paar sorgfältige Berechnungen dazu, das Flugzeug sicher zu landen. Denn es soll schließlich eine weiche Landung werden. Ich fungiere dabei als Fluglotse, der Ihnen den Weg zur Landebahn weist, damit Sie auf Dauer in Freuden an Ihrem Zielort leben können.

Plateauphasen

Bei einem stark gedrosselten Stoffwechsel treten bei manchen Menschen beim Abnehmen Plateauphasen ein. Machen Sie sich nicht verrückt, wenn das Gewicht sich mal eine ganze Woche nicht rührt. Sofern Sie stur bei Ihren klaren Grenzen bleiben, hält keine Plateauphase länger als vier Wochen an. Wenn es doch dazu kommt, brauchen Sie weniger Nahrung. Verzichten Sie zunächst auf Nüsse, stärkereiches Gemüse und fettreiche Proteine. Falls Sie nach zwei Wochen immer noch nicht wieder abnehmen, können Sie auf folgende Weise reagieren. Ersetzen Sie zunächst die Früchte beim Frühstück und Mittagessen durch 180 Gramm gedämpftes grünes Blattgemüse. Zwei Wochen später können Sie die Fettzufuhr beim Mittag- und Abendessen auf einen Teelöffel reduzieren. Wieder zwei Wochen später können Sie alle Proteine auf eine 3/4-Portion (Frauen) oder eine 2/3-Portion (Männer) zurückschrauben. Halten Sie alle klaren Grenzen rigoros ein! Zu Beginn der Erhaltungsphase können Sie diese Einschränkungen in umgekehrter Reihenfolge wieder zurücknehmen, bis sich das Zielgewicht stabilisiert hat.

Langsamer abnehmen

Wenn es mit dem Abnehmen nur so flutscht, steht irgendwann der Übergang zur Erhaltungsphase an. Dabei sollte man die Nahrungszufuhr *langsam* wieder erhöhen, bis der Gewichtsverlust abflaut und man sich genau bei dem gewünschten Gewicht stabilisiert.

Das ist ein Prozess.

Sobald der Abstand zum Zielgewicht unter fünf Kilo sinkt, sollten Sie mindestens wöchentlich auf die Waage steigen. Täglich geht auch, aber das Wichtigste ist die wochenweise Entwicklung.

Bei der Festlegung der nächsten Schritte ist das Tempo des

Abnehmens der entscheidende Faktor. Geschieht es bei Ihnen superschnell, schnell, mittelmäßig oder langsam? Superschnell bedeutet mindestens ein Kilo pro Woche. In dieser Kategorie finden sich eher Männer wieder. Schnell bedeutet im Durchschnitt knapp ein Kilo pro Woche. Im mittleren Bereich verliert man 500 bis 700 Gramm pro Woche, langsame Abnehmer müssen sich mit maximal 500 Gramm pro Woche begnügen.

Wenn Ihr Gewichtsverlust mit der Zeit langsamer geworden ist, nehmen Sie Ihr gegenwärtiges Tempo als Richtwert. Sobald die Kategorie feststeht, dürfen Sie weiterlesen. Denken Sie bitte daran, was ich in Kapitel 8 erklärt habe: Dass schnelles Abnehmen ungesund ist, ist ein Mythos. Verzweifeln Sie umgekehrt auch nicht, wenn Sie nur langsam vorankommen. Wir sind alle auf demselben Weg zu einem unbeschwerten, freien Leben, und die Erhaltungsphase ist für alle das weitaus längste Stück. Die Abnehmphase ist *immer* etwas Besonderes, aber auch relativ kurz. Manche durchlaufen sie schneller als andere, was nicht immer ein Segen ist. Jedes Tempo hat seine Vorteile.

Für einen sanften Übergang in die Erhaltungsphase sollten Sie Ihren Speiseplan in der unten angegebenen Reihenfolge ausweiten. Bitte vergessen Sie nicht, dass unverträgliche Speisen (zum Beispiel bestimmte Getreidesorten) durch weitere Portionen aus anderen Kategorien (wie Gemüse, Fett oder Proteine) ersetzt werden können.

Während des Übergangs schrittweise mehr Nahrung ergänzen	
1.	Mittags zusätzlich 120 g gekochtes Getreide.
2.	Frühstücksgetreide auf 1 1/2 Portionen erhöhen.
3.	Frühstücksproteine verdoppeln.
4.	Abends zusätzlich 120 g gekochtes Getreide.
5.	Abends zusätzlich ein Stück Obst.
6.	Mittags insgesamt 180 g gekochtes Getreide.
7.	Abends insgesamt 180 g gekochtes Getreide.
8.	Frühstücksgetreide auf zwei Portionen erhöhen.
9.	Mittagsgemüse auf 240 g erhöhen.
10.	Fettportion abends verdoppeln.
11.	Fettportion mittags verdoppeln.
12.	Mittags insgesamt 240 g gekochtes Getreide.
13.	Abends insgesamt 240 g gekochtes Getreide.
14.	Frühstück um 30 g Nüsse erweitern.
15.	Mittagessen um 30 g Nüsse erweitern.
16.	Abendessen um 30 g Nüsse erweitern.

Frauen brauchen zur Gewichtserhaltung normalerweise die Schritte 1 bis 4.

Männer brauchen zur Gewichtserhaltung normalerweise die Schritte 1 bis 8.

Sportler und körperlich sehr aktive Menschen brauchen mitunter so viel und mehr!

Mehr Nahrung hinzufügen

Erfahrungsgemäß können Sie mit folgendem Verlauf rechnen:

1. Die Veränderung des Tagesplans kann einschüchternd sein. Sie haben sich so lange streng an ein bestimmtes Ernährungsschema gehalten, dass jedes zusätzliche Essen sich wie eine Übertretung anfühlt. Das kann große innere Unruhe auslösen. Eventuell regt sich Widerstand dagegen. In diesem Übergangszeitraum bedeutet mehr Nahrung jedoch eine gesunde Entscheidung für Ihr Wohl. Verlassen Sie sich daher auf die Unterstützung der Online-Community oder Ihrer Mastermind-Gruppe und atmen Sie einfach weiter.

2. Oftmals besteht eine große Angst davor, wieder zuzunehmen. Auch das ist eine ganz natürliche Reaktion auf diese Veränderung, nachdem Sie monatelang beobachten durften, wie Ihr Gewicht zurückging. Solange Sie sich weiterhin an Ihre klaren Grenzen halten, wird es nicht so weit kommen. *Sie nehmen das verlorene Gewicht nicht wieder zu!*

3. Unmittelbar nach der Ergänzung Ihres Speiseplans kann das Gewicht tatsächlich kurz in die Höhe gehen. Das ist normal. Behalten Sie die Ergänzung dennoch bei und setzen Sie das korrekte Abwiegen und Abmessen fort. Spätestens nach einer bis zwei Wochen ist Ihr Gewicht wieder so wie vor der Ergänzung. Sobald der Körper sich mit der zusätzlichen Nahrung stabilisiert hat, nehmen Sie weiter ab. Dann können Sie das nächste

Element hinzufügen. Beobachten Sie Ihre Reaktion. Wenn Sie nach einer Woche immer noch weiter abnehmen, ergänzen Sie weitere Nahrung. Wenn nicht, warten Sie ab. Beobachten Sie. Es ist ein Prozess.

Langsame Abnehmer

Sie haben es am leichtesten. Bleiben Sie bei Ihrem Abnehmplan, bis das Zielgewicht erreicht ist. Danach ergänzen Sie ein weiteres Nahrungselement. Laut Tabelle wären das zunächst 120 Gramm Getreide zum Mittagessen. Wenn Sie vor dem Mittag üblicherweise hungriger sind als vor dem Abendessen, möchten Sie vielleicht erst das Frühstück erweitern. In diesem Fall greifen Sie zunächst zu Schritt 2 und dann zu Schritt 3, um das sinnvollste Frühstück für die Erhaltungsphase zu finden. Denken Sie an das, was ich oben erwähnte: Das Gewicht kann vorübergehend etwas in die Höhe gehen. Das stabilisiert sich jedoch, wenn Sie stur weitermachen.

Manche Menschen bleiben dauerhaft beim Plan der Abnehmphase, weil er ihrem Körper zufällig genau die richtige Menge Nahrung liefert. Wenn Sie jedoch bisher abgenommen haben und jetzt das Zielgewicht erreichen, zählen Sie vermutlich nicht dazu. Höchstwahrscheinlich brauchen Sie für ein stabiles Gewicht zumindest ein klein wenig mehr Nahrung.

Mittelschnelle Abnehmer

Ergänzen Sie mittags oder zum Frühstück (siehe oben) die erste zusätzliche Nahrung, sobald Sie von Ihrem Zielgewicht noch rund ein Kilo entfernt sind. Danach folgen Sie den Anweisungen für langsame Abnehmer. Sobald Sie so viele Elemente hinzugefügt haben, dass Sie nicht mehr abnehmen, haben Sie Ihren Erhaltungsplan ermittelt.

Schnelle und superschnelle Abnehmer

Wer schnell abnimmt, sollte das erste zusätzliche Element aufnehmen, wenn das Zielgewicht noch zwei Kilo entfernt ist. Superschnelle Abnehmer beginnen bereits, sobald sie viereinhalb Kilo vom Zielgewicht entfernt sind. Ansonsten bleibt alles wie oben.

Der Erhaltungstanz

Bei vielen, wenn nicht den meisten Menschen variiert das Zielgewicht ein wenig. Ein gesundes Gewicht zu erhalten, gleicht daher eher einem Tanz. Vermutlich werden Sie sich nicht für immer und ewig an einen bestimmten Plan halten. Der Körper verändert sich, der Stoffwechsel verändert sich, die Vorstellung vom optimalen Zielgewicht verändert sich, und dann braucht man entsprechend mehr oder weniger Nahrung. Sobald sich Ihr Gewicht stabilisiert hat, sollten Sie sich mindestens einmal in der Woche wiegen. Diese Rückmeldung ist für einen dauerhaften Erfolg notwendig.

Äußeres Erscheinungsbild

Beim Erreichen des Zielgewichts wirken manche Leute besonders um Gesicht und Hals herum geradezu ausgezehrt. Das legt sich meist nach einigen Monaten, auch wenn das verlorene Gewicht nicht zurückkehrt. Dieser Effekt scheint besonders Menschen zu betreffen, die rasant abnehmen. Sie dürfen Ihre Familie daher beruhigen. Ihr Vorgehen ist keineswegs ungesund, und mit der Zeit geht die Blässe wieder zurück.

Seien Sie auch darauf gefasst, dass viele Freunde, Angehörige und Bekannte sich besorgt äußern könnten. Rechnen Sie mit Kommentaren wie: »Du willst doch wohl nicht *noch dünner* werden?« Solche Kommentare fallen auch schon, wenn man noch zehn (oder 20) Kilo von seinem Zielgewicht entfernt ist. Bedanken Sie sich lächelnd für die Anteilnahme und teilen Sie die Reaktion Ihren Unterstützern mit. Unsere Gesellschaft hat irgendwann einen falschen Blickwinkel entwickelt, und da es ungewöhnlich ist, dass jemand, der stark übergewichtig ist, richtig schlank wird, reagieren die Leute beunruhigt. Gehen Sie ihnen nicht auf den Leim. Alles ist gut! Vertrauen Sie sich Ihren Freunden bei Bright Line Eating an. Wir fangen Sie auf. Sobald Sie Ihr Zielgewicht längere Zeit gehalten haben, gewöhnen sich die anderen daran. Vorerst wollen Ihre Mitmenschen nur sichergehen, dass Sie nicht magersüchtig sind oder ein Zielgewicht von 35 Kilo anvisiert haben.

Haut

Zunächst einmal kann ich Ihnen versichern, dass schlaffe Haut keineswegs jeden Teilnehmer betrifft. Manche Menschen nehmen 50 Kilo ab und behalten eine straffe Haut. Andere sehen sich das Ergebnis ein Jahr lang an und lassen die schlaffen Partien dann chirurgisch entfernen. Im Einzelfall kommt sogar die Krankenversicherung dafür auf. Eine Teilnehmerin, Sharon, konnte dies mit Hilfe Ihres Arztes durchsetzen, weil die Stellen, wo die überschüssigen Hautpartien aneinanderrieben, ständig wund waren. Wieder andere können diese Veränderungen akzeptieren. Wie wir gerne sagen: »Gott sei Dank gibt es Kleidung.«

Womit wir zu der Frage kommen, ob wir mit unserem Körper bei Erreichen des Zielgewichts wirklich zufrieden sind. Normalerweise höre ich auf diese Frage ein nachdrückliches »Ja!«. Die meisten Menschen lieben ihr neues Erscheinungsbild. Realistisch betrachtet wird jedoch kaum ein Körper den Idealen entsprechen, die uns die Hochglanzmagazine und die nachbearbeiteten Werbemodels vorgaukeln. Vielleicht haben wir irgendwo schlaffe Haut. Vielleicht auch Spuren von Schwangerschaften. Vielleicht sind wir auch einfach älter. Wichtiger ist, dass wir mit zunehmendem Alter auch eine gewisse Demut in Bezug auf unseren Körper entwickeln und beibehalten. Wir werden vermutlich nie einem Bikini-Model gleichen, aber das macht nichts. Ein Körper besteht nicht nur aus Äußerlichkeiten. Berichten zufolge genießen die Teilnehmer in erster Linie ihre wiederkehrende Beweglichkeit und Vitalität. Aktivitäten, die viele Jahre unmöglich waren, kommen endlich wieder in Frage.

Die Lebensperspektive ändert sich. Und ich habe gesehen, wie Tausende überglücklich über ihren neuen Körper waren.

Muss ich das ewig machen?

Nicht lange nach der Geburt meiner dritten Tochter kamen die Zwillinge in ein Alter, wo ich allmählich Probleme damit hatte, vor ihren Augen mein Essen abzuwiegen. Immerhin hatte ich Psychologie des Essens unterrichtet und kannte die Untersuchungen, denen zufolge mütterliche Essneurosen sehr leicht auf ihre Töchter übergehen.

In meinem Kurs hatte ich beim Thema Kinderernährung die »Prinzipien für kompetentes Essen«[2] von Ellyn Satter behandelt. Wie in Kapitel 11 geschildert geht Satter davon aus, dass es eigentlich nur um feste Mahlzeiten geht. Bei diesen Mahlzeiten jedoch dürfe man konzentriert und aufmerksam alles essen, was man wolle, und so viel man wolle. Kompetente Esser gäben sich diese Erlaubnis. Alles andere sei verrückt und neurotisch.

An diesem Punkt hatte ich bereits 18 Jahre lang Zwölf-Schritte-Programme befolgt. Ich konnte mit Fug und Recht sagen, dass es keine unaufgearbeiteten Themen mehr gab und auch keine Gefühle, über die ich mich mit Essen hinwegretten musste. Die Wasseroberfläche meiner Seele erschien mir absolut still. Und ich erinnere mich, wie ich sagte: »Ich kann mir nicht einmal mehr *vorstellen*, mir immer noch mit Essen zu schaden. Warum sollte ich? Das passiert mir nicht mehr.«

Also entschied ich mich, etwas zu ändern. Diesen Schritt

nahm ich sehr ernst. Ich suchte mir Unterstützung, heuerte einen Coach an und trug 20 bis 30 Telefonnummern bereitwilliger Helfer in meinem Smartphone ein. Und dann aß ich – nachdem ich mich sechs Jahre lang ohne Wenn und Aber an meinen Plan gehalten hatte – einen Brownie. Ich aß ihn ganz bewusst und atmete zwischendurch tief ein und aus. Ich genoss jeden einzelnen Bissen. Er war köstlich. Ich wollte auch keinen zweiten. Das verbuchte ich als Sieg und marschierte fröhlich los, um ab jetzt kompetent zu essen.

Allerdings musste ich feststellen, dass die Essensplanung damit für mich plötzlich wieder anstrengend wurde. Die Aufgabe wurde immer lästiger. Mein Gewicht stieg wieder etwas an (womit ich gerechnet hatte), aber mehr zunehmen wollte ich nicht. Womit ich mich wieder aktiv um Gewichtskontrolle bemühen musste. Plötzlich gingen die Spielchen wieder los: *Mache ich heute Abend eine Ausnahme? Soll ich mittags weniger essen, weil ich abends mehr essen möchte? Ich muss heute früh unbedingt Sport machen, weil ich gestern mehr gegessen habe. Wenn ich mittags Kuchen und Eis esse, weil ich darauf richtig Lust habe, werde ich dann aufhören können? Oder werden aus der einen Portion dann plötzlich fünf?* Es war der Wahnsinn, und die Spirale drehte sich immer schneller. Ich hatte drei kleine Kinder und einen Vollzeitjob. Für dieses Theater hatte ich einfach keine Zeit. Mein Leben lief binnen Kurzem völlig aus dem Ruder. Schnell erkannte ich, dass kompetentes Essen kein Weg für mich war, wenn ich nicht bereit war, wieder dick zu werden. Und das war ich nicht. Also probierte ich es mit anderen Ansätzen. Schließlich war ich Wissenschaftlerin. Nachdem ich schon einmal dabei war, testete ich jede erdenkliche andere Methode, um mein Essverhalten und mein Gewicht im Griff zu behalten. Allerdings lag die Messlatte ausgesprochen hoch. Ich wusste, dass ich unbeschwert und frei sein wollte. Mit weniger gab ich mich nicht zufrieden. Doch nichts half mir. Kein Versuch brachte mir die Freiheit zurück, die ich so lange genossen hatte. Zudem war ich damit definitiv auch kein besseres Vorbild für meine Töchter. Nach elf Wochen bewusster Anstrengung schwenkte ich die weiße Fahne, lenkte ein und ließ mich wieder zu meinen klaren Regeln zurückkehren.

Was war in diesem Zeitraum in meinem Gehirn abgelaufen? Innerhalb meiner klaren Regeln hatte ich lange Jahre das Gefühl gehabt, auf der Verführbarkeitsskala im Bereich 2 bis 3 zu liegen. Warum konnte ich ohne meine Grenzen nicht mehr neutral bleiben? Warum verschob sich meine Verführbarkeit augenblicklich wieder in Richtung 10, obwohl ich nicht aß, um ungelösten Konflikten zu entrinnen oder mich selbst zu betäuben, nur um bestimmte Belastungen nicht zu fühlen.

Neurologisch betrachtet bilden sich durch unser tägliches Verhalten Nervenbahnen heraus, die ein Impuls sehr rasant durchläuft. Selbst wenn wir die Energie später in eine andere Richtung lenken und neue Nervenbahnen ausbilden, bleibt sozusagen ein trockenes Flussbett zurück, das nie wieder verschwindet. Die neuen Gewohnheiten lenken das Wasser zwar in einen neuen Kanal, aber es kann jederzeit wieder den alten Kurs einschlagen. Genauso erging es mir. Das trockene Bett meiner alten Esssucht war noch da. Es wartete auf mich.

Ich habe es bereits erklärt, aber an dieser Stelle wird es vielleicht noch deutlicher: Genau darum fragen wir im Test zur Verführbarkeit nach dem Zeitpunkt in Ihrem Leben, an dem Ihr Essverhalten am schlimmsten war. Damals sind Ihre tiefsten Nervenbahnen entstanden. Inzwischen sind Sie vielleicht gewachsen und vorangekommen, und heute ernähren Sie sich viel besser, aber körperlich stehen diese alten Kanäle weiterhin bereit und werden vom Gehirn als akzeptable Pfade betrachtet.

Mein persönliches Gehirn hat natürlich eine intensive Suchtkarriere hinter sich. Andere Menschen mit weniger heftigen Erfahrungen finden sich auf der Verführbarkeitsskala vielleicht bei 3 oder 5 wieder und könnten trotz meiner Warnung an dieser Stelle eigene Experimente wagen. Ich sage immer gern, dass ich niemandem das Recht abspreche, eigene Feldforschungen zu betreiben. Gott weiß, dass ich meine Aufgaben erledigt habe.

Letztlich haben Sie zwei Möglichkeiten: Sie halten sich an den Plan und genießen Ihr neues Leben, oder Sie weichen versuchsweise davon ab und schauen, was passiert. Meiner Erfahrung nach stellen die meisten Leute fest, dass die Vorteile eines unbeschwerten, freien Lebens sehr schnell vergehen, wenn sie sich nicht mehr täglich an die Regeln halten, mit denen sie zunächst unbeschwert und frei geworden sind.

Falls es Ihnen also um ein unbeschwertes, freies *Leben* geht, nicht nur um einen kurzfristigen Diäterfolg mit anschließender demoralisierender Zunahme, kommen Sie vielleicht wie ich zu der Erkenntnis, dass Sie nach Erreichen Ihres Zielgewichts tatsächlich stur bei Ihren neuen Gewohnheiten bleiben sollten, damit alles wie am Schnürchen läuft. Und das klingt zu diesem Zeitpunkt eventuell bereits sehr verlockend.

Fallstudie: Sharon M.

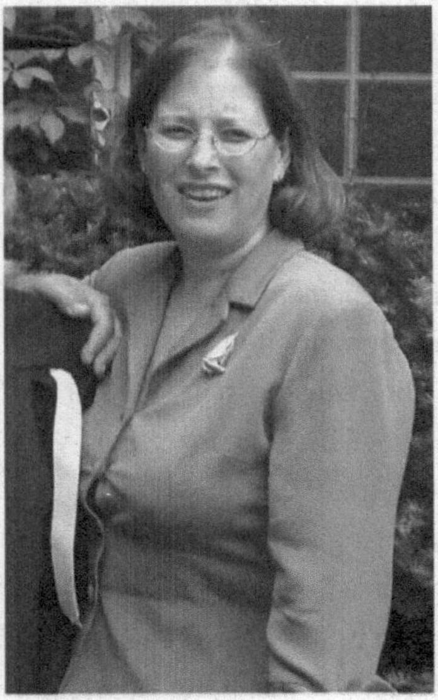

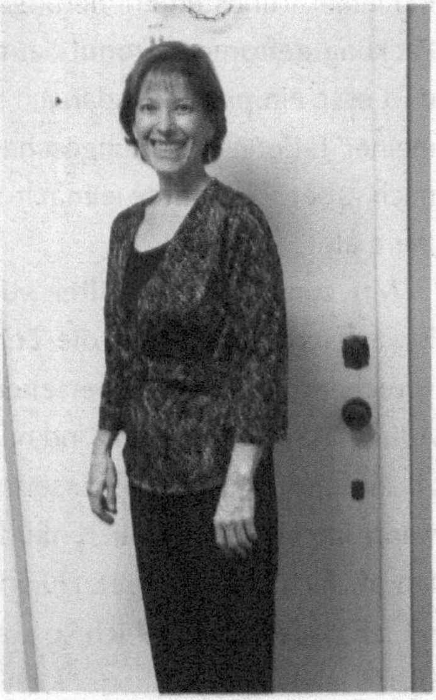

Höchstgewicht: 75 kg
Aktuelles Gewicht: 50 kg
Körpergröße: 1,60 m

Seit meiner Kindheit litt ich unter Übergewicht. Es gibt ein paar Fotos, auf denen ich glücklich aussehe, aber am meisten erinnere ich mich daran, wie unglücklich und einsam ich war. Mein Vater war Alkoholiker, meine Mutter in einer Situation gefangen, die sie nicht bewältigen konnte, und wir Kinder saßen dazwischen in der Falle. Essen bot Trost, war ein Freund, etwas, das immer möglich war, wenn niemand zum Reden da war. Mein Vater war auch ganz wild auf Zucker, sodass es immer Süßigkeiten gab, als ich klein war. In meiner frühesten Erinnerung an einen Fressanfall hole ich eine Packung gefrorener Donuts aus dem Eisschrank, verstecke mich und esse ein paar. Erst danach begriff ich, dass ich den »Beweis« meiner Tat unmöglich ungeschehen machen konnte. Ich schämte mich, aber ich konnte einfach nicht aufhören. Da war ich acht Jahre alt.

Mit zunehmendem Alter stieg auch mein Gewicht. Kinder, Erwachsene und sogar die Lehrer behandelten mich dementsprechend. Ich wurde übersehen, und niemand schenkte mir die Aufmerksamkeit, die ein Kind nun einmal braucht, um seinen Weg zu finden. So blieb das Essen mein Trost und meine Zuflucht, wann immer ich ärgerlich, müde, gelangweilt oder traurig war. Ich aß nicht aus Hunger. Hungrig war ich selten, aber dennoch aß ich pausenlos, weil ich so viel Angst hatte. Als Teenager probierte ich diverse Diäten. Noch ehe ich 16 war, hatte ich Weight Watchers, Atkins und Schlankheitspillen hinter mir. Teilweise war das erfolgreich, aber weder die Frage, wie ich mit der Einsamkeit fertigwerden sollte, noch die Frage nach der Erhaltung des neuen Gewichts wurde je angesprochen.

Als ich älter wurde, war ich in der Lage, mein Gewicht mittels Sport und regelmäßiger Diäten einigermaßen zu kontrollieren. Doch mit einem Gewicht von bis zu 75 Kilo bei lediglich 1,60 Meter Körpergröße fühlte ich mich unattraktiv, maskulin und alt. Auch mein Haar wurde dünner. Es folgten viele weitere Versuche wie Overeaters Anonymous, CalorieKing, Dr. McDougall's und vollwertiges Essen auf pflanzlicher Basis. Sogar bei einer promovierten Ernährungsberaterin suchte ich Hilfe und griff zu Vitaminen, Shakes und Entgiftungskuren. Es machte mich irre. Warum war ich so verrückt nach Zucker und Fertigprodukten? Warum schickte ich meinen Mann abends um sieben noch mal zum Einkaufen, wenn ich zu müde war, um mich selbst dazu aufzuraffen? Warum konnte ich dieses Problem nicht lösen? Ich bin intelligent, habe einen Abschluss in Krankenpflege und einen in Business Management, ich bin zertifizierte Ernährungsberaterin und Yogalehrerin. Warum bekam ich dieses Problem nicht in den Griff?

Eines Sommers hütete ich eine Woche meine Enkelkinder. Nachdem ich all die Tage »kinderfreundlich« gegessen hatte, ging es mir scheußlich. Auf dem Heimflug geriet ich in ein »Zucker-Koma«, und auf der Fahrt nach Hause hielten mein Mann und ich abends an einem Fastfood-Restaurant, weil daheim ein leerer Kühlschrank wartete.

An diesem Abend war ich vor lauter Müdigkeit und all der Fertigkost so verzweifelt, dass ich Gott anflehte, mir zu helfen. Noch in derselben Nacht schickte mir eine Freundin den Link zum Bright-Line-Eating-Video »Friends and Family« und berichtete glücklich von ihrem jüngsten Erfolg. Sofort googelte ich nach dem Konzept und las alles, was ich online darüber finden konnte. Als mir klar wurde, dass es eine Art Zwölf-Schritte-Programm für Esssüchtige ist, fing ich am nächsten Tag damit an. Kein Zucker, kein Mehl, drei Mahlzeiten am Tag und genau festgelegte Mengen.

Schon nach wenigen Tagen konnte ich besser schlafen, und es ging mir insgesamt besser. Zu Beginn des Boot Camps im Oktober hatte ich bereits neun Kilo abgenommen und fragte mich, ob ich mich überhaupt anmelden sollte. Aber meine Freundin versicherte mir immer wieder, dass es um viel mehr ginge als um eine Diät. Dieses Programm habe die nötigen Instrumente für eine echte, dauerhafte Veränderung. Und das war es doch, was ich brauchte! Nicht noch eine Diät, sondern Lebenshilfe und vielleicht sogar die erträumte Stabilisierung meines Gewichts.

Ich nahm nur langsam ab, im Schnitt zwei Kilo pro Monat. Inzwischen wiege ich 50 Kilo und bin mit dem Erhaltungsprogramm und dem Bereich meines Zielgewichts absolut zufrieden. Ich habe mir vorgenommen, für immer dabeizubleiben – ein Tag nach dem anderen. Zucker oder Mehl esse ich nicht mehr und habe weder Appetit darauf noch den Wunsch danach. Für mich ist dieses Programm ausreichend.

Mein Haar ist gesünder, die Haut reiner, und meine Nägel sind kräftiger. Wenn ich mich in Kleidergröße 36 oder 38 sehe, könnte ich jauchzen. Ich kann sogar Gürtel tragen! Ich weiß, dass mein Gehirn heilt, denn der alte Dauerärger und die Depressionen lassen nach. Mein Leben lang habe ich unter Melancholie und Angst gelitten und war davon ausgegangen, ich sei eben so. Heute bin ich psychisch stabil, gut gelaunt und genieße jeden Tag. Nachts schlafe ich sechs bis sieben Stunden und wache morgens fast immer gut ausgeruht auf. Die alten Hüft- und Zehschmerzen sind weitgehend verschwunden. Beim Yoga stoße ich in tiefere Bereiche vor, weil die Muskeln noch geschmeidiger geworden sind, und meine Energie nimmt nach wie vor zu.

Ich habe bei diesem Programm mit beiden Händen zugegriffen und stelle es nicht in Frage, sondern befolge es einfach. Für mich war es ein Rettungsanker und die Antwort, nach der ich suchte. Jeden Tag aufs Neue!

KAPITEL 15

Ausblick: Unbeschwert und frei

Das Beste an einem unbeschwerten, freien Leben nach klaren Regeln ist meiner Erfahrung nach nicht unbedingt der körperliche Zustand, sondern die psychische Entlastung. Viele meiner Boot-Camp-Teilnehmer geben an, dass sie sich schon lange vor Erreichen des Zielgewichts unbeschwert und frei fühlen. Dieser überzeugende psychische Zustand tritt ein, weil durch das Einhalten der klaren Regeln im Gehirn eine gezielte Veränderung eingeleitet wird. In diesem letzten Kapitel möchte ich Ihnen einen Einblick in diese »Magie« gewähren.

Glücklich

Die Wissenschaft begreift erst ansatzweise, wie stark gute Ernährung das Gehirn beeinflusst. Um dies zu erkennen, brauchen wir jedoch keine Untersuchungen, denn man spürt es. Sie werden bald glücklicher sein, sich besser fühlen und einen klareren Kopf haben. Zum Aus-dem-Bett-hopsen gut. Die Tiefs verschwinden, und man hat das Gefühl, dass das Leben endlich rund läuft.

Tatsächlich stellen viele Menschen eine Weile nach der

Umstellung fest, dass sie keine Antidepressiva oder andere psychiatrische Medikamente mehr benötigen. Diese Frage müssen Sie selbstverständlich mit Ihrem Arzt klären, denn in diesem Buch werden keinerlei individuelle Gesundheitsratschläge erteilt. Von Fall zu Fall ist die weitere Medikation unverzichtbar. Doch meiner Erfahrung nach können viele, vielleicht sogar die Mehrheit der Teilnehmer ihre Mittel irgendwann erfolgreich absetzen.

Wie kommt das? Dafür gibt es mindestens vier Gründe.

Erstens steigt die Grundstimmung, wenn man wenig bis gar keine Fertigprodukte isst. Insbesondere Zucker kann nachweislich depressiv machen.[1]

Zweitens hebt ein hoher Obst- und Gemüseverzehr die Laune, und Angst und Depressionen kommen seltener vor. Studien zufolge waren Teenager, die einen Tag lang Gemüse aßen, unmittelbar hinterher glücklich.[2] Erwachsene, die täglich Gemüse essen, haben weniger Depressionen und Angst als Vergleichspersonen, die seltener Gemüse verzehren,[3] und bei einer Erhöhung der Anzahl an Obst- und Gemüseportionen werden sie entsprechend glücklicher.[4]

Drittens erhöht das ausgewogene Verhältnis zwischen Omega-3- und Omega-6-Fettsäuren in unserer Ernährung Glücksgefühle und drängt Depressionen zurück. Das Gehirn besteht zu etwa 60 Prozent aus Fett, und diese essentiellen Fettsäuren sind am wichtigsten für seine Funktion, Leistung und Selbstheilung.[5] Entscheidend ist, dass die Omega-6-Zufuhr die Omega-3-Zufuhr maximal um das Fünffache übersteigen sollte. Ideal wäre ein Verhältnis von 2:1 oder 1:1.[6] Seit Sojaöl und andere Pflanzenöle allgegenwärtig sind, überwiegen jedoch die Omega-6-Fettsäuren. Das gilt insbesondere für abgepackte Nahrungsmittel wie Cracker, Kekse, Chips, Salatsaucen oder Mayonnaise, die weit mehr Omega-6-Fettsäuren in uns hineinpumpen, als wir verarbeiten können. Aktuell nehmen die meisten Menschen eher 15- bis 25-mal so viele Omega-6-Fettsäuren wie Omega-3-Fettsäuren auf.[7] Sobald wir jedoch keine Fertigprodukte mehr essen, sinkt der Omega-6-Verzehr dramatisch, das Verhältnis wird ausgewogener, und davon profitiert auch die Psyche. Um diesen Prozess zu fördern, sollte man Omega-3-reiche Lebensmittel wie Wildlachs, Chiasamen und Leinsamen zu sich nehmen. Schon der Verzicht auf Zucker und Mehl ist jedoch ein Riesenbeitrag.

Viertens unterstützen die vielen Lebensmittel, die in unserem Ernährungskonzept auf den Tisch kommen – Heidelbeeren, Grünkohl, Obst und Gemüse allgemein –, sowie gut gekautes Essen anstelle von hastig heruntergespülten schnellen Kalorien den äußerst wichtigen und sehr wertvollen Prozess der Neubildung von Nervenzellen im Gehirn (Neurogenese), der nachweislich den Serotoninspiegel und damit auch die Stimmung hebt.[8]

Schlank

Schlanksein sollte mit Glücksgefühlen verbunden sein. Unser wahres Ziel ist nicht nur ein schlanker Körper, sondern ein im besten Sinne »unbeschwertes« Leben. Das mag überraschend klingen, wo ich doch die ganze Zeit vom Abnehmen spreche und dies für die meisten auch das primäre Anliegen ist. Aber schlank sein bedeutet nicht notwendigerweise, dass es einem gut geht, denn es gibt viele Möglichkeiten abzunehmen – zum Beispiel durch Konsum von Methamphetaminen oder Krankheiten. Andererseits fühlt sich ein schlanker Körper unglaublich gut an, wenn man auf die richtige Weise abnimmt und sich dabei unbeschwert und frei vorkommt. Sobald Sie Ihr Ziel erreicht haben und sehen, wie bewusst und liebevoll Sie sich jeden Tag ernähren, ist das ein unglaublich gutes Gefühl.

Einer der Gründe, weshalb man mit klaren Regeln so gut schlank bleibt, ist ihre Unverrückbarkeit. Dieser Riegel ist fest verschlossen und rührt sich nicht. Das erwartete Verhalten ist klar definiert und ändert sich nicht. Selbstbetrug ist unmöglich. Schon nach wenigen Tagen mit klaren Regeln kennen Sie ein Konzept, das erwiesenermaßen funktioniert. Falls das Gewicht nach Erreichen des Zielgewichts wieder langsam zu steigen beginnt, können Sie eine schnelle Bestandsaufnahme machen, prüfen, wo Sie nachlässig geworden sind, und die nötigen Gegenmaßnahmen einleiten.

Nachdem ich so viele Jahre darum gerungen habe abzunehmen und meinem Ziel nie auch annähernd näherkam, war ein dauerhaft schlanker Körper für mich, als hätte eine Fee ihren Zauberstab geschwungen und mich urplötzlich in Aschenputtel auf dem Weg zum Ball verwandelt. Es war himmlisch. Und in vielerlei Hinsicht ist es das nach wie vor. Die Kleider passen nicht nur, sondern sie sehen gut aus. Sogar Jeans! Sogar Badebekleidung! Ich brauche tadellose Kleidungsstücke nicht mehr im hinteren Bereich des Kleiderschranks zu verstauen, nur weil ich dafür zu dick bin. Inzwischen trage ich meine Lieblingsstücke, solange ich sie mag. Ich gehe gern mit meinen Kindern an den Pool, ohne dass mir mein Körper peinlich ist. Bei besonderen Anlässen ziehe ich mit Begeisterung etwas Besonderes an, auch figurbetonte Teile, denn ich weiß, dass ich zauberhaft aussehe. Ich genieße es sogar, dass ich mühelos und ohne Hilfe meine Zehen berühren und meine Schuhe binden kann. Es macht Spaß, mit den Kindern auf dem Boden herumzutoben oder die Knie an die Brust zu ziehen. Wenn ich Zeit für mein Krafttraining finde, sind die Ergebnisse kurz darauf sichtbar, weil meine Muskeln nicht unter Fettschichten verborgen sind. Es ist ein tolles Gefühl, dass mein Äußeres meinem inneren Lebensgefühl entspricht, dass ich der Welt in einem angemessenen Körper begegne und zu jedem Vorstellungsgespräch oder Fest gehen kann, ohne mir Gedanken zu machen, wie ich aussehe oder ob jemand mich wegen meiner Figur negativ beurteilt. Sehr angenehm ist auch das Gefühl, neben meinem Mann zu stehen, wenn wir seine Freunde und Kollegen treffen, ohne befürchten zu müssen, dass mein Äußeres ihn in ein schlechtes Licht rücken könnte. Ganz besonders liebe ich, dass ich *nie mehr an Abnehmen denken muss.* Ich bin frei und kann meinen eigentlichen Aufgaben in dieser Welt nachgehen. Was uns zum nächsten Stichwort führt.

Frei

Menschen, die auf der Verführbarkeitsskala weit unten liegen, fragen mich mitunter: »Was hat ›frei‹ zu bedeuten?« In solchen Momenten würde ich am liebsten das Gehirn tauschen. Es bedeutet *Freiheit vom zwanghaften Kreisen ums Essen.* Freiheit von Gedanken an das eigene Gewicht. Freiheit von dem ständigen Selbstgespräch: *Was habe ich gegessen, was bin ich deshalb für ein Mensch, was werde ich gleich essen, was bin ich deshalb für ein Mensch* – jene erschöpfende Endlosspirale aus Scham über das eigene Essverhalten und neuen Ernährungsplänen.

Der Raum, den dieses Selbstgespräch über das Körpergewicht im Kopf beansprucht, ist nicht zu unterschätzen. Es ist buchstäblich Lebensvergeudung. Es gibt so viele wichtige Herausforderungen, über die ich nachdenken sollte und die wichtig sind, ob meine Arbeit, meine Ehe, meine Freunde oder meine Kinder. Das dürfte für Sie auch gelten. Ich will einfach keine Sekunde meines Lebens mehr darauf verschwenden, dass mein Gehirn abwägt, wo es tauschen oder feilschen könnte, Essenspläne entwirft und hin und her rechnet, immer wieder. Ob Körpergewicht, Kalorien oder gejoggte Kilometer, solche Selbstgespräche sind Gift. Ich führe sie nicht mehr.

Ein weiterer Riesenvorteil der Gewohnheiten, die durch klare Grenzen entstehen, ist die erhöhte Widerstandskraft gegenüber dem Willensloch. Dabei erstarkt nicht die Willenskraft selbst, sondern *das Gehirn* kann besser funktionieren, sogar wenn es mit all den Dingen konfrontiert wird, die unsere Selbstdisziplin aufzehren. Das Schöne daran ist, dass diese neu entdeckte Stärke auch alle anderen Bereiche des Lebens erfasst. Man erledigt die Wäsche schneller, hört auf zu rauchen, stellt fest, dass man kein Koffein mehr möchte oder braucht, schiebt nicht mehr so viel auf, und auch der Kleiderschrank ist plötzlich übersichtlich. Diese Effekte sind von der Forschung gestützt,[9] und ich sehe sie in den Boot Camps immer wieder.

Wenn das Übergewicht verschwindet, das Leben in Ordnung ist und andere lästige Angewohnheiten sich auflösen, betreten Sie Neuland. Ihre Realität wird leichter und freier. Plötzlich haben Sie mehr Zeit, mehr Raum im Gehirn, und es tun sich verblüffende neue, lohnende Ziele auf. Sie werden die beste Version von sich selbst und können längst vergessene Träume verfolgen, die Ihnen einst am Herzen lagen. Und das, liebe Freunde, ist der Sinn der Sache: Das menschliche Potenzial zu erlösen, das unter dem Übergewicht verborgen liegt, das zwei Milliarden Menschen auf diesem Planeten plagt.

Zukunftsaussichten für nachhaltigen Gewichtsabbau

Auf die Dauer soll Bright Line Eating als das nachweislich effektivste Diätprogramm der Welt bekannt werden. Dazu sind jedoch Langzeitdaten erforderlich. Inzwischen sammeln wir diese Daten von unseren Absolventen und sind gespannt, wie sie sich in zehn oder 20 Jahren entwickeln.

Unsere momentanen Daten beruhen auf relativ kleinen, freiwilligen Stichproben, weil wir nur die Informationen von Menschen haben, die unsere Online-Umfragen ausfüllen. Daher lassen die Zahlen, die ich gleich vorstellen werde, nicht auf die Allgemeinheit schließen. Dennoch unterscheidet sich das, was wir bisher beobachten, erheblich von den üblichen Ergebnissen anderer Programme. Eine Studie zum Erfolg der Weight Watchers[10] und eine andere, bei der die Probanden von Jenny Craig (kostenlos) mit Fertigmenüs beliefert wurden,[11] ergaben, dass die Teilnehmer nach zwei Jahren mit diesen Programmen nur acht bis neun Prozent ihres Anfangsgewichts hatten abbauen können. Jemand, der anfangs bei 80 Kilo liegt, nimmt somit in zwei Jahren nur insgesamt sieben Kilo ab.

Im Vergleich hierzu können Teilnehmer meiner zweimonatigen Boot Camps im Durchschnitt zehn Prozent ihres Körpergewichts abbauen, was bei uns neun Kilo ausmacht. Das ist mehr Gewicht, und es geht zwölfmal so schnell. Und in dieser Durchschnittszahl sind diejenigen enthalten, die sich dem Boot Camp wegen einer Essstörung anschließen und in diesem Zeitraum *zunehmen*.

Nach Ende des Boot Camps können 87 Prozent der Befragten ihr Gewicht halten oder weiter abnehmen. Innerhalb eines Jahres erreichen 28 Prozent ihr Zielgewicht, und viele nehmen immer noch ab. Beim Erreichen des Zielgewichts hat die Gruppe im Schnitt 25 Prozent des Ausgangsgewichts abgebaut. Bei jemandem, der anfangs 80 Kilo auf die Waage brachte, wären das 16 Kilo. Viele verlieren sogar noch deutlich mehr.

Von denen, die ihr Zielgewicht erreichen, können es bisher 84 Prozent halten. 84 Prozent! Ich würde an dieser Stelle gern betonen, wie viel mehr das gegenüber anderen Ansätzen ist, aber das kann ich nicht. Denn es gibt kein anderes Ernährungsprogramm auf dieser Welt, bei dem eine bestimmte Anzahl Teilnehmer ein Idealgewicht erreicht und dann hält.

Unsere Untersuchungen ergeben Folgendes: Die erfolgreichen Teilnehmer sind diejenigen, die fest entschlossen sind, ihren Körper vor Zucker und Mehl zu schützen. Diejenigen, die das ganze Arsenal an Methoden nutzen, bleiben bei der Stange.

Wie ich schon sagte, habe ich keine Ambitionen, andere ständig zu überwachen. Ich komme zu niemandem ins Haus, um zu prüfen, ob dort alles aufgeschrieben wird oder ob die abendliche Checkliste verwendet wird. Doch die Datenlage ist eindeutig. Bei denen, die das Programm aus eigenem Antrieb so durchführen, wie es konzipiert ist, heilt das Gehirn, und sie steuern wie keine andere Diätgruppe auf einen Körper passenden Umfangs zu.

Die Zukunft der Diätforschung

Ich bin überglücklich, dass Bright Line Eating funktioniert und schon Tausende die Verwandlung erleben durften, die mir persönlich so viel bedeutet hat. Doch wir stehen erst am Anfang. Denn langfristig können wir die Perspektiven in Bezug auf Adipositas, Gewichtsabbau, Ernährung und Gesundheit auf der ganzen Welt tatsächlich dramatisch verändern. Und wenn ich dramatisch sage, meine ich das so. Wir bringen den Stein ins Rollen, wir schreiben die Geschichte um. Für immer.

Bis zum Jahr 2040 will ich mit Bright Line Eating eine Million

Menschen zu ihrem Zielgewicht geführt haben. Das ist unser größter Traum.

Und als Wissenschaftlerin weiß ich, dass ich dafür weitere Untersuchungen benötige.

Wir müssen beweisen, dass unser Programm jahrzehntelang hilft herausfinden, welche Faktoren für den Erfolg am wichtigsten sind, eine Übernahme der Teilnahmekosten durch die Krankenkassen durchsetzen, damit auch die Ärmsten und am schwersten Betroffenen vollen Zugang zu allen Bausteinen bekommen, und künftige technische Innovationen einbeziehen, um das Programm weiterzuentwickeln.

Geforscht wird schon heute, auch unter Einbeziehung anderer Wissenschaftler und Gruppierungen. Die von mir mitgegründete gemeinnützige Forschungsstiftung, das Institute for Sustainable Weight Loss (Institut für nachhaltigen Gewichtsabbau), ist an einer weltweiten wissenschaftlichen Zusammenarbeit interessiert, um die nächsten anstehenden Fragen zu beantworten. Einige davon sind nachfolgend genannt.

Langfristiger Gewichtsabbau und damit zusammenhängende gesundheitliche Veränderungen

Wie viele Menschen können sich langfristig an ihre klaren Grenzen halten? Wie viele Menschen bleiben dauerhaft bei ihrem Zielgewicht? Welchen Einfluss hat der Gewichtsabbau auf ihren Verbrauch an Psychopharmaka, blutdruckregulierenden Arzneimitteln sowie ihre Herz- und Diabetesmedikation?

Neurobiologie der Sucht

Wie lange dauert es, bis die Dopaminrezeptoren im Nucleus accumbens sich regenerieren, wenn jemand keinen Zucker und kein Mehl mehr isst? Warum reagieren manche Gehirne mehr auf Brot und andere auf Zucker? Was hat die Verführbarkeitsskala mit alldem zu tun? Sehen die Gehirne von schlanken Menschen, die auf der Verführbarkeitsskala ganz oben liegen, genauso aus wie die Gehirne von adipösen Menschen?

Ernährung und Gewichtsabbau

In welcher Form beeinflussen Fett und tierische Proteine Gesundheit und Gewichtsabbau? Momentan essen die meisten Menschen, die viele tierische Proteine aufnehmen, auch viel Zucker und Mehl – ebenso wie die meisten Veganer. Ich würde gern vergleichen, wie es omnivoren und veganen Menschen ergeht, die sich langfristig an ihre klaren Grenzen halten, und prüfen, ob kleine Mengen Fleisch, Milchprodukte und Fett bei einer Ernährung mit hohem Gemüseanteil und ohne Zucker und Mehl vielleicht gesundheitlich gar nicht so relevant sind.

Freude

Als ich damals mit Marshmallows in der Tasche über den Campus der Universität Berkeley spazierte, hätte ich mir nie träumen lassen, dass ich einmal eine Frau sein könnte, die sich im Bikini wohlfühlt. Dass ich ab 30 voller Energie wäre, nicht mehr von meinem schweren Körper niedergedrückt, und dass ich dieses Gefühl selbst in meine 40er hinüberretten könnte. Glücklich. Produktiv und zielstrebig. Ich bin so dankbar, dass ich eine Ernährungsform entdeckt habe, die mich in diese neue Lebenssphäre katapultiert hat. Aber auch dass ich in der Lage war, die wissenschaftlichen Hintergründe zusammenzusetzen, um mir und zahllosen anderen zu erklären, warum das so ist.

Das Entstehen und Wachsen der Bewegung, die diese Ernährungsphilosophie vertritt, ist für mich nach wie vor wie ein Wunder, das mich mindestens genauso zum Staunen bringt wie die persönliche Verwandlung, die ich vor gut zehn Jahren durchlaufen habe und mit der alles anfing. Während ich nach Mitternacht an den letzten Seiten dieses Buches arbeite, auf einer Fahrt quer durch Amerika, im Beifahrersitz eines Ford F-150 Pickups, am Steuer mein Mann und hinten unsere Kinder, bin ich sprachlos. Dank der Macht des Internets haben Tausende aus über 75 Ländern dieser Welt gemeinsam mehr als 130 000 Kilogramm abgenommen – in relativ kurzer Zeit, nur mit Hilfe eines E-Mail-Verteilers, eines wöchentlichen Blogs und eines schlichten zweimonatigen Online-Kurses. Und vor erst einem Jahr waren es noch 50 Länder und 45 000 Kilogramm. Die Bewegung verbreitet sich unglaublich schnell. Wir können einander jederzeit online unterstützen, liebevoll zureden und Verbindung aufnehmen. Gemeinsam erleben wir alle Dimensionen der Freude, Begeisterung und Freiheit.

Und ich zweifele nicht daran, dass das Beste erst noch kommt.

Wo und wann auch immer Sie diese Zeilen heute lesen, wie auch immer es Ihnen gerade geht und wie sehr Sie all die Mühen und Enttäuschungen satthaben, ich möchte Ihnen Hoffnung spenden.

Sie sind nicht allein. Es gibt einen Ausweg. Es gibt einen Weg und eine Karte dafür, und dieser Weg führt zum ersehnten Ziel.

Zu guter Letzt möchte ich Sie bitten, sich vorzustellen, wie Sie nach der Entscheidung für klare Grenzen und nach dem Verlust all des Übergewichts in nicht allzu ferner Zukunft aussehen.

Wirklich.

Schließen Sie die Augen und sehen Sie es vor sich.

Stellen Sie sich vor, Sie wachen morgens auf, sind dankbar, am Leben zu sein, und fühlen sich einfach großartig. Sie stellen sich mit beiden Füßen hin und recken sich. Dann fallen Ihre Arme an beide Seiten des Körpers, und Sie ziehen die Ellbogen an, um Ihre schmale Taille zu spüren. Keines Ihrer Gelenke schmerzt. Sie beugen sich nach vorne, berühren mit den Händen die Zehen und wippen eine Weile, weil Sie sich so angenehm leicht und geschmeidig fühlen.

Sie sind voller Selbstvertrauen, denn Sie wissen, dass Sie so gut altern, wie es Ihnen möglich ist, und gut auf Ihre Gesundheit achten. Sie sind gut gelaunt, genau wie immer.

Jetzt gehen Sie zum Schrank. Alle Kleider haben dieselbe Größe, und alles passt. Bis zum letzten Stück. Sie wissen, dass

Sie nach dem Ankleiden hervorragend aussehen und auffallen werden. Häufig werden Sie gefragt: »Warum bist du so glücklich?«

Weil jeder Tag so ist wie dieser. Sie freuen sich auf die Welt und auf den Stolz in den Augen Ihrer Freunde und Ihrer Familie. Im Verlauf der Zeit haben Sie in Ihrer Community viele neue Freundschaften geknüpft, Ihre Welt hat sich erweitert und ist deutlich vielfältiger geworden. Jetzt freuen Sie sich über die neuen Dinge, die Sie in Angriff genommen haben, und über Ihre neuen Lebensinhalte. Es gibt keine Schranken mehr. Sie sind genau der Mensch, der insgeheim schon immer in Ihnen gewartet hat.

Das sind Sie. Nichts kann Sie aufhalten.

Das sind Sie. Unbeschwert und frei.

Das ist kein Slogan. Es ist eine Lebensphilosophie.

Checklisten

Abendliche Checkliste als PDF

Auf den folgenden Seiten finden Sie eine Vorlage für eine abendliche Checkliste. Sie können die Vorlage kopieren und so immer wieder verwenden.

Unter www.mosaik-verlag.de/thompson liegt zudem eine Version der Checkliste zum Download bereit, die man an die eigenen Bedürfnisse anpassen kann. Auf der englischen Website http://Book.BrightLineEating.com finden Sie den *Bright Line Eating Daily Companion* mit der praktischen interaktiven abendlichen Checkliste.

Abendliche Checkliste (Wochenübersicht)

Montag: ______	Dienstag: ______	Mittwoch: ______	Donnerstag: ___	Freitag: ______	Samstag: ______	Sonntag: ______
☐ Ich habe mein Essen für den neuen Tag zugesagt.	☐ Ich habe mein Essen für den neuen Tag zugesagt.	☐ Ich habe mein Essen für den neuen Tag zugesagt.	☐ Ich habe mein Essen für den neuen Tag zugesagt.	☐ Ich habe mein Essen für den neuen Tag zugesagt.	☐ Ich habe mein Essen für den neuen Tag zugesagt.	☐ Ich habe mein Essen für den neuen Tag zugesagt.
☐ Ich habe um Kraft für einen Tag mit klaren Grenzen gebeten.	☐ Ich habe um Kraft für einen Tag mit klaren Grenzen gebeten.	☐ Ich habe um Kraft für einen Tag mit klaren Grenzen gebeten.	☐ Ich habe um Kraft für einen Tag mit klaren Grenzen gebeten.	☐ Ich habe um Kraft für einen Tag mit klaren Grenzen gebeten.	☐ Ich habe um Kraft für einen Tag mit klaren Grenzen gebeten.	☐ Ich habe um Kraft für einen Tag mit klaren Grenzen gebeten.
☐ Ich war nur einmal auf der Waage: _____ kg; Veränderung: ____ kg	☐ Ich war nur einmal auf der Waage: _____ kg; Veränderung: ____ kg	☐ Ich war nur einmal auf der Waage: _____ kg; Veränderung: ____ kg	☐ Ich war nur einmal auf der Waage: _____ kg; Veränderung: ____ kg	☐ Ich war nur einmal auf der Waage: _____ kg; Veränderung: ____ kg	☐ Ich war nur einmal auf der Waage: _____ kg; Veränderung: ____ kg	☐ Ich war nur einmal auf der Waage: _____ kg; Veränderung: ____ kg
☐ Ich habe mein Bett gemacht.	☐ Ich habe mein Bett gemacht.	☐ Ich habe mein Bett gemacht.	☐ Ich habe mein Bett gemacht.	☐ Ich habe mein Bett gemacht.	☐ Ich habe mein Bett gemacht.	☐ Ich habe mein Bett gemacht.
☐ Ich habe etwas Aufbauendes oder Spirituelles gelesen.	☐ Ich habe etwas Aufbauendes oder Spirituelles gelesen.	☐ Ich habe etwas Aufbauendes oder Spirituelles gelesen.	☐ Ich habe etwas Aufbauendes oder Spirituelles gelesen.	☐ Ich habe etwas Aufbauendes oder Spirituelles gelesen.	☐ Ich habe etwas Aufbauendes oder Spirituelles gelesen.	☐ Ich habe etwas Aufbauendes oder Spirituelles gelesen.
☐ Ich habe _____ Minuten meditiert.	☐ Ich habe _____ Minuten meditiert.	☐ Ich habe _____ Minuten meditiert.	☐ Ich habe _____ Minuten meditiert.	☐ Ich habe _____ Minuten meditiert.	☐ Ich habe _____ Minuten meditiert.	☐ Ich habe _____ Minuten meditiert.

☐ Ich habe meinen *Bright Line Eating Daily Companion* eingesetzt.	☐ Ich habe meinen *Bright Line Eating Daily Companion* eingesetzt.	☐ Ich habe meinen *Bright Line Eating Daily Companion* eingesetzt.	☐ Ich habe meinen *Bright Line Eating Daily Companion* eingesetzt.	☐ Ich habe meinen *Bright Line Eating Daily Companion* eingesetzt.	☐ Ich habe meinen *Bright Line Eating Daily Companion* eingesetzt.	☐ Ich habe meinen *Bright Line Eating Daily Companion* eingesetzt.
☐ Alles, was ich morgen esse, steht in meinem Esstagebuch.	☐ Alles, was ich morgen esse, steht in meinem Esstagebuch.	☐ Alles, was ich morgen esse, steht in meinem Esstagebuch.	☐ Alles, was ich morgen esse, steht in meinem Esstagebuch.	☐ Alles, was ich morgen esse, steht in meinem Esstagebuch.	☐ Alles, was ich morgen esse, steht in meinem Esstagebuch.	☐ Alles, was ich morgen esse, steht in meinem Esstagebuch.
☐ Ich habe in mein Dankbarkeitsbüchlein geschrieben.	☐ Ich habe in mein Dankbarkeitsbüchlein geschrieben.	☐ Ich habe in mein Dankbarkeitsbüchlein geschrieben.	☐ Ich habe in mein Dankbarkeitsbüchlein geschrieben.	☐ Ich habe in mein Dankbarkeitsbüchlein geschrieben.	☐ Ich habe in mein Dankbarkeitsbüchlein geschrieben.	☐ Ich habe in mein Dankbarkeitsbüchlein geschrieben.
☐ Ich habe in mein Fünf-Jahres-Journal geschrieben.	☐ Ich habe in mein Fünf-Jahres-Journal geschrieben.	☐ Ich habe in mein Fünf-Jahres-Journal geschrieben.	☐ Ich habe in mein Fünf-Jahres-Journal geschrieben.	☐ Ich habe in mein Fünf-Jahres-Journal geschrieben.	☐ Ich habe in mein Fünf-Jahres-Journal geschrieben.	☐ Ich habe in mein Fünf-Jahres-Journal geschrieben.
☐ Ich gehe rechtzeitig ins Bett, sodass ich sieben bis acht Stunden Schlaf bekomme.	☐ Ich gehe rechtzeitig ins Bett, sodass ich sieben bis acht Stunden Schlaf bekomme.	☐ Ich gehe rechtzeitig ins Bett, sodass ich sieben bis acht Stunden Schlaf bekomme.	☐ Ich gehe rechtzeitig ins Bett, sodass ich sieben bis acht Stunden Schlaf bekomme.	☐ Ich gehe rechtzeitig ins Bett, sodass ich sieben bis acht Stunden Schlaf bekomme.	☐ Ich gehe rechtzeitig ins Bett, sodass ich sieben bis acht Stunden Schlaf bekomme.	☐ Ich gehe rechtzeitig ins Bett, sodass ich sieben bis acht Stunden Schlaf bekomme.
☐ Heute habe ich meine klaren Grenzen eingehalten!	☐ Heute habe ich meine klaren Grenzen eingehalten!	☐ Heute habe ich meine klaren Grenzen eingehalten!	☐ Heute habe ich meine klaren Grenzen eingehalten!	☐ Heute habe ich meine klaren Grenzen eingehalten!	☐ Heute habe ich meine klaren Grenzen eingehalten!	☐ Heute habe ich meine klaren Grenzen eingehalten!

Der Aktionsplan »Ich darf Mensch bleiben«

Der Weg zu einem unbeschwerten, freien Leben ist ein Lernprozess, in dem es keinen perfekt geraden Weg zum Erfolg gibt. Es ist eine Reise, und jede Reise enthält steile Anstiege, verlockend sanfte Wege bergab oder angenehme Ebenen. Es gibt großartige Ausblicke und schlimme Stürme. Man bekommt Blasen, und man sieht die Sonne aufgehen. Man läuft, bis man glaubt, den nächsten Schritt nicht mehr zu schaffen … und dann läuft man doch noch weiter. Schon bald sind Sie ein erfahrener Wanderer.

Was uns aus der Bahn werfen kann, ist der Wunsch nach Perfektion.

Es gibt keine Perfektion.
Aber es gibt Fortschritte.

Der Aktionsplan »Ich darf Mensch bleiben« ist als liebevoller Wegbegleiter gedacht. Wie eine gute Karte führt er Sie zurück, wenn Sie sich jenseits der klaren Linien wiederfinden und einen Neuanfang möchten.

Stellen Sie sich folgende Fragen:

1. Was war das für eine Situation? Was ist passiert?
2. Wie ist es dazu gekommen? Wie habe ich mich vorher gefühlt?

3. Welche sabotierenden Gedanken hatte ich unmittelbar vor dem Zugreifen?
4. Wie geht es mir jetzt nach der Grenzüberschreitung?
5. Habe ich gestern aufgeschrieben, was ich heute esse?
6. Habe ich meine abendliche Checkliste und andere Hilfsmittel benutzt?
7. Habe ich vor dem Zugreifen etwas unternommen, um meine klaren Regeln zu schützen?
8. Was könnte ich nächstes Mal anders machen?
9. Was habe ich gelernt?
10. Welches hilfreiche Vorgehen kann ich **genau jetzt** zusagen, um meine klaren Grenzen wieder einzuhalten?

Quellen und Anmerkungen

Die Fettleibigkeitsepidemie: Kein Problem, sondern ein Rätsel, das es zu lösen gilt

1. Ng, M., Fleming, T., Robinson, M., Thomson, B., Graetz, N., Margono, C., … Gakidou, E. (2014). Global, regional, and national prevalence of overweight and obesity in children and adults during 1980–2013: A systematic analysis for the global burden of disease study 2013. *The Lancet*, 384(9945):766–781.
2. Marketdata Enterprises Inc. (10. Januar 2012). *Number of American Dieters Soars to 108 Million.* (Pressemeldung) URL: http://www.marketdataenterprises.com/wp-content/uploads/2014/01/Diet%20Market%202012%20Forecasts.pdf
3. 72 Entwicklungsländer haben das U.N. Millennium-Entwicklungsziel MDG 1 erreicht, den Anteil der hungernden Bevölkerung zu halbieren. (2015). Rome: Food and Agriculture Organization of the United Nations. According to the FAO, about 12.9% of the populations of developing countries are undernourished. URL: http://www.fao.org/hunger/key-messages/en/ Laut dem oben erwähnten *Lancet*-Artikel sind in den Entwicklungsländern etwa 32 Prozent der Bevölkerung übergewichtig oder adipös.
4. International Diabetes Federation (2015). *IDF DIABETES ATLAS*, 7th edition:79. URL: http://www.indiaenvironmentportal.org.in/files/file/IDF_Atlas%202015_UK.pdf
5. Al Humaid, N. (January 2015). Saudi Soft Drinks Market Continues to Fizz. Farrelly & Mitchell Food and Agri-Business Specialists. *Insights*. (Broschüre). URL: http://farrellymitchell.com/wp-content/uploads/2015/01/Insights-January-2015-.pdf

6. Bloom, D. E., Cafiero, E. T., Jané-Llopis, E., Abrahams-Gessel, S., Bloom, L. R., Fathima, ... Weinstein, C. (2011). The Global Economic Burden of Non-communicable Diseases. Geneva: World Economic Forum: 5. URL: http://www3.weforum.org/docs/WEF_Harvard_HE_GlobalEconomicBurdenNonCommunicableDiseases_2011.pdf
7. Bloom, D. E., Cafiero, E. T., Jané-Llopis, E., Abrahams-Gessel, S., Bloom, L. R., Fathima, ... Weinstein, C. (2011). The Global Economic Burden of Non-communicable Diseases. Geneva: World Economic Forum: 6. URL: http://www3.weforum.org/docs/WEF_Harvard_HE_GlobalEconomicBurdenNonCommunicableDiseases_2011.pdf
8. Fildes, A., Charlton, J., Rudisill, C., Littlejohns, P., Prevost, A., & Gulliford, M. (2015). Probability of an obese person attaining normal body weight: Cohort study using electronic health records. *American Journal of Public Health,* 105(9):e54–e59. doi:10.2105/AJPH.2015.302773
9. Marketdata Enterprises Inc. (2011, May 5). Diet Market Worth $60.9 Billion in U.S. Last Year, but Growth Is Flat, Due to the Recession. (Pressemeldung). URL: http://www.marketdataenterprises.com/wp-content/uploads/2014/01/DietMarket2011PR.pdf
10. Rand, C. S., & Macgregor, A. M. (1991). Successful weight loss following obesity surgery and the perceived liability of morbid obesity. *International Journal of Obesity,* 15(9):577.

1. Das »Willensloch«

1. Casey, B. J., Somerville, L. H., Gotlib, I. H., Ayduk, O., Franklin, N. T., Askren, M. K., ... Shoda, Y. (2011). (2012). Behavioral and neural correlates of delay of gratification 40 years later. *Proceedings of the National Academy of Sciences of the United States of America,* 108 (36),14998–15003. doi:10.1073/pnas.1108561108
2. Tierney, J. (17. August 2011). Do You Suffer From Decision Fatigue? *The New York Times Magazine.* URL: http://www.nytimes.com/2011/08/21/magazine/do-you-suffer-from-decision-fatigue.html

3. Baumeister, R. F., Bratslavsky, E., Muraven, M., & Tice, D. M. (1998). Ego depletion: Is the active self a limited resource? *Journal of Personality and Social Psychology,* 74(5):1252–1265. doi:10.1037/0022-3514.74.5.1252
4. Vohs, K. D., Baumeister, R. F., Schmeichel, B. J., Twenge, J. M., Nelson, N. M., & Tice, D. M. (2008). Making choices impairs subsequent self-control: A limited-resource account of decision making, self-regulation, and active initiative. *Journal of Personality and Social Psychology,* 94(5):883–898. doi:10.1037/0022-3514.94.5.883
5. Danziger, S., Levav, J., Avnaim-Pesso, L., & Kahneman, D. (2011). Extraneous factors in judicial decisions. *Proceedings of the National Academy of Sciences of the United States of America,* 108(17):6889–6892. doi:10.1073/pnas.1018033108
6. Gailliot, M. T., Baumeister, R. F., DeWall, C. N., Maner, J. K., Plant, E. A., Tice, D. M., … Schmeichel, B. J. (2007). Self-control relies on glucose as a limited energy source: Willpower is more than a metaphor. *Journal of Personality and Social Psychology,* 92(2):325–336. doi:10.1037/0022-3514.92.2.325
7. Hofmann, W., Baumeister, R. F., Förster, G., & Vohs, K. D. (2012;2011). Everyday temptations: An experience sampling study of desire, conflict, and self-control. *Journal of Personality and Social Psychology,* 102(6):1318. doi:10.1037/a0026545
8. Baumeister, R. F. (2014). Self-regulation, ego depletion, and inhibition. *Neuropsychologia,* 65: 313–319. doi:10.1016/j.neuropsychologia.2014.08.0
9. Gailliot, M. T., & Baumeister, R. F. (2007). The physiology of willpower: Linking blood glucose to self-control. *Personality and Social Psychology Review,* 11(4):303–327. doi:10.1177/1088868307303030
10. McCullough, M. E., & Willoughby, B. L. B. (2009). Religion, self-regulation, and self-control: Associations, explanations, and implications. *Psychological Bulletin,* 135(1):69–93. doi:10.1037/a0014213
11. Luders, E., Toga, A. W., Lepore, N., & Gaser, C. (2009). The underlying anatomical correlates of long-term meditation: Larger hippocampal and frontal volumes of gray matter. *Neuroimage,* 45(3):672–678. doi:10.1016/j.neuroimage.2008.12.061

12. McKellar, J., Stewart, E., & Humphreys, K. (2003). Alcoholics anonymous involvement and positive alcohol-related outcomes: Cause, consequence, or just a correlate? A prospective 2-year study of 2,319 alcohol-dependent men. *Journal of Consulting and Clinical Psychology,* 71(2):302–308. doi:10.1037/0022-006X.71.2.302
13. Greer, S., Goldstein, A., & Walker, M. (2013). The impact of sleep deprivation on food desire in the human brain. *Nature Communications,* 4:2259. doi:10.1038/ncomms3259
14. DeSteno, D., Li, Y., Dickens, L., & Lerner, J. S. (2014). Gratitude: A tool for reducing economic impatience. *Psychological Science,* 25(6):1262–1267. doi:10.1177/0956797614529979
15. Wansink, B., & Sobal, J. (2007). Mindless eating: The 200 daily food decisions we overlook. *Environment and Behavior,* 39(1):106–123. doi:10.1177/0013916506295573

2. Die Unersättlichkeit

1. Dulloo, A. G., & Jacquet, J. (1998). Adaptive reduction in basal metabolic rate in response to food deprivation in humans: A role for feedback signals from fat stores. *The American Journal of Clinical Nutrition,* 68(3):599.
2. Speakman, J. R., & Westerterp, K. R. (2013). A mathematical model of weight loss under total starvation: Evidence against the thrifty-gene hypothesis. *Disease Models & Mechanisms,* 6(1):236–251. doi:10.1242/dmm.010009
3. Rosenkilde, M., Auerbach, P., Reichkendler, M. H., Ploug, T., Stallknecht, B. M., & Sjödin, A. (2012). Body fat loss and compensatory mechanisms in response to different doses of aerobic exercise – a randomized controlled trial in overweight sedentary males. *American Journal of Physiology: Regulatory, Integrative and Comparative Physiology,* 303(6):571–579. doi:10.1152/ajpregu.00141.2012
4. An fMRI shows differences between lean and obese after eating. Puzziferri, N., Zigman, J. M., Thomas, B. P., Mihalakos, P., Gallagher, R., Lutter, M. … Tamminga, C. A. (2016). Brain imaging demonstrates

a reduced neural impact of eating in obesity. *Obesity,* 24(4):829–836. doi:10.1002/oby.21424

5. Satter, E. M. (2005), *Your Child's Weight: Helping Without Harming,* Madison, WI: Kelsey Press.
6. Wansink, B., Painter, J., & North, J. (2005). Bottomless bowls: Why visual cues of portion size may influence intake. *Obesity Research,* 13(1):93-100. doi:10.1038/oby.2005.12
7. Lisle, D. J., & Goldhamer, A. (englische Originalausgabe 2003). *Die Lustfalle.* Aus dem Amerikanischen übersetzt von Oliver Fehn. Edition Spuren, Winterthur 2013.
8. Malaisse, W. J., Vanonderbergen, A., Louchami, K., Jijakli, H., & Malaisse-Lagae, F. (1998). Effects of artificial sweeteners on insulin release and cationic fluxes in rat pancreatic islets. *Cellular Signalling,* 10(10):727–733. doi:10.1016/S0898-6568(98)00017-5
9. Malaisse, W. J., Vanonderbergen, A., Louchami, K., Jijakli, H., & Malaisse-Lagae, F. (2011). Intake of high-intensity sweeteners alters the ability of sweet taste to signal caloric consequences: Implications for the learned control of energy and body weight regulation. *The Quarterly Journal of Experimental Psychology,* 64(7):1430–1441. doi:10.1080/17470218.2011.552729
10. Ingalls, A. M., Dickie, M. M., & Snell, G. D. (1996). Obese, a new mutation in the house mouse. *Obesity Research,* 4(1):101–101. doi:10.1002/j.1550-8528.1996.tb00519.x
11. Zhang, Y., Proenca, R., Maffei, M., Barone, M., Leopold, L., & Friedman, J. M. (December 1994). Positional cloning of the mouse obese gene and its human homologue. *Nature,* 372(6505):425–432. doi:10.1038/372425a0
12. Stavro, B. (5. September 1995). With fat-loss drug, Amgen takes on a weighty challenge: Pharmaceuticals: Biotech firm faces much risk and expense in getting the medication from the laboratory to the marketplace. *Los Angeles Times.* URL: http://articles.latimes.com/1995-09-05/business/fi-42478_1_fat-drug
13. Münzberg, H., & Myers, M. G. (2005). Molecular and anatomi-

cal determinants of central leptin resistance. *Nature Neuroscience,* 8(5):566–570. doi:10.1038/nn1454

14. Lustig, R. H. (2006). Childhood obesity: Behavioral aberration or biochemical drive? Reinterpreting the first law of thermodynamics. *Nature Clinical Practice Endocrinology & Metabolism,* 2(8):447–458. doi:10.1038/ncpendmet0220
15. Pinhas-Hamiel, O., Lerner-Geva, L., Copperman, N., & Jacobson, M. (2007). Lipid and insulin levels in obese children: Changes with age and puberty. *Obesity,* 15:2825–2831. doi:10.1038/oby.2007.335
16. Grill, H., Schwartz, M., Kaplan, J., Foxhall, J., Breininger, J., & Baskin, D. (2002). Evidence that the caudal brainstem is a target for the inhibitory effect of leptin on food intake. *Endocrinology,* 143(1):239–246. doi:10.1210/en.143.1.239

3. Der Heißhunger

1. Ng, S., Slining, M., & Popkin, B. (2012). Use of caloric and noncaloric sweeteners in US consumer packaged foods, 2005–2009. *Journal of the Academy of Nutrition and Dietetics,* 112(11):1828–1834. doi:10.1016/j.jand.2012.07.009
2. Hanna, J. M., & Hornick, C. A. (1977). Use of coca leaf in southern Peru: Adaptation or addiction. *Bulletin on Narcotics,* 29(1):63.
3. Verebey, K., & Gold, M. S. (1988). From coca leaves to crack: The effects of dose and routes of administration in abuse liability. *Psychiatric Annals,* 18:513–520. doi:10.3928/0048-5713-19880901-06
4. Kenny, P. J., & Johnson, P. M. (2010). Dopamine D2 receptors in addiction-like reward dysfunction and compulsive eating in obese rats. *Nature Neuroscience,* 13(5):635–641. doi:10.1038/nn.2519
5. Lenoir, M., Serre, F., Cantin, L., & Ahmed, S. (2007). Intense sweetness surpasses cocaine reward. *PLOS One,* 2(8):e698. doi:10.1371/journal.pone.0000698
6. Hyman, M. (2014). *The Blood Sugar Solution. 10-Day Detox Diet.* New York: Little, Brown and Company: 29.
7. Interessanterweise passen sich Ratten in unterschiedlichem Maße an

Fußschocks an. Daher müssen sie gegebenenfalls in Gruppen eingeteilt werden, die auf Fußschocks empfindlich oder unempfindlich reagieren. Siehe zum Beispiel Chen, B. T., Yau, H-J, Hatch, C., Kusumoto-Yoshida, I., Cho, S. L., Hopf, F. W., & Bonci, A. (2013). Rescuing cocaine-induced prefrontal cortex hypoactivity prevents compulsive cocaine seeking. *Nature,* 496:359. doi:10.1038/nature12024

8. Kenny, P. J., & Johnson, P. M. (2010). Dopamine D2 receptors in addiction-like reward dysfunction and compulsive eating in obese rats. *Nature Neuroscience,* 13(5):635–641. doi:10.1038/nn.2519
9. Kessler, D. (2011). *Das Ende des großen Fressens: Wie die Nahrungsmittelindustrie Sie zu übermäßigem Essen verleitet. Was Sie dagegen tun können.* Aus dem Amerikanischen übersetzt von Imke Brodersen. Wilhelm Goldmann Verlag, München 2011.
10. Bolhuis, D., Costanzo, A., Newman, L., & Keast, R. (2016). Salt promotes passive overconsumption of dietary fat in humans. *Journal of Nutrition,* 146(4):838-845. doi:10.3945/jn.115.226365
11. Stice, E., Burger, K., & Yokum, S. (2013). Relative ability of fat and sugar tastes to activate reward, gustatory, and somatosensory regions. *The American Journal of Clinical Nutrition,* 98(6):1377–1384. doi:10.3945/ajcn.113.069443
12. Schulte, E., Avena, N., & Gearhardt, A. (2015). Which foods may be addictive? The roles of processing, fat content, and glycemic load: E0117959. *PLOS One,* 10(2). doi:10.1371/journal.pone.0117959
13. Lustig, R. (8. Mai 2012). *The Skinny on Obesity (ep. 4): Sugar – A Sweet Addiction.* URL: http://www.uctv.tv/shows/ The-Skinny-on-Obesity-Ep-4-Sugar-A-Sweet-Addiction-23717
14. Stewart, J. E., Feinle-Bisset, C., Golding, M., Delahunty, C., Clifton, P. M., & Keast, R. S. J. (2010). Oral sensitivity to fatty acids, food consumption and BMI in human subjects. *British Journal of Nutrition,* 104(1):145–152. doi:10.1017/S0007114510000267
15. Espel, E. (8. Mai 2012). The Skinny on Obesity (ep. 4): Sugar – A Sweet Addiction. URL: http://www.uctv.tv/shows/The-Skinny-on-Obesity-Ep-4-Sugar-A-Sweet-Addiction-23717; Stice, E., Spoor, S., Bohon, C.,

Veldhuizen, M. G., & Small, D. M. (2008). Relation of reward from food intake and anticipated food intake to obesity: A functional magnetic resonance imaging study. *Journal of Abnormal Psychology*, 117(4):924–935. doi:10.1037/a0013600

4. Die Verführbarkeitsskala

1. Khokhar, J. Y., Ferguson, C. S., Zhu, A. Z. X., & Tyndale, R. F. (2010). Pharmacogenetics of drug dependence: Role of gene variations in susceptibility and treatment. *Annual Review of Pharmacology and Toxicology*, 50(1), 39–61. doi:10.1146/annurev. pharmtox.010909.105826
2. Hausenblas, H. (25. November 2015). *Does the holiday season equal weight gain?* US News & World Report. URL: http://health.usnews.com/health-news/blogs/eat-run/2015/11/25/does-the-holiday-season-equal-weight-gain.
3. Pursey, K., Stanwell, P., Gearhardt, A., Collins, C., & Burrows, T. (2014). The prevalence of food addiction as assessed by the Yale Food Addiction Scale: A systematic review. *Nutrients*, 6(10):4552- 4590. doi:10.3390/nu6104552
4. Flagel, S. B., Robinson, T. E., Clark, J. J., Clinton, S. M., Watson, S. J., Seeman, P. … Akil, H. (2010). An animal model of genetic vulnerability to behavioral disinhibition and responsiveness to reward-related cues: Implications for addiction. *Neuropsychopharmacology*, 35(2):388–400. doi:10.1038/npp.2009.142
5. Flagel, S. B., Watson, S. J., Robinson, T. E., & Akil, H. (2007). Individual differences in the propensity to approach signals vs goals promote different adaptations in the dopamine system of rats. *Psychopharmacology*, 191(3):599–607. doi:10.1007/s00213-006-0535-8
6. Flagel, S. B., Robinson, T. E., Clark, J. J., Clinton, S. M., Watson, S. J., Seeman, P. … Akil, H. (2010). An animal model of genetic vulnerability to behavioral disinhibition and responsiveness to reward-related cues: Implications for addiction. *Neuropsychopharmacology*, 35(2), 388–400. doi:10.1038/npp.2009.142
7. Lomanowska, A. M., Lovic, V., Rankine, M. J., Mooney, S. J.,

Robinson, T. E., & Kraemer, G. W. (2011). Inadequate early social experience increases the incentive salience of reward-related cues in adulthood. *Behavioural Brain Research,* 220:91–99. doi:10.1016/j.bbr.2011.01.033

8. Anselme, P., Robinson, M., & Berridge, K. (2013). Reward uncertainty enhances incentive salience attribution as sign-tracking. *Behavioural Brain Research,* 238: 53–61. doi:10.1016/j.bbr.2012.10.006

5. Der Saboteur

1. Gazzaniga, M. S. (1967). The split brain in man. *Scientific American,* 217(2):24–29. doi:10.1038/scientificamerican0867-24
2. Gazzaniga, M. S. (2012). *Die Ich-Illusion. Wie Bewusstsein und freier Wille entstehen.* Aus dem Amerikanischen von Dagmar Mallett. Carl Hanser Verlag, München: 97.
3. Gazzaniga, M. S., & LeDoux, J. E. (1983). *Neuropsychologische Integration kognitiver Prozesse.* Aus dem Amerikanischen übersetzt von Gerhard Niebergall. Enke, Stuttgart.
4. Bem, D. J. (1972). Self-perception theory. *Advances in Experimental Social Psychology,* 6: 2–62.

6. Vier klare Regeln

1. Li, Y., Burrows, N., Gregg, E., Albright, A., & Geiss, L. (2012). Declining rates of hospitalization for nontraumatic lower-extremity amputation in the diabetic population aged 40 years or older: U. S., 1988–2008. *Diabetes Care,* 35(2):273–277. doi:10.2337/dc11-1360; http://www.diabetes.org/diabetes-basics/statistics/; Deutsche Diabetes Gesellschaft DDG (2016) *Zu viele Fußamputationen in Deutschland: Experten fordern Zweitmeinungsverfahren und bessere Anreize für die Fußrettung.* Pressemeldung vom 16.02.2016. https://www.deutsche-diabetes-gesellschaft.de/presse/ddg-pressemeldungen/meldungen-detailansicht/article/zu-viele-fussamputationen-in-deutschland-experten-fordern-zweitmeinungsverfahren-und-bessere-anreize.html
2. Baumeister, R., & Tierney, J. (2012). *Die Macht der Disziplin. Wie wir*

unseren Willen trainieren können. Aus dem Amerikanischen übersetzt von Jürgen Neubauer. Wilhelm Goldmann Verlag, München.

3. Künstliche Süßungsmittel sprechen nicht nur die Geschmacksknospen an, sondern wirken auch auf das Gehirn. Aspartam kann beispielsweise direkt und indirekt die Dopaminproduktion herabsetzen. Humphries, P., Pretorius, E. & Naudé, H. (2008). Direct and indirect cellular effects of aspartame on the brain. *European Journal of Clinical Nutrition,* 62(4):451–462. doi:10.1038/sj.ejcn.1602866). Das Ausbleiben einer Belohnung in Form eines Nährstoffs beim Schmecken von Saccharin führt nach der entsprechenden Konditionierung zu einem geringeren Dopaminanstieg. Mark, G. P., Blander, D. S., & Hoebel, B. G. (1991). A conditioned stimulus decreases extracellular dopamine in the nucleus accumbens after the development of a learned taste aversion. *Brain Research,* 551(1):308–310. doi:10.1016/0006-8993(91)90946-S). Wie die künstlichen Süßungsmittel ist Stevia kein Nährstoff und kann eine langfristige Senkung des Dopaminspiegels hervorrufen.
4. Suez, J., Korem, T., Zeevi, D., Zilberman-Schapira, G., Thaiss, C., Maza, O., … Elinav, E. (2014). Artificial sweeteners induce glucose intolerance by altering the gut microbiota. *Nature,* 514(7521):181. doi:10.1038/nature13793
5. Wang, Q-P. et al. (2016). Sucralose promotes food intake through NPY and a neuronal fasting response. *Cell Metabolism,* 24(1):75–90.
6. Juntunen, K., Niskanen, L., Liukkonen, K., Poittanen, K., Holst, J., & Mykkanen, H. (2002). Postprandial glucose, insulin, and incretin responses to grain products in healthy subjects. *The American Journal of Clinical Nutrition,* 75(2):254.
7. Schulte, E., Avena, N., & Gearhardt, A. (2015). Which foods may be addictive? The roles of processing, fat content, and glycemic load. *PLOS One,* 10(2):e0117959. doi:10.1371/journal.pone.0117959
8. Reid, K., Baron, K., & Zee, P. (2014). Meal timing influences daily caloric intake in healthy adults. *Nutrition Research,* 34(11):930-935. doi:10.1016/j.nutres.2014.09.010
9. Gill, S., & Panda, S. (2015). A smartphone app reveals erratic diurnal

eating patterns in humans that can be modulated for health benefits. *Cell Metabolism,* 22(5):789-798. doi:10.1016/j.cmet.2015.09.005
10. Alirezaei, M., Kemball, C. C., Flynn, C. T., Wood, M. R., Whitton, J. L., & Kiosses, W. B. (2010). Short-term fasting induces profound neuronal autophagy. *Autophagy,* 6(6):702–710. doi:10.4161/auto.6.6.12376
11. Marinac, C. R., Nelson, S. H., Breen, C. I., Hartman, S. J., Natarajan, L., Pierce, J. P., … Patterson, R. E. (2016). Prolonged nightly fasting and breast cancer prognosis. *JAMA Oncology,* 2(8):1049.
12. Parks, E., & McCrory, M. (2005). When to eat and how often? *American Journal of Clinical Nutrition,* 81(1):3-4.
13. Kahleova, H., Belinova, L., Malinska, H., Oliyarnyk, O., Trnovska, J., Skop, V., … Pelikanova, T. (2014). Eating two larger meals a day (breakfast and lunch) is more effective than six smaller meals in a reduced-energy regimen for patients with type 2 diabetes: A randomised crossover study. *Diabetologia,* 57(8):1552–1560. doi:10.1007/s00125-014-3253-5

7. Automatismen als Rettungsanker

1. Lally, P., Van Jaarsveld, C., Potts, H., & Wardle, J. (2010). How are habits formed: Modelling habit formation in the real world. *European Journal of Social Psychology,* 40(6):998–1009. doi:10.1002/ejsp.674
2. Pilcher, J., Morris, D., Donnelly, J., & Feigl, H. (2015). Interactions between sleep habits and self-control. *Frontiers in Human Neuroscience,* 9: 284. doi:10.3389/fnhum.2015.00284
3. Erickson, K. I., Voss, M. W., Prakash, R. S., Basak, C., Szabo, A., Chaddock, L., … Gage, F. (2011). Exercise training increases size of hippocampus and improves memory. *Proceedings of the National Academy of Sciences of the United States of America,* 108(7):3017–3022. doi:10.1073/pnas.1015950108
4. Erickson, K., Weinstein, A., & Lopez, O. (2012). Physical activity, brain plasticity, and Alzheimer's disease. *Archives of Medical Research,* 43(8):615–621. doi:10.1016/j.arcmed.2012.09.008

5. Walsh, N., Gleeson, M., Pyne, D., Nieman, D., Dhabhar, F., Shephard, R., … Kajeniene, A. (2011). Position statement. Part two: Maintaining immune health. *Exercise Immunology Review*, 17:64.
6. Kemmler, W., Lauber, D., Weineck, J., Hensen, J., Kalender, W., & Engelke, K. (2004). Benefits of 2 years of intense exercise on bone density, physical fitness, and blood lipids in early postmenopausal osteopenic women. *Archives of Internal Medicine*, 164(10):1084.
7. Elavsky, S. (2010). Longitudinal examination of the exercise and self-esteem model in middle-aged women. *Journal of Sport & Exercise Psychology*, 32(6):862–880.
8. Penhollow, T. M. & Young, M. (2004). Sexual desirability and sexual performance: Does exercise and fitness really matter? *Electronic Journal of Human Sexuality*, 7. URL: http://www.ejhs.org/volume7/fitness.html
9. Mikus, C. R., Blair, S. N., Earnest, C. P., Martin, C. K., Thompson, A. M., & Church, T. S. (2009). Changes in weight, waist circumference and compensatory responses with different doses of exercise among sedentary, overweight postmenopausal women. *PLOS One*, 4(2):e4515. doi:10.1371/journal.pone.0004515
10. Fothergill, E., Guo, J., Howard, L., Kerns, J. C., Knuth, N. D., Brychta, R., … Hall, K. D. (2016). Persistent metabolic adaptation 6 years after »The biggest loser« competition. *Obesity*, 24(8):1612-1619. doi:10.1002/oby.21538
11. Larson-Meyer, D., Redman, L., Heilbronn, L., Martin, C., & Ravussin, E. (2010). Caloric restriction with or without exercise: The fitness versus fatness debate. *Medicine and Science in Sports and Exercise*, 42(1):152.

8. Das Ernährungskonzept

1. Greene, A. (2011, July 18). *7 things you didn't know about your taste buds. Woman's Day.* URL: http://www.womansday.com/health-fitness/wellness/a5789/7-things-you-didnt-know-about-your-taste-buds-119709/
2. Badman, M. K., & Flier, J. S. (2005). The gut and energy balance:

Visceral allies in the obesity wars. *Science*, 307(5717):1909–1914. doi:10.1126/science.110995

3. Mit dem Konzept von Bright Line Eating nimmt man normalerweise 0,5 bis 1,3 Kilogramm pro Woche ab. Dieses Tempo gilt als wünschenswert. Blackburn, G. (1995). Effect of degree of weight loss on health benefits. *Obesity Research*, 3: 211S-216S. Bezüglich der zehn Prozent siehe: National Institutes of Health (U. S.), NHLBI Obesity Education Initiative, North American Association for the Study of Obesity, and National Heart, Lung, and Blood Institute (2000). *The practical guide: Identification, evaluation, and treatment of overweight and obesity in adults.* Bethesda, MD.: National Institutes of Health, National Heart, Lung, and Blood Institute, NHLBI Obesity Education Initiative, North American Association for the Study of Obesity.
4. Voelker, R. (2015). Partially hydrogenated oils are out. *JAMA*, 314(5):443.
5. Ein Beispiel für den mangelnden Konsens lässt sich in dieser Studie finden: Schwingshackl, L., & Hoffmann, G. (2013). Comparison of effects of long-term low-fat vs high-fat diets on blood lipid levels in overweight or obese patients: A systematic review and meta-analysis. *Journal of the Academy of Nutrition and Dietetics*, 113(12):1640–1661. doi:10.1016/j.jand.2013.07.010
6. Reynolds, R. M., Padfield, P. L., & Seckl, J. R. (2006). Disorders of sodium balance. *BMJ: British Medical Journal*, 332(7543):702–705. doi:10.1136/bmj.332.7543.702
7. Campbell, T. C., Campbell, T. M., (2006). *The China study: The most comprehensive study of nutrition ever conducted and the startling implications for diet, weight loss, and long-term health.* (1st BenBella Books ed.) Dallas, TX: BenBella Books.
8. World Cancer Research Fund/American Institute for Cancer Research (2007). *Food, nutrition, physical activity, and the prevention of cancer: A global perspective.* Washington, DC: AICR: 117.

9. Tag 1: Aktiv werden

1. Hwang, K. O., Ottenbacher, A. J., Green, A. P., Cannon-Diehl, M. R., Richardson, O., Bernstam, E. V., & Thomas, E. J. (2010). Social support in an internet weight loss community. *International Journal of Medical Informatics,* 79(1):5–13. doi:10.1016/j.ijmedinf.2009.10.003
2. The National Weight Control Registry, Zugriff 28. März 2016. URL: http://www.nwcr.ws/
3. Kreitzman, S. N., Coxon, A. Y., & Szaz, K. F. (1992). Glycogen storage: Illusions of easy weight loss, excessive weight regain, and distortions in estimates of body composition. *The American Journal of Clinical Nutrition,* 56(1 Suppl.):292S.
4. Pacanowski, C. R., & Levitsky, D. A. (2015). Frequent self-weighing and visual feedback for weight loss in overweight adults. *Journal of Obesity,* 2015: 1–9. doi:10.1155/2015/763680

10. Das nötige Werkzeug

1. Hinweise zum Einfluss von Gebet und Meditation auf das Wiedererstarken der Willenskraft siehe: McCullough, M. E., & Willoughby, B. L. B. (2009). Religion, self-regulation, and self-control: Associations, explanations, and implications. *Psychological Bulletin,* 135(1):69–93. doi:10.1037/a0014213; und Baumeister, R., & Tierney, J. (2012). *Die Macht der Disziplin. Wie wir unseren Willen trainieren können.* Aus dem Amerikanischen übersetzt von Jürgen Neubauer. Wilhelm Goldmann Verlag, München: 222.
2. Luders, E., Cherbuin, N., & Kurth, F. (2015). Forever young(er): Potential age-defying effects of long-term meditation on gray matter atrophy. *Frontiers in Psychology,* 5:1551. doi:10.3389/fpsyg.2014.01551
3. Brewer, J. A., Worhunsky, P. D., Gray, J. R., Tang, Y., Weber, J., & Kober, H. (2011). Meditation experience is associated with differences in default mode network activity and connectivity. *Proceedings of the National Academy of Sciences of the United States of America,* 108(50):20254–20259. doi:10.1073/pnas.1112029108
4. Goyal, M., Singh, S., Sibinga, E. M. S., Gould, N. F., Rowland-Sey-

mour, A., Sharma, R., ... Haythornthwaite, J. A. (2014). Meditation programs for psychological stress and well-being: A systematic review and meta-analysis. *JAMA Internal Medicine*, 174(3):357–368. doi:10.1001/jamainternmed.2013.13018

5. Mrazek, M. D., Franklin, M. S., Phillips, D. T., Baird, B., & Schooler, J. W. (2013). Mindfulness training improves working memory capacity and GRE performance while reducing mind wandering. *Psychological Science*, 24(5):776–781.
6. Tang, Y., Tang, R., & Posner, M. I. (2013). Brief meditation training induces smoking reduction. *Proceedings of the National Academy of Sciences of the United States of America*, 110(34):13971–13975. doi:10.1073/pnas.1311887110
7. Barnes, V. A., Davis, H. C., Murzynowski, J. B., & Treiber, F. A. (2004). Impact of meditation on resting and ambulatory blood pressure and heart rate in youth. *Psychosomatic Medicine*, 66(6):909–914. doi:10.1097/01.psy.0000145902.91749.35
8. Schienker, B. R., Dlugolecki, D. W., & Doherty, K. (1994). The impact of self-presentations on self-appraisals and behavior: The power of public commitment. *Personality and Social Psychology Bulletin*, 20(1):20–33. doi:10.1177/0146167294201002
9. Nyer, P. U., & Dellande, S. (2010). Public commitment as a motivator for weight loss. *Psychology and Marketing*, 27(1):1–12. doi:10.1002/mar.20316
10. Seligman, M. (2011). *Find three good things each day.* URL: http://www.actionforhappiness.org/take-action/find-three-good-things-each-day
11. Kazdin, A. E. (1974). Reactive self-monitoring: The effects of response desirability, goal setting, and feedback. *Journal of Consulting and Clinical Psychology*, 42(5):704–716. doi:10.1037/h0037050
12. Baumeister, R. F., DeWall, C. N., Ciarocco, N. J., & Twenge, J. M. (2005). Social exclusion impairs self-regulation. *Journal of Personality and Social Psychology*, 88(4):589–604. doi:10.1037/0022-3514.88.4.589
13. McCullough, M. E., & Willoughby, B. L. B. (2009). Religion, self-regu-

lation, and self-control: Associations, explanations, and implications. *Psychological Bulletin,* 135(1):69–93. doi:10.1037/a0014213

14. McGonigal, K. (2012). *Bergauf mit Rückenwind: Willenskraft effizient einsetzen.* Aus dem Amerikanischen übersetzt von Stefanie Hutter. Wilhelm Goldmann Verlag, München 2012: 49.
15. DeSteno, D., Li, Y., Dickens, L., & Lerner, J. S. (2014). Gratitude: A tool for reducing economic impatience. *Psychological Science,* 25(6):1262–1267. doi:10.1177/0956797614529979
16. Gray, K. (2010). Moral transformation: Good and evil turn the weak into the mighty. *Social Psychological and Personality Science,* 1(3):253–258. doi:10.1177/1948550610367686
17. Hill, N. (2015). Denke nach und werde reich. Die 13 Gesetze des Erfolgs. Aus dem Amerikanischen von Wolfgang Maier. Vollständig überarbeitet von Ditte und Giovanni Bandini. Ariston, München.

11. Mit klaren Regeln auf Kurs bleiben

1. National Research Council (U. S.). Committee on National Monitoring of Human Tissues (1991). *Monitoring human tissues for toxic substances.* Washington, DC: National Academy Press: 64.
2. Lim, J., Son, H., Park, S., Jacobs, D., & Lee, D. (2011). Inverse associations between long-term weight change and serum concentrations of persistent organic pollutants. *International Journal of Obesity,* 35(5):744–747. doi:10.1038/ijo.2010.188
3. Dulloo, A. G., & Jacquet, J. (1998). Adaptive reduction in basal metabolic rate in response to food deprivation in humans: A role for feedback signals from fat stores. *The American Journal of Clinical Nutrition,* 68(3):599.
4. Sumithran, P., Prendergast, L. A., Delbridge, E., Purcell, K., Shulkes, A., Kriketos, A., & Proietto, J. (2011). Long-term persistence of hormonal adaptations to weight loss. *The New England Journal of Medicine,* 365(17):1597–1604. doi:10.1056/NEJMoa1105816

5. Satter, E. (2007). Eating competence: Definition and evidence for the Satter eating competence model. *Journal of Nutrition Education and Behavior,* 39(5):S142–S153. doi:10.1016/j.jneb.2007.01.006
6. Kenny, P. J., & Johnson, P. M. (2010). Dopamine D2 receptors in addiction-like reward dysfunction and compulsive eating in obese rats. *Nature Neuroscience,* 13(5):635–641. doi:10.1038/nn.2519
7. Satter, E., (2008). *Secrets of feeding a healthy family: How to eat, how to raise good eaters, how to cook.* Madison, WI: Kelcy Press: 82.
8. Camilleri, M., Colemont, L., Phillips, S., Brown, M., Thomforde, G., Chapman, N., & Zinsmeister, A. (1989). Human gastric emptying and colonic filling of solids characterized by a new method. *The American Journal of Physiology,* 257(2, Pt. 1):G284.

12. Ausgehen, Reisen und Feiern

1. Wing, R. R., & Phelan, S. (2005). Long-term weight loss maintenance. *The American Journal of Clinical Nutrition,* 82(1 Suppl.):222S.

13. Vom Umgang mit Ausrutschern

1. Herman, C. P., & Mack, D. (1975). Restrained and unrestrained eating. *Journal of Personality,* 43(4):647.

14. Das Zielgewicht erreichen

1. Für das »Idealgewicht« gibt es viele Berechnungsmodelle. Man kann sie online finden. Eines der ersten stammt von dem französischen Mediziner Pierre Paul Broca (1871/1877), der 1871 und 1877 in Paris seine *Mémoires d'anthropologie* veröffentlichte; derselbe Dr. Broca, der auch das Broca-Areal im Gehirn entdeckte. Laut Broca-Index berechnet sich das Normalgewicht nach der Formel Körpergröße (in Zentimeter) minus 100. Um Abweichungen beim Körperbau Rechnung zu tragen, liegt das wünschenswerte Gewicht im Bereich von plus/minus 15 Prozent des errechneten Werts. Als Idealgewicht nach dieser Formel gilt das Normalgewicht minus zehn Prozent (für Männer).

2. Satter, E. (2007). Eating competence: Definition and evidence for the Satter eating competence model. *Journal of Nutrition Education and Behavior,* 39(5):S142–S153. doi:10.1016/j.jneb.2007.01.006

15. Ausblick: Unbeschwert und frei

1. Popa, T. & Ladea, M. (2012). Nutrition and depression at the forefront of progress. *Journal of Medicine and Life,* 5(4):414–419
2. White, B., Horwath, C., & Conner, T. (2013). Many apples a day keep the blues away – daily experiences of negative and positive affect and food consumption in young adults. *British Journal of Health Psychology,* 18(4):782.
3. Gomez-Pinilla, F., & Nguyen, T. T. J. (2012). Natural mood foods: The actions of polyphenols against psychiatric and cognitive disorders. *Nutritional Neuroscience,* 15(3):127.
4. Mujcic, R., & Oswald, A. J. (2016), Evolution of well-being and happiness after increases in consumption of fruit and vegetables. *American Journal of Public Health,* 106(8):1504–1510.
5. Chang, C., Ke, D., & Chen, J. (2009). Essential fatty acids and human brain. *Acta Neurologica Taiwanica,* 18(4):231.
6. Simopoulos, A. P. (2002). The importance of the ratio of omega-6/omega-3 essential fatty acids. *Biomedicine & Pharmacotherapy,* 56(8):365–379. doi:10.1016/S0753-3322(02)00253-6
7. Russo, G. L. (2009). Dietary n-6 and n-3 polyunsaturated fatty acids: From biochemistry to clinical implications in cardiovascular prevention. *Biochemical Pharmacology,* 77(6):937–946. doi:10.1016/j.bcp.2008.10.020
8. Stangl, D., & Thuret, S. (2009). Impact of diet on adult hippocampal neurogenesis. *Genes and Nutrition,* 4(4):271–282. doi:10.1007/s12263-009-0134-5
9. Baumeister, R., & Tierney, J. (2012). *Die Macht der Disziplin. Wie wir unseren Willen trainieren können.* Aus dem Amerikanischen übersetzt von Jürgen Neubauer. Wilhelm Goldmann Verlag, München: 168.

10. Lowe, M. R., Kral, T. V. E., & Miller-Kovach, K. (2008). Weight-loss maintenance 1, 2 and 5 years after successful completion of a weight-loss programme. *British Journal of Nutrition,* 99(4):925–930. doi:10.1017/S0007114507862416; Chaudhry, Z. W., Clark, J. M., Doshi, R. S., Gudzune, K. A., Jacobs, D. K., Mehta, A. K., et al. (2015). Efficacy of commercial weight-loss programs: An updated systematic review. *Annals of Internal Medicine,* 162(7):501. doi:10.7326/M14-2238
11. Rock, C. L., Flatt, S. W., Sherwood, N. E., Karanja, N., Pakiz, B., & Thomson, C. A. (2010). Effect of a free prepared meal and incentivized weight loss program on weight loss and weight loss maintenance in obese and overweight women: A randomized controlled trial. *JAMA,* 304(16):1803–1810. doi:10.1001/jama.2010.1503

Danksagung

Vermutlich erscheint meine Danksagung in den Augen der Herausgeber zu lang, aber das ist mir gleichgültig. Wenn ein Buch ein paar Hundert Seiten umfassen darf, kommt es nicht darauf an, ob ich zwei Extraseiten benötige, um all denen meinen tiefempfundenen Dank auszusprechen, die entscheidend oder auch nur flüchtig zu dem beigetragen haben, was Bright Line Eating so außergewöhnlich macht. Schließlich geht es um mehr als ein Buch. Es geht um eine Bewegung.

Daher danke ich …

Zunächst denen, die mein Konzept befolgen, den Gründermitgliedern, die sich als Erste eingeschrieben haben. Danke für euren Sprung ins kalte Wasser. Ich bin Euch so dankbar für Euer Vertrauen und so beeindruckt von der hingebungsvollen Bereitschaft, mit der Ihr diese Lebensweise kennengelernt und sie umgesetzt habt, um dadurch frei zu werden. Ihr seid der Grund, warum ich morgens aus dem Bett steige.

Meinen treuen Bright-Life-Teilnehmern, die sich entschieden haben, auch nach dem Ende des Boot Camps dicht beim Mutterschiff zu bleiben. Es verschlägt mir die Sprache, wie viel Liebe und Unterstützung von euch in die Gemeinschaft und in mein Herz zurückfluten. Wenn ich nicht mehr weiterweiß, trage ich es Euch vor, und Ihr fangt mich auf. Danke für Euer Verständnis dafür, dass ich auch nur ein Mensch bin. Es ehrt mich, dass ich dank Euch selbst dazugehöre, und ich betrachte es als Privileg, Euch in dem ständigen, magischen Erhaltungstanz unterstützen zu dürfen.

Dem Stamm! Den Hunderttausenden, die meinen Verführbarkeitstest absolviert und die kostenlose Auswertung gelesen haben, sich für die E-Mails zu Bright Line Eating anmeldeten und den 14-Tage-Versuch durchstanden, das Boot Camp absolvierten, den Heilungsprozess durchliefen, das jährliche Ehemaligentreffen besuchten, die wöchentlichen Videoberichte ansahen, Kommentare hinterließen, Feedback gaben und die Nachricht in die Welt trugen. Danke, dass Ihr an Bord seid, dass Ihr so genial seid und dass Ihr mir so viel Liebe entgegenbringt.

Meiner Magnificent-Mavens-Mastermind-Gruppe mit Linden Morris Delrio, Marianne Marsh und Cathy Cox danke ich für die beständige, intensive Unterstützung und die bedingungslose Liebe von Eurer Seite. Mit Hilfe unserer wöchentlichen 90-Minuten-Treffen haben wir etwas wahrhaft Einzigartiges geschaffen. Ohne Euch wäre ich in jeder Hinsicht aufgeschmissen.

Ich danke meinem unglaublichen Team hier bei Bright Line Eating. Unglaublich. Absolut und in jeglicher Hinsicht unglaublich. Normalerweise klagen Online-Gründer über ihre Teamprobleme. Ich nicht. Ein Team zu haben, ist das Beste, nicht das Schlimmste. Die Hingabe, die Identifikation, die Begeisterung, die Treue, die Kreativität, die Beständigkeit und die Ideenflut, die Ihr alle in unser Projekt einbringt, machen mich täglich sprachlos. Als ich anfing, konnte ich mir nicht vorstellen, auch nur einen Angestellten zu haben, ganz zu schweigen von Dutzenden. Inzwischen seid Ihr in vielerlei Hinsicht das Zentrum meines Lebens. Mir fehlen die Worte, um auszudrücken, wie viel Ihr mir bedeutet. Euretwegen bemühe ich mich unablässig, Bright Line Eating zum besten Arbeitsplatz der Welt zu machen. Steven Gomez, Chris Davis, Julia Harold, Jenn Moon, Linden Morris Delrio, Marianne Marsh, Tracy Stroh, Darcy Shepherd, Nancy Wolf, Chris Foti, David Lewis, Simone Simms, Molly Larkin, Arianna Hillis, Lynn Coulston, Crystal Gomez, Kaitlyn Moon, Bill Wilson, Nadia Briones, Malaki Ward, Benjamin Schaefer, Jeff Pehrson und Lori Lang, ich verneige mich vor Euch. Es ist kaum zu fassen, wie viel wir zusammen auf die Beine gestellt haben. Und wie viel Spaß das gemacht hat. Ihr seid mir so unglaublich ans Herz gewachsen. Allen künftigen Teammitgliedern von BLE kann ich nur sagen: Seid herzlich willkommen. Ihr seid mir lieb und teuer, und ich bin Euch dankbar, dass Ihr Eure Ideen einbringen wollt. Das Beste kommt erst noch!

Unseren phänomenalen Hausleitungen und VIP-Postern danke ich, dass

Ihr die Online Support Community zu etwas so Besonderem macht: einem sicheren Hafen für echte Heilung und Verwandlung. Ihr seid Ausdruck und Kanal der Liebe, für die Bright Line Eating steht, und steuert die liebevolle Akzeptanz bei, die für den Erfolg unserer Boot-Camp-Teilnehmer so unverzichtbar ist. Ein besonderer Dank gilt dabei Michelle Elsbree für Deine wichtigen Dienste sowie Johannes Bockwoldt von Take On Film Productions, dem wir die Food Freedom-Videos verdanken.

Ich danke den Luminary-Koryphäen, die eine Akademikerin unter ihre Fittiche genommen haben und ihr halfen, eine Plattform für ihre Ideen aufzubauen. Jeff Walker, ich bin so froh, dass Deine Anleitung zur Markteinführung genau zu dem Zeitpunkt erschien, wo ich online herumstöberte, wie ich vorgehen sollte, und dass ich irgendwie erkannt habe, dass ich bei Dir auf der richtigen Spur war. Danke, dass Du Dir stets treu geblieben bist und so all die Menschen erreichst, die heute von Bright Line Eating hören und die uns sonst nie entdeckt hätten. Ich bin dankbar, mit einigen der großmütigsten, findigsten, witzigsten und großzügigsten Menschen da draußen zu Deiner Platinum-Plus-Mastermind-Gruppe zu gehören, und ich kneife mich jeden Tag, weil ich tatsächlich in solcher Gesellschaft bin.

Bei Ryan Eliason habe ich meinen allerersten Online-Kurs belegt. Das war ein festes, starkes Fundament für mich. Sie haben mir gezeigt, wie man einen Businessplan und einen Erfolgsplan erstellt, und dass man auch durch unternehmerisches Denken die Welt verändern kann. Ich werde nie vergessen, wie Sie mir damals sagten, ich wolle kein Geschäft aufbauen, sondern eine Bewegung in Gang setzen. Das hat mir die Augen geöffnet.

In Sage Lavine habe ich meine Seelenschwester auf diesem unwahrscheinlich fantastischen Weg als Unternehmerin gefunden. Danke, dass Sie mir gezeigt haben, wie man eine gute Chefin wird. Mit Ihrer beispielhaften Selbstfürsorge, Ihrer achtsamen Lebensgestaltung und Ihrem engagierten Service haben Sie mir und vielen anderen auf den Weg geholfen. Ein Frühjahrsputz mit Ihnen beseitigt wahrlich alle Probleme.

Wenn Justin Livingston mit seinem genialen Spielergeist das Wort ergreift, werde ich immer versuchen, dabei zu sein. Ich stand von Anfang an hinter Dir. Dein LEAP Mastermind ist eine ganz besondere Hilfe, und ich bin sehr dankbar, daran teilhaben zu dürfen. Danke, dass Du so gründlich über das nachdenkst, was wirklich zählt.

Annie Pratt ist eine wirklich außergewöhnliche Mentorin für Führungskräfte. Sie erklärt mir, was hier bei Bright Line Eating Solutions, LLC, auf jeder Ebene abläuft. Sie brachte mir bei, wie ich meine Firma organisieren muss, wie man eine psychologisch sichere Umgebung erzeugt, in der jeder das Gefühl hat, auch schwierige Themen anschneiden zu dürfen, und wie ich meine Teamleiter glänzen lassen kann. Annies erfahrene Begleitung kommt unserem gesamten Team zugute. Danke, dass Sie so wunderbar Sie selbst sind.

Ich danke meinen Coaches, Clive Prout und Monica Leggett. Clive, Du kennst meine Reise durch die Welt des Essens fast von Anfang an, und dein anhaltendes, freundliches Hinterfragen findet immer wieder das eigentliche Thema. Danke, dass Du mir gezeigt hast, dass man an sein Leben auch höhere Maßstäbe anlegen kann. Du bist der Mensch, dessen Zuhören mir ganz besonders guttut. Monica, ohne Dich hätte ich diesen Wirbelsturm nicht überstanden. Wir haben diesen ganzen unglaublichen Bogen gemeinsam durchgemacht, und irgendwie liegt nach einem Gespräch mit dir selbst der chaotischste Wust an Vorhaben sauber geordnet und bewältigbar vor mir. Meinen Affiliate-Partnern danke ich, dass Ihr so verdammt geschäftstüchtig seid und für die verrücktesten Dingen steht. Ich möchte Eure Großartigkeit in meinen Stamm einbringen, so wie Ihr umgekehrt von Bright Line Eating berichtet. Gemeinsam machen wir diese Welt ein Stückchen besser. Ihr habt immer an mich geglaubt. Dafür danke ich Euch. Ohne Euch alle – jeden Einzelnen unter Euch – hätten wir die Botschaft nicht verbreiten können.

Und natürlich danke ich Familie Robbins. Wo soll ich da nur anfangen? Ocean Robbins, Du erstaunst mich immer wieder mit Deiner Integrität und Weisheit, Deinem Tiefblick und Deinem Sinn für Gerechtigkeit. Dir vertraue ich vorbehaltlos, denn Du bist ein unglaublicher Mensch, ein visionärer Anführer und ein wunderbarer Freund. Danke, dass Du mich aus dem Schatten geholt und mir angeboten hast, mich auf dieser Reise als unvergleichlicher Partner und Mentor zu begleiten. John Robbins, die Verbindung, die gerade zwischen uns entsteht, ist für mich wie ein strahlender Stern. Danke für das schöne Vorwort zu diesem Buch und dafür, dass Du die Bright-Line-Eating-Bewegung in den historischen Kontext der gesamten Ernährungsrevolution gestellt hast, an der Du nach wie vor maßgeblich beteiligt warst und immer noch bist. Ich liebe Dich und Deo und Michelle und bin dankbar für die liebevolle Aufnahme in Eure Familie.

Lucinda Blumenfeld, meine fantastische Agentin, macht nicht nur beruflich einen Superjob für mich, sondern ist auch eine Freundin und echte Lady, die mich regelmäßig zum Lächeln bringt. Ich bin so dankbar, sie an meiner Seite zu wissen, und als Erstlingsautorin muss ich sagen, dass es ein echtes Geschenk ist, seine Agentin derart zu bewundern. Ich kneife mich schon wieder.

Patty Gift danke ich, dass sie meine Food-Freedom-Videos sah und auf Anhieb mochte. Danke, dass Sie an mich und dieses Projekt geglaubt haben! Als ich erfuhr, dass Sie mein Buch nicht nur bei Hay House veröffentlichen, sondern auch höchstpersönlich redigieren wollten, schwebte ich im siebten Himmel. Zudem ist die Zusammenarbeit mit Ihnen ein wahres Vergnügen – wie sollte ich da nicht begeistert sein?

Ich danke auch Reid Tracy, Sally Mason-Swaab und dem ganzen Team bei Hay House. Ich habe größten Respekt vor der Kultur in Ihrem Haus und davor, was Sie in der Welt bewegen, indem Sie Bücher herausbringen, die wirklich zählen, Bücher, die ein Leben verändern können. Reid, danke, dass Sie mir ständig im Nacken sitzen und dabei ein so freundlicher, geduldiger Mentor sind. Andere Verlage verzichten auf eigene Gefahr darauf, Ihr vorbildliches Online-Marketing nachzuahmen. Hay House hat das perfekt im Griff.

Cincia Damonte danke ich für ihre umwerfend schönen Illustrationen für dieses Buch. Als ich ihr Werk zum ersten Mal sah, ging mir vor Staunen das Herz auf. Dank der Qualität und Sorgfalt ihrer Zeichnungen liegt dieses Buch gleich ganz anders in der Hand. Danke!

Ich danke den 13 Freiwilligen, die dieses Buch oder Teile davon an entscheidenden Schnittstellen probegelesen haben: Karen Van Meenen, Janine de Villiers, Julia Galbus, Ginny Freyer, Joseph Fleischman (mein Vater!), Eileen Lass, Sharon Cheek, Sunny St. Pierre, Jackie Montara, Chris Davis, Chris Foti, Benjamin Schaefer und Jenn Moon. Ihr habt so viele Schreibfehler entdeckt, dass ich heute noch erschauere. Danke für Eure großzügige Hilfe und die scharfen Augen.

Nun komme ich zu den zwei Menschen, ohne die dieses Buch definitiv keinesfalls entstanden wäre, zumindest nicht in diesem Jahrzehnt, nämlich Dr. Nathan Denkin und Nicola Kraus. Nat, Du hast den aberhundert Quellenverweisen nachgespürt – zu Studien, von denen ich vor Jahren auf einer Konferenz gehört hatte, oder Statistiken, von denen ich auf Dinnerpartys erzählt habe, deren eigentliche Quellen mir entfallen waren. Danke für deine Unermüdlichkeit und deinen Beschützergeist. Du hast enorm viel Zeit darauf verwandt, dass wirklich jedes Wort durch nachprüfbare Fakten belegt werden kann. Ich weiß nicht, wie ich Dir danken soll. Der lieben Marilyn danke ich, dass Sie ihn mir für dieses Projekt geliehen haben. Ihr Opfer ist nicht unbemerkt geblieben.

Nicola Kraus war bei der Entstehung dieses Buches eine einmalig gute Partnerin. Ich bin so froh, dass Lucinda mir den Rat gab, sie angesichts meines vollen Terminkalenders als persönlichen Schreibcoach (und weit mehr als das) zu engagieren. Was wir hier dank Nicola geschaffen haben, ist genau das, was ich mir erhofft hatte. Bis zu meinem Tod werde ich daran denken, wie wir in ihrem gemütlichen Büro in Brooklyn Seite an Seite die Kapitel und Abschnitte dieses Buches skizziert haben. Danke für die Frühstücksäpfel und die gerösteten Pekannüsse, für die Diskobeleuchtung in Ihrem Gästezimmer, Ihre grenzenlose Gastfreundschaft, Liebenswürdigkeit und Hilfe, Ihren scharfen Verstand, weisen Rat und Optimismus und für die überlegten Geschenke. Sie sind traumhaft. David und Sophie danke ich, dass sie mir ihre Mom für dieses Projekt ausgeliehen haben. Ohne sie hätte ich das nicht geschafft.

Ashley Bernadi, dank Ron Friedman wusste ich bereits, dass Du eine wahre PR-Göttin bist. Was ich nicht erwartet hatte, war eine erstaunliche Freundin, die mir vor jedem Fernsehauftritt die Hand hielt. Vielen Dank! Sharon Bially von Book Savvy PR, Du bist eine wunderbare Bereicherung unseres PR-Teams, und ich empfinde es als einen Segen, dass Du und Ashley so gut zusammenarbeiten. Danke, Euch beiden, dass Ihr jeden informiert, der von uns hören sollte. Denn wenn niemand davon wüsste, wäre all die harte Arbeit umsonst.

Michael Drew von Promote-A-Book danke ich, weil es so spannend war, bei diesem Projekt vertrauensvoll mit ihm zusammenzuarbeiten, damit es dank seiner Hilfe und Anleitung in möglichst viele Hände gerät. Ich bin froh, Dich zu kennen und heute zu meinen Freunden zu zählen.

Ich danke Nat Sims, Sarah Berline, Brianne Baker und dem Team bei Night & Day Studios, den App-Entwicklern hinter dem Bright Line Eating Daily Companion. Eine derart positive Zusammenarbeit habe ich mit keiner anderen Firma erlebt. Ich bin Euer größter Fan und singe so lange Loblieder auf Euch, bis jeder in Rufweite weiß, dass er bei Euch an der richtigen Adresse ist, wenn er mal eine mobile Plattform erstellen lassen möchte. Eure klare Vorgehensweise, die saubere Projektplanung, an die Ihr Euch stur gehalten habt, die wunderbare Umsetzung und Eure direkte und doch lockere Art haben mein Herz im Sturm erobert. Wir bleiben Partner, bis der Bright Line Eating Daily Companion auf der ganzen Welt das führende mobile, interaktive Erlebnis für alle ist, die unbeschwert und frei leben wollen. Mit Euch am Steuer dürfte das nicht lange dauern.

All meinen Freunden und Mentoren in den Zwölf-Schritte-Programmen – danke, Ihr habt mir das Leben gerettet … und mir dann gezeigt, was ich damit anfangen kann. Eure Hilfsbereitschaft und Weisheit haben den Grundstein für diese Seiten gelegt. Ohne Euch könnte ich buchstäblich nicht leben, und mir ist aus tiefstem Herzen bewusst, dass ich das auch überhaupt nicht will. Alles, was ich habe, tue oder bin, beruht auf Euch, und mein ganzes Leben möge unserem gemeinsamen Ziel dienlich sein.

Und natürlich wäre mir all dies nicht möglich gewesen ohne die liebevolle Unterstützung durch meine ganz besonderen Freunde und meine Familie. Vermutlich glaubt das jeder von sich, aber ich habe wirklich den besten Rückhalt auf der ganzen Welt, Menschen, die diese verrückte Reise durch das Leben zu etwas machen, wofür sich jeden Morgen das Aufwachen lohnt. Shiraz Nerenberg, Shira Coleman, Cathy Cox, Diane

OHeron, Lionel Church, Ari Whitten, Jon Iuzzini (auch danke für die wissenschaftliche Hilfe), Ron Friedman, Beth Wilson, Pat Kress, Gabe Enz, Robin Kulibert, Emily Brightman, Dana Oliver, Jenn Moon, Molly Larkin, Benjamin Schaefer, Darcy Shepherd, Marianne Marsh, Linden Morris Delrio, Chris Davis, Tracy Stroh, Julia Harold, Steven Gomez, Jeff Pehrson, Arin Wiscomb, Ian Ferguson, Katie Mae, Amy Fortoul, Pat Reynolds, Georgia Whitney, Khieta Davis, Amy Grigg, Erica Stuart, Marie Coppola, Bob und Debbie Rosenfeld, Glenn Egli, Jose DaCosta und Mary Kay Osborne – Ihr richtet mich wieder auf, haltet mich aufrecht und päppelt mich wieder auf. Danke, dass Ihr bereit seid, Euch immer die lange Version der Geschichte anzuhören.

Ich danke meinen Eltern, Mariah Perkins und Joseph Fleischman. Meiner Mom. Meinem Dad. Nur Euretwegen bin ich in der Lage, all dies durchzuziehen. Als ich klein war, wart Ihr mit Eurer hingebungsvollen, offenen, ehrlichen, bedingungslosen Liebe für mich da, und so bin ich ein Mensch geworden, der sich dem Universum in die Arme werfen kann – im Vertrauen darauf, aufgefangen zu werden. Danke, dass Ihr mir beigebracht habt, immer aufrichtig zu sein, und mir den Raum gabt, das zu teilen, was zählt. Ich liebe Euch. Ihr habt mich immer angefeuert und seid die Ersten, die ich anrufen will, sobald das Leben spannend wird. Und meinen Schwiegereltern, Gary Wolk und Emily Porzia, danke ich für Eure unablässige Liebe und Unterstützung.

Womit ich bei meinem Mann und den Kindern angelangt bin. David, ohne Dich hätte es dieses Buch nie gegeben, wie Du weißt. Wie süß und beständig Deine Liebe ist, überwältigt mich immer wieder. Ich glaube wirklich, dass Du ein persönliches Gottesgeschenk für mich bist. Ich kenne niemanden, der standhafter, weiser oder im entscheidenden Moment präziser ist als Du. Oder geistreicher. Heiliges Kanonenrohr, kannst Du witzig sein! Gott sei Dank hältst Du das Ruder fest in der Hand und unser Bright-Line-Eating-Schiffchen auf Kurs – wir sind so ein klasse Team. Danke, dass Du nach dem Tag der Arbeit mit mir die magische neue Welt unserer Liebe betrittst. Es ist ein Privileg, dass im ganzen Universum ausgerechnet Du an meiner Seite bist.

Ich danke meinen drei kleinen Schätzen, Zoe, Alexis und Maya. Wenn Ihr älter seid und versteht, wie viel Zeit Mami hierfür gebraucht hat und wie viel davon in Eurer Kindheit abgezwackt wurde, hoffe ich nur, dass der Preis Euch nicht zu hoch erscheint. Ich hoffe, dass Ihr von mir lernt, dass Ihr alles erschaffen, bauen und erreichen könnt, wovon Ihr träumt, dass jedes noch so unverschämt dreiste Ziel, das in Eurem Herzen aufkeimt, es wert ist, es um jeden Preis zu verfolgen. Ich bin so stolz auf Euch Mädchen und auf die jungen Frauen, die Ihr bald seid, und ich liebe Euch wie die Luft zum Atmen.

Und über allem: Gott. Meine Dankbarkeit kennt keine Grenzen. Du vollbringst alles, was mir bestimmt ist, und machst alles besser, was mir Sorgen bereitet. Ich will nicht behaupten, Dein unergründliches Wesen zu begreifen, doch ich ruhe stets unter Deinem köstlichen Schirm, und dein Lob echot flüsternd hinter jedem Wort.

Wie schön wäre diese Welt, wenn jedem Menschen das Wunder zuteilwürde, dass sich sein tiefster Schmerz, seine Sisyphusaufgabe, sein gleichermaßen tragisches wie absurdes Ringen in ein Dienen verwandelt, das anderen Menschen helfen kann. Ich bin davon überzeugt, dass Bright Line Eating sich weiterhin so rasant verbreiten wird wie bisher, weil tagtäglich Millionen Menschen um eine Lösung beten und Gott um Hilfe anflehen. Ihre Gebete sind es, auf denen diese Bewegung fußt und die dieses ganze Unternehmen vorantreiben. Und für ihr verzweifeltes Verlangen werde ich weiterhin jeden Morgen aufstehen. Ich bete darum, mich dieser Aufgabe würdig zu erweisen.

Register